Birgit Dammshäuser

Bobath-Konzept in der Pflege

Grundlagen, Problemerkennung und Praxis

mit DVD

Fotos von Birgit Dammshäuser

ELSEVIER
URBAN & FISCHER

URBAN & FISCHER
München · Jena

Zuschriften und Kritik an:
Elsevier GmbH, Urban & Fischer Verlag, Lektorat Pflege, Karlstr. 45, 80333 München
E-Mail: pflege@elsevier.de

Wichtiger Hinweis für den Benutzer
Die Erkenntnisse in der Medizin unterliegen laufendem Wandel durch Forschung und klinische Erfahrungen. Die Autorin dieses Werkes hat große Sorgfalt darauf verwendet, dass die in diesem Werk gemachten therapeutischen Angaben dem derzeitigen Wissensstand entsprechen. Das entbindet den Nutzer dieses Werkes aber nicht von der Verpflichtung, seine therapeutischen Entscheidungen in eigener Verantwortung zu treffen.

Bibliografische Information der Deutschen Bibliothek
Die Deutsche Bibliothek verzeichnet diese Publikation in der Deutschen Nationalbibliografie; detaillierte bibliografische Daten sind im Internet unter http://dnb.ddb.de abrufbar.

1. Auflage 2005

05 06 07 08 09 5 4 3 2 1

Um den Textfluss nicht zu stören, wurde in den meisten Fällen bei Patienten und Berufsbezeichnungen die grammatikalisch maskuline Form gewählt, bei den Pflegenden die weibliche. Selbstverständlich sind in diesen Fällen immer Frauen und Männer gemeint.

Projektplanung: Tilmann Klare, München
Lektorat: Stephan Grunst, München
Herstellung: Nicole Ballweg, München
Satz: Mitterweger & Partner, Plankstadt
Umschlaggestaltung: Spieszdesign, Neu-Ulm
Druck und Bindung: Legoprint, Lavis/Italien
Titelfoto: Birgit Dammshäuser, Haina-Hüttenrode

ISBN 3-437-26740-X

Aktuelle Informationen finden Sie im Internet unter **www.elsevier.de** und **www.elsevier.com**

Geleitwort

„Das Bobath-Konzept ist ein 24 Stunden Management und findet daher nicht nur in den Räumen der Physiotherapie statt, sondern ist für alle Mitglieder des medizinischen Teams relevant", sagte Berta Bobath immer wieder beim Unterricht im Bobath-Grundkurs 1984 in Hamburg.

Diese Grundcharakteristik des Konzepts ermöglicht und fördert die interdisziplinäre Zusammenarbeit der Berufsgruppen – eine Notwendigkeit auf Grund der Komplexität der Störungen des Zentralnervensystems. Wenn nun Birgit Dammshäuser, eine in der neurologischen Akutphase und Rehabilitation erfahrene Pflegekraft, ihren Pflegealltag zur Basis eines Buches macht, ist das ein wesentlicher Beitrag zu dieser Zusammenarbeit.

Das Bobath-Konzept gibt der Autorin die Möglichkeit, die Ressourcen selbst schwerstbetroffener Patienten durch pflegerische Tätigkeit zu aktivieren und auszubauen. Es ist ihre besondere Stärke, die Prinzipien individuell, nach den unterschiedlichen Bedürfnissen und Fähigkeiten ihrer Patienten, anzupassen. Birgit Dammshäuser unterrichtet ihre Berufskolleginnen und -kollegen seit Jahren in Bobath-Pflege-Grund- und -Aufbaukursen. Ihre pädagogisch-didaktischen Erfahrungen spiegeln sich im Aufbau des Buches wieder.

- Wer Patienten verstehen möchte, muss sich erst mit Normalpersonen auseinandersetzen. Wie funktionieren normale, physiologische Bewegungsabläufe? Wie sind die Zusammenhänge im Körper und die Auswirkungen verschiedener Mechanismen auf Funktionen des alltäglichen Ablaufs? Was sind normale Gewohnheiten, Bedürfnisse, Vorlieben?
- Mit diesen Erkenntnissen kann man die Auswirkungen diverser Störungen des Zentralnervensystems logischer zuordnen, sich die Probleme der Patienten bewusst machen und ein Assessment durchführen.
- Gibt es häufig vorkommende Problembereiche, für die sich, bei aller Individualität, aus didaktischen Gründen doch einige Prinzipien verallgemeinern lassen? Sie sind in einem Kapitel zusammengefasst.
- Aus dem Assessment ergibt sich in logischer Folge, wie man die Eigenaktivität der Patienten fördern kann und wofür bzw. wie viel und welche Hilfestellung benötigt wird, um den Patienten nicht zu überfordern, aber doch zum Erfolg und später zur Selbständigkeit zu kommen.
- Birgit Dammshäuser begründet, inwiefern pflegerische Verrichtungen, wie die Begleitung beim Essen, beim Kleiden und der Körperpflege, bzw. die Hilfestellung bei Bewegungsübergängen und eine angepasste Lagerung, therapeutisch sind: Zusätzlich zur Erfüllung des vordergründigen Ziels werden

sensomotorische und neuropsychologische Fähigkeiten des Patienten verbessert, Haltung und Gleichgewicht geschult, sein Kreislauf stabilisiert, Prophylaxe und Behandlung von Sekundärschädigungen betrieben und nicht zuletzt, ein entscheidender Beitrag zur Motivation des Patienten und seiner Angehörigen geleistet.
- Rationale Überlegungen, Verständnis und Erfahrung führen zur Erstellung von Pflegeplanung und anerkannten Standards.
- Das Bobath-Konzept gibt keine Dogmen und Rezepte, daher verlangt es ein gewisses Maß an Kreativität, Flexibilität und Intuition. Praktisches Geschick lernt man nicht nur aus einem Buch. Die DVD illustriert die Abläufe deutlicher. Zahlreiche Beispiele können inspirieren und hoffentlich auch viele zur Vertiefung des Themas motivieren.
- „Die einzige Indikation ob das, was Sie getan haben, richtig ist, ist die Reaktion des Patienten auf das, was Sie tun." Daher: „Bobath ist das, was der Patient jetzt, im Moment, gerade braucht." (Dr. Karel Bobath beim Grundkurs in Hamburg 1984)

Heute wird allerdings viel über den Sinn der Therapie diskutiert. Ich zitiere dazu mit Freude, mit welcher Selbstverständlichkeit Prof. Dr. Auff (Institut für Neurologie der Universität Wien) bei den Wiener Geriatrietagen 2003 über den Einsatz bei Patienten mit zentralen Bewegungsstörungen sprach: „Zweifel an der Neurorehabilitation haben entspricht den Zweifeln am blauen Himmel!" Die Erkenntnisse der Neurowissenschaften sind die entscheidende Motivation für den Einsatz aller an der Rehabilitation Beteiligten, das Wissen um die Plastizität, die Lernfähigkeit des Zentralnervensystems.

Im Gesundheitswesen sind Zeiten der knappen Ressourcen angebrochen. Wir müssen diesem Problem mit bestmöglicher Qualität des medizinischen Personals begegnen. Berta Bobath sagte es klar: „Nicht der Patient muss gut genug sein für die Therapie, sondern wir Therapeuten müssen gut genug sein für den Patienten!"

Birgit Dammshäusers Werk trägt dazu bei.

„Das menschliche Gehirn ist ein außergewöhnlicher Webstuhl, in dem Millionen von umherflitzenden Weberschiffchen ein ineinander übergehendes Muster weben" (Sir Charles Sherrington). Das vorliegende Buch zeigt, wie Pflegende tagtäglich durch ihren therapeutischen Umgang mit Patienten, die eine zentrale Bewegungsstörung erlitten haben, positiv zu diesem Webmuster beitragen können.

Florence Kraus-Irsigler
Dipl. Physiotherapeutin, Bobath-Senior-Instruktorin / IBITA

Wien, im April 2005

Vorwort

Seit über 25 Jahren gilt mein ganzes berufliches Engagement neurologisch erkrankten Menschen. Insbesondere dabei den Patienten, die durch eine erworbene Hirnschädigung nach einem Schlaganfall, Schädel-Hirn-Trauma oder einer hypoxischen Hirnschädigung nach Reanimation sehr schwer betroffen sind. Vor 17 Jahren lernte ich das Bobath-Konzept kennen, welches meine Arbeitsweise mit den Patienten sehr veränderte. Es hat mir neue Möglichkeiten eröffnet, die Selbständigkeit der Patienten zu fördern. Nach der Teilnahme an einem Bobath-Pflegekurs erkannte ich, dass die Patienten bezüglich ihrer Förderung der Mobilität nicht nur von Physiotherapeuten abhängig sind, sondern dass während der pflegerischen Betreuung ständig Bewegungen stattfinden, in denen der Patient gefördert werden kann. Dadurch, dass der Patient aktiver sein konnte, fiel es mir leichter, einem Patienten aus dem Bett in den Rollstuhl zu helfen und ich hatte noch das Gefühl, dabei diesmal nicht „gehoben" zu haben. Mein Rücken dankte es mir.

Rückblickend auf die vielen Jahre, die ich mit der Arbeit mit Patienten verbracht habe, waren sehr, sehr viele Patienten darunter, die wieder mit größter Selbständigkeit die Rehabilitation verlassen konnten. Es ist meine absolute Überzeugung, dass eine konsequente Vorgehensweise nach dem Bobath-Konzept die Situation der Patienten schneller verbessert, als wenn sie in der Rehabilitation mit unterschiedlichen Therapien behandelt werden und in der Pflege meistens passive Bewegungen erfahren.

Die heutige Medizin ist zum größten Teil evidenzbasiert und es werden immer wieder Studien in Bezug auf das Bobath-Konzept verlangt. In diesem Zusammenhang wird von verschiedenen Seiten behauptet, dass das Bobath-Konzept veraltet sei, obwohl sich die Kritiker oft nicht mit den Erneuerungen des Konzeptes auseinandergesetzt haben.

Was ist mit Patienten, die neuropsychologisch auffällig sind? Was ist mit den Patienten, die überhaupt noch nicht die Fähigkeit besitzen, einen paretischen Arm oder paretisches Bein zum Üben zu benutzen? Oder mit den Patienten, die so hypoton sind, dass sie noch nicht einmal sitzen können? Was macht die Pflege mit diesen Patienten? Wie bewegt sie diese Patienten?

Ohne es wissenschaftlich belegt zu haben, erlebe ich in meinem Pflegealltag, dass Patienten sehr davon profitieren, wenn während der Bewegungsübergänge normale Bewegungsmuster integriert werden und die Möglichkeit zur Aktivierung gegeben wird.

Hierfür muss das Pflegepersonal gut geschult werden und es braucht schon einiges Üben und Erfahrung bis die Aktivierung der Patienten gelingt. Aber selbst bei den Patienten, die noch wenig bis gar keine Aktivierungsmöglichkeiten haben, ist es notwendig, sie nach normalen Bewegungsmustern gut zu bewegen.

Mir macht es außerordentlich Freude, Kollegen zu unterrichten und ihnen mein Wissen und meine Erfahrungen weiterzugeben. Seit Jahren gebe ich zusätzlich zu meiner Tätigkeit in der Frührehabilitation als Pflegeinstruktorin Bobath BIKA® in verschiedenen Rehabilitationskliniken und Krankenhäusern Bobath-Pflegekurse. Immer wieder werde ich dabei gefragt, ob die Inhalte des Kurses nicht irgendwo nachgelesen werden könnten. Insbesondere besteht der Wunsch, die vielen Handlings in Bildern nachvollziehen zu können.

Dieses Buch orientiert sich in seinem Aufbau an der Vermittlung des Bobath-Konzepts in Pflegekursen. Mit den Videosequenzen können ganze Bewegungsabläufe nachvollzogen werden. Mein Anliegen bestand darin, mit vielen Patienten die individuellen Möglichkeiten der Bewegungsübergänge oder Alltagsaktivitäten darzustellen – obwohl vieles nicht im Detail gezeigt werden konnte. Ich hoffe trotzdem, damit zum einen den Kollegen die Möglichkeit des Nachschlagens zu geben und zum anderen, damit vielleicht die Neugier auf das Konzept zu wecken.

Birgit Dammshäuser
Krankenschwester, Pflegeinstruktorin Bobath BIKA® / IBITA

Haina-Hüttenrode, im April 2005

Danksagung

Nie wäre dieses Buch entstanden, wenn ich nicht den starken Rückhalt meiner Familie, Freunde, Arbeitskollegen und fachlichen Mitstreiter gehabt hätte.

Mein besonderer Dank gilt meinem Mann Lothar, der mir privat viel abnahm, mich immer wieder an mein Vorhaben erinnerte und mich oft motivierte weiter zu schreiben. Außerdem danke ich meinen Töchtern Anna und Isis, die viel Geduld mit mir hatten und mich unterstützten. Anna, die mir während des Schreibens zur Seite stand und Texte gegengelesen hat. Isis, die mir eine Interneteinweisung gab, wenn ich wieder mal um Hilfe rief und sich für die Fotos zur Normalen Bewegung zur Verfügung gestellt hat.

Mein aller größter Dank geht an die Patienten und Angehörigen, die trotz ihrer völlig veränderten Lebenssituationen das Einverständnis gaben für die Veröffentlichung der Bilder, zum Teil ihrer Krankengeschichten und für die Erstellung der Videosequenzen. Ohne sie wäre es nicht möglich gewesen, die praktische Vielseitigkeit des Bobath-Konzeptes darzustellen.

Weiterhin konnte dieses Buch nur deshalb entstehen, weil ich von fachlicher Seite sehr stark unterstützt wurde. Jede nachfolgend genannte Freundin war mit ihren Fähigkeiten so wichtig, dass ohne sie dieses Buch nicht denkbar wäre.

Gabi Jacobs lernte ich durch die BIKA® kennen. In den vergangenen Jahren sind wir durch die vielen gemeinsamen Kurse und die Vorstandsarbeit Freundinnen geworden. Während der Entstehung dieses Buches verbrachte sie immer wieder Tage mit mir, an denen wir ausschließlich an dem Buch arbeiteten. Sie verbrachte Stunden damit Korrektur zu lesen, wir diskutierten über den theoretischen Ansatz und die praktische Handhabung und ihr verdanke ich es hauptsächlich, dass die Theorie mit praktischen Beispielen verdeutlicht wurde. Während der Entstehung dieses Buches begleitete sie mich kontinuierlich und machte mir immer wieder Mut dranzubleiben, wenn ich nicht mehr an mich glaubte.

Claudia Eckardt lernte ich ebenfalls über die BIKA® kennen und auch sie wurde mir über die Jahre eine enge Freundin. Sie hat die besondere Gabe, über Bilder die praktische Handhabung und die Prinzipien des Bobath-Konzeptes zu vermitteln. Gemeinsam mit ihr sind alle Fotos in diesem Buch entstanden und ich danke ihr für die vielen gemeinsamen Tage, die wir damit verbracht haben, mit Patienten die richtigen Fotoserien und Videosequenzen zu erstellen.

Heidi Lessig, meine jahrelange Mentorin, brachte mich zum Bobath-Konzept, wofür ich ihr noch heute sehr dankbar bin. Sie begleitete mich in den ganzen Jahren und prüfte mich zur Pflegeinstruktorin. Während der vielen Kurse, die wir gemeinsam gestalteten, lernte ich unaufhörlich. Bezogen auf das Buch verbrachten wir mehrere Tage damit, die Bilder auf die fachpraktische Handhabung zu überprüfen und den einzelnen Kapiteln zuzuordnen. Sie las Kapitel gegen und gab mir Rückmeldung dazu. Durch sie konnten die meisten Videodarstellungen in der RehaNova in Köln entstehen und ihre fachpraktische Begleitung während der Aufnahmen war mir eine sehr große Hilfe. An dieser Stelle möchte ich auch der Geschäftsführung der RehaNova dafür danken, dass in der Klinik die Videoaufnahmen entstehen konnten.

Danke sage ich allen Kollegen in der BIKA®, die mit mir den unerschütterlichen Weg gehen, sich für eine Sache zu begeistern und diese auch zu vertreten.

Mein Dank gilt auch Florence Kraus-Irsigler für das Geleitwort und dafür, dass sie es mir möglich machte als Krankenschwester in einem Bobath-Kurs für Physiotherapeuten dabei zu sein, was damals nicht selbstverständlich war. Da sie eine jahrelange enge Freundin und Wegbegleiterin der Bobath's war, konnte ich von ihr viel über die Lebensgeschichte und den therapeutischen Ansatz des Bobath-Konzeptes erfahren. Mit ihrem Engagement dafür, das Bobath-Konzept Pflegenden zu vermitteln, war sie maßgeblich in den Arbeitsgruppen beteiligt, die den Ausbildungsgang zum Pflegeinstruktor und die Kursinhalte der Pflegekurse ausgearbeitet haben.

Gerlinde Haase möchte ich danken, die mir mit ihrer unerbittlichen Art bei den vielen BIKA® Spezial-Kursen den Blick für die normale Bewegung schärfte und damit die Individualität des einzelnen Menschen zu erkennen ermöglichte und die Vielseitigkeit im Behandlungsansatz eines Patienten verdeutlicht hat.

Frauke Biewald, die mir die Möglichkeit gab, in dem Buch „Das Bobath-Konzept" (Urban & Fischer Verlag, München 2003) einen Beitrag zu leisten und mich damit auf die Idee brachte selbst ein Buch zu schreiben.

Der Klinikleitung der Neurologischen Klinik Westend (Bad Wildungen) möchte ich für ihre Unterstützung danken, die es mir ermöglichte, die Bilder in der Klinik zu machen. Der Pflegedienstleitung Gabi Matschke möchte ich danken, die in letzter Zeit öfter ohne mich auskommen musste, da ich kurzfristig Urlaub oder freie Tage für das Buch nehmen musste. Danke auch den EDV Spezialisten der Klinik, Peter Durstewitz und Iris Baumann, die mir so manches Mal bei der Bildbearbeitung fachgerechte Hilfe leisten konnten. Chefarzt Dr. Puschendorf möchte ich dafür danken, dass er das Bobath-Konzept therapeutisch sehr unterstützt und in der Klinik begleitet. Danke auch allen Kollegen in der Neurologischen Klinik Westend, die mit mir der Überzeugung sind, dass sich Patienten mit Hilfe des Bobath-Konzeptes in ihrer Selbständigkeit verbessern und die unermüdlich trotz Zeitdruck ihren Beitrag zu dieser Besserung leisten.

Ich danke der Familie Hahn, die ihre Tochter Rahel im ersten Lebensjahr öfters für mich fotografierten.

Oliver Berg danke ich für die Fertigstellung und Vertonung der Filme.

Besonderer Dank gilt auch meinen Lektoren: ein Dankeschön an Tilmann Klare, dessen Glaube an mich, die vielen Telefonate und die mentale Unterstützung in der Zeit der Entstehung des Buches mich immer wieder motiviert haben weiterzumachen; und ein Dankeschön an Stephan Grunst, der mit Übersicht und Geschick das Manuskript zur Druckreife gebracht hat.

Inhaltsverzeichnis

Inhalt der DVD

Erkennen von sensomotorischen Fähigkeiten und Problemen

Film 1: Im Liegen
Film 2: Im Sitzen

Transfer

Film 3: Beispiel mit gesunder Person
Film 4: Über die weniger betroffene Seite mit Unterstützung von vorne
Film 5: Über die weniger betroffene Seite mit Unterstützung seitlich
Film 6: Über die mehrbetroffene Seite
Film 7: Mit zwei Hilfspersonen

Hineinlegen ins Bett

Film 8: Über die mehrbetroffene Seite
Film 9: Mit zwei Hilfspersonen

Bewegen im Bett

Film 10: Drehen auf die mehrbetroffene Seite
Film 11: Drehen auf die weniger betroffene Seite
Film 12: Anziehen von T-Shirt in Seitenlage
Film 13: Hochbewegen bei aktiven Patienten
Film 14: Hochbewegen bei passiven Patienten

Hochkommen vom Liegen zum Sitzen

Film 15: Über die mehrbetroffene Seite
Film 16: Mit zwei Hilfspersonen

1 Einleitung

Das Bobath-Konzept wurde schon in den 40er Jahren des letzten Jahrhunderts vom Ehepaar Berta und Karel Bobath entwickelt. Das Konzept findet seine Anwendung bei Patienten, die unter Störungen des zentralen Nervensystems leiden. Es werden insbesondere solche Patienten mit dem Bobath Konzept behandelt, die einen Schlaganfall, ein Schädel-Hirn-Trauma oder eine hypoxische Hirnschädigung erlitten haben, aber auch Patienten mit degenerativen Erkrankungen wie Multipler Sklerose oder Parkinson-Syndrom.

Das Bobath-Konzept hat sich laufend den neuesten Erkenntnissen der Neurowissenschaften angepasst und weiterentwickelt und trotzdem bleibt der Grundansatz des Konzepts weiter bestehen: Die Anbahnung von Bewegungsabläufen und damit die Beeinflussung des Muskeltonus.

Das Bobath-Konzept ist sowohl in der Kinderbehandlung als auch in der Erwachsenenbehandlung bekannt. Der Behandlungsansatz basiert auf neurophysiologischen Grundlagen und wird dem erkrankten Menschen in seiner Ganzheitlichkeit, Individualität und Persönlichkeit gerecht, d.h. die Herangehensweise ist potenzial- und problemorientiert. Das Konzept wird in alle Alltagsabläufe integriert. Bei allen Handlungen wird die normale physiologische Bewegung berücksichtigt und der Patient erlangt seine funktionellen Fähigkeiten zurück, die ihn in seiner Selbständigkeit fördern. Durch die Bewegungsanbahnung wird der Patient sensomotorisch gefördert und beeinflusst damit den Muskeltonus sowie die Körperwahrnehmung.

Das Bobath-Konzept ist ein aktivierendes Bewegungskonzept mit einem berufsübergreifenden Therapieansatz.

Gerade die Berufsgruppe der Pflegenden hat innerhalb des Tages- und Nachtablaufs enorm viele Möglichkeiten, aktivierend-therapeutisch mit dem Patienten zu arbeiten. Mit jedem Drehen, Aufsetzen an die Bettkante, Begleiten bei Körperpflege und Kleiden sowie beim Essen, kann mit dem Patienten – unter Berücksichtigung der Anbahnung von Bewegung mit dem Bobath-Konzept – gearbeitet werden.

Das Bobath-Konzept bietet zum einen ein breites Spektrum an Möglichkeiten einer aktivierenden therapeutischen Pflege und für das Pflegepersonal zum anderen ein Angebot, ihren Körpereinsatz und ihre Körperhaltung während der Arbeit mit den Patienten zu verbessern und damit rückenschonende Arbeitsweisen zu erlernen.

Die heutige Struktur des Gesundheitswesens mit dem Abrechnungsmodus nach Fallpauschalen (DRGs – Diagnosis Related Groups) macht es notwendig, professioneller zu arbeiten. Es müssen bei den Patienten die Probleme schnell erkannt und Maßnahmen festgelegt werden, damit die gesteckten Ziele schneller erreicht werden. Dies bedeutet, dass das Pflegepersonal speziell geschult sein muss, damit es im Umgang mit den Patienten durch gezielteres Handling mit wenig Körpereinsatz die adäquateste Hilfe geben kann.

Viele Jahre wurde mit dem Bobath-Konzept die therapeutisch-pflegerische Vorgehensweise bei halbseitig gelähmten Patienten verbunden. In der Pflege bedeutete das Umsetzen des Bobath-Konzepts im Pflegealltag die „Lagerung" des Patienten und damit eine Beeinflussung des erhöhten Muskeltonus in der gelähmten Seite des Patienten. Die Einrichtung des Zimmers und besonders die Position des Bettes spielten eine Rolle, um die Ansprache des Patienten immer über seine gelähmte Seite erfolgen zu lassen. Auch heute findet man eine solche Auslegung noch in verschiedenen Büchern. Dies wird dem heutigen Ansatz nicht mehr gerecht, da die individuelle Problematik dabei nicht immer berücksichtigt wird.

In den letzten zehn Jahren haben sich die Erkenntnisse über Gehirn und Nervensystem enorm weiterentwickelt und das Bobath-Konzept hat sich dieser Entwicklung angepasst. Die Therapieansätze haben sich stark verändert, auch wenn die von Berta und Karel Bobath entwickelten Grundprinzipien weiterhin Bestand haben. Den beiden war es ein großes Anliegen, das Konzept *mit* der Wissenschaft weiterzuentwickeln. So findet man in biographischen Schriften der Bobaths schon seit den 50er Jahren des letzten Jahrhunderts eine ständige Anpassung der Therapie an neueste wissenschaftliche Erkenntnisse.

Differenziertere medizinische Behandlungsmöglichkeiten machen eine individuelle Betrachtung der Symptomatik jedes einzelnen Patienten notwendig. Die Entwicklung der Akutmedizin hat zur Folge, dass heute mehr Patienten ihre Hirnschädigungen überleben, viele mit Hemi- oder Tetraplegien. Dem müssen auch physiotherapeutische und pflegerische Ansätze des Bobath-Konzepts Rechnung tragen.

Das Prinzip des Bobath-Konzepts ist es, den gesamten Menschen bezüglich der Verhältnisse seines Muskeltonus zu erfassen und damit den unterschiedlichen klinischen Bildern gerecht zu werden. Patienten mit einer zentralen Schädigung weisen häufig in einigen Körperabschnitten einen zu niedrigen Muskeltonus auf, in anderen Körperabschnitten dagegen einen zu hohen Muskeltonus.

Therapeuten und Pflegende können beobachten, wie sich das Bild der Patienten im Laufe der Zeit verändert hat. Die Patienten kommen wesentlich früher und mehr schwerstbetroffen in die Rehabilitation. Daher steht bei vielen Patienten noch die Hypotonie im Vordergrund. Während sich die therapeutischen Ansätze früher häufig auf die Verminderung von pathologisch erhöhtem Muskeltonus konzentrierten, wird heute eine Behandlung nur unter ganzheitlichen Gesichtspunkten durchgeführt. In hypotonen Körperabschnitten muss Muskelaktivität angebahnt werden, während hypertone Reaktionen zu vermeiden sind, bzw. ein bereits etablierter Hypertonus vermindert werden muss. Die Behandlung muss sich auf den einzelnen Menschen mit seinen individuellen Problemen beziehen. So nützt es bspw. nichts, mit dem Patienten in einem so genannten „Frühstückstraining“ das Aufschneiden und Bestreichen von Brötchen zu üben, wenn dieser Patient schon vor seiner Erkrankung von seiner Frau die Brote fertig serviert bekam. Dieser Patient hat für sich ganz andere Ziele im Kopf und erachtet es nicht für notwendig, sein Essen selber zuzubereiten. Ganzheitliches Vorgehen bedeutet in diesem Fall, die Vorgeschichte und Ziele des Patienten kennen zu lernen und in die Therapie einzubeziehen.

Der Inhalt des Buches orientiert sich an den Bedürfnissen der Pflegenden und ist so strukturiert, dass auch Einsteiger einen schnellen Zugang zu dem Thema finden. Nach einer kurzen Biographie über Berta und Karel Bobath, folgt ein Überblick über die Entwicklung des Bobath-Konzepts von seiner Entstehung in den 40er Jahren des letzten Jahrhunderts bis heute (☞ Kapitel 2). Die Grundzüge der Neurophysiologie bilden die Grundlage für das Verständnis des Konzepts der Normalen Bewegung (☞ Kapitel 3).

Das Hauptanliegen des Buches besteht darin deutlich zu machen, dass wir bei jedem Anfassen des Patienten mit seinem zentralen Nervensystem „sprechen“. Hieraus ergibt sich die große Bedeutung der Art und Weise, wie der Patient angefasst und bewegt wird. Das Nervensystem des Patienten passt sich in jedem Fall an, egal ob diese Anpassung zu einer Verbesserung führt oder zu mehr Spastizität. Das Nervensystem lernt in jedem Fall.

Das Kapitel „Normale Bewegung“ gibt eine Einführung über Grundprinzipien, die einer Bewegung normalerweise zugrunde liegen (☞ Kapitel 4). Dieses Wissen erleichtert die Arbeit mit Patienten, da die Normale Bewegung immer den Grundpfeiler für das Bewegen des Patienten bietet.

Die Problemdarstellung von Patienten mit Hirnschädigungen orientiert sich an den sichtbarsten Problemen der Patienten aus pflegerischer Sicht. Dieses Kapitel bietet einen Überblick über die Probleme und lädt zu einer Vertiefung des Dargestellten ein (☞ Kapitel 5). Im Anschluss werden die wichtigsten Handlings mit den Patienten dargestellt (☞ Kapitel 6).

Die Handlings der Bewegungsübergänge und die Lagerungsvorschläge werden sowohl in Fotodarstellung als auch in kurzen Videosequenzen verdeutlicht und orientieren sich an Patienten, die eigene Bewegungen schon durchführen können aber noch Unterstützung dabei brauchen und an Patienten, die sehr wenig oder gar keine Eigenaktivität zeigen. Die Grundprinzipien des Konzepts berücksichtigen die Einwirkung der Schwerkraft, der Unterstützungsfläche und das Verhältnis der Schlüsselpunkte zueinander als Einfluss auf den Muskeltonus. Die ausgewählten Möglichkeiten zeigen in diesem Kapitel, wie sich Prinzipielles bei den unterschiedlichen klinischen Bildern anwenden lässt (☞ Kapitel 7).

Im abschließenden Kapitel, einem Fallbeispiel (☞ Kapitel 8), wird dargestellt, wie wichtig eine zielorientierte Planung mit festgelegten Maßnahmen ist und wie sie einen positiven Einfluss auf den Verlauf der Rehabilitation haben kann. Eine große Rolle spielt dabei auch das interdisziplinäre Team, das es allen Beteiligten ermöglicht am gleichen Strang zu ziehen und gemeinsame Ziele für den Patienten zu verfolgen. Der Patient kann sich nur dann verbessern, wenn er gerade zu Beginn seiner Erkrankung möglichst immer wieder die gleichen Bewegungsübergänge erlebt. Auf diese Weise kann er sich schneller darauf einstellen und selbständig mitmachen.

Es kann so viel Freude machen mit Patienten zu arbeiten. Zu erleben, wie sich ihre Fähigkeiten verbessern, auch wenn oft nur kleine Fortschritte zu sehen sind. Patienten spüren, wenn professionelle Hände an ihnen sind und antworten sofort mit eigener Aktivität.

Dieses Buch kann nicht die Teilnahme an einem Kurs ersetzen und soll auf keinen Fall ein „Rezeptbuch" sein. Es kann nicht alle individuellen Bedürfnisse der Patienten berücksichtigen sondern nur einige Beispiele aus einem Pflegealltag widerspiegeln. Das Buch soll zum einen auf das Bobath-Konzept neugierig machen und als Anregung dienen sowie zum anderen als Nachschlagewerk nach einem Kurs eine Hilfe sein. Denn auch für einen gesunden Menschen erfolgt das Lernen am meisten über das praktische Tun.

Kontaktadressen und Informationen zur Organisation der Bobath-InstruktorInnen finden sich im Anhang.

2 Die Entwicklung des Bobath-Konzepts

2.1 Berta und Karel Bobath

Das Bobath-Konzept steht im engen Zusammenhang mit der Lebensgeschichte seiner Begründer Berta und Karel Bobath.

Beide wurden Anfang des 20. Jahrhunderts in Berlin geboren und kannten sich schon als Jugendliche. Berta machte in den 20er Jahren eine Ausbildung zur Gymnastiklehrerin und wurde dabei stark beeinflusst durch die damalige Zeit, die den Ausdruckstanz, die Jazz-Musik, den Charleston und eine neue Kleidermode hervorbrachte. Bis zu diesem Zeitpunkt wurde noch nach den Regeln von „Turnvater" Friedrich Ludwig Jahn (1778-1852) geturnt: Frauen waren in Mieder eingeschnürt, die Bewegungen und eine freie Atmung kaum zuließen. Als Folge dieser Einschränkungen und angeregt durch das Lebensgefühl der 20er Jahre, entstand ein Bewusstsein für die Entwicklung eines völlig neuen Bewegungsgefühls. Insbesondere die Amerikanerin Isadora Duncan (1877-1927) und die Deutsche Mary Wigman (1886-1973) waren Wegbereiterinnen der neu entstehenden Tanzkunst. Aus Amerika kommend wurden auch in Berlin sehr viele Gymnastikschulen gegründet, die mechanisiertes Üben als zwecklosen Drill bezeichneten. Lehrschwerpunkt in diesen Schulen war die Individualität des Menschen und die gegenseitige Beeinflussung von Geist, Körper und Seele.

Berta Bobath setzte sich innerhalb ihrer Ausbildung intensiv mit gesunden Körpern und den vielfältigen physiologischen Bewegungsmöglichkeiten der normalen Bewegung auseinander. Dabei interessierten sie besonders die Fragen nach den neuromuskulären Aktivitäten mit oder gegen die Schwerkraft, nach der Nutzung und Annahme von Unterstützungsflächen (☞ 4.2) und danach, wie eine harmonische Balance gefunden werden kann.

Berta Bobath zeichnete sich in ihrer Ausbildung dadurch aus, bei anderen Menschen Muskelspannungen durch bestimmte Atemtechniken lösen, diese damit zur Entspannung führen und gleichzeitig Spannung für Aktivitäten wieder aufbauen zu können. Bis zur Machtübernahme durch die Nationalsozialisten im Jahre 1933 lehrte sie als Gymnastiklehrerin an der Schule, an der sie selbst ihre Ausbildung absolviert hatte. Da sie jüdischer Abstammung war, durfte sie an dieser Schule nicht mehr unterrichten. Ende der 30er Jahre gelang ihr die Flucht nach England.

Karel Bobath studierte in Berlin Medizin. Die Approbation wurde ihm 1933 verweigert, da auch er Jude war. Daraufhin promovierte er in der Tschechos-

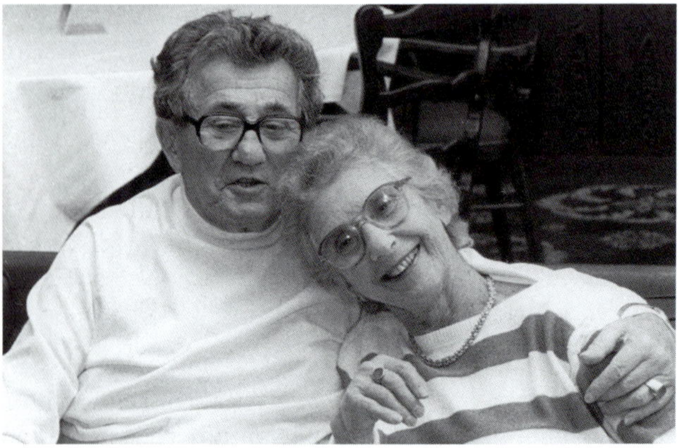

Abb. 2.1: Berta und Karel Bobath.

lowakei und arbeitete bis zu seiner Flucht nach England in einer Kinderklinik in Brünn.

In England trafen sich Karel und Berta wieder und heirateten. Berta hatte eine Anstellung in einem Hospital, mit dem Auftrag pflegerische Gymnastik bei spastisch behinderten Kindern durchzuführen.

1943 hatte Berta Bobath ein Schlüsselerlebnis. Sie bekam den Auftrag, einen schwer spastischen Patienten zu behandeln. Bis zu dieser Zeit war herrschende Lehrmeinung, dass Spastizität nicht beeinflussbar sei. Es galt die Theorie von Sigmund Freud, dass „die Therapie der infantilen Cerebrallähmung […] ein armseliges Kapitel" sei. Der Schwerpunkt in der Rehabilitation der hirngeschädigten Patienten zu dieser Zeit lag darin, die weniger von Spastizität betroffene Seite zu kräftigen, um die Defizite der gelähmten Seite zu kompensieren, da diese angeblich nicht mehr brauchbar sei.

Berta erlebte in der Behandlung mit dem Patienten, dass Spastizität sehr wohl beeinflussbar war. Mit ihrer Erfahrung von normaler Bewegung und Entspannungstechniken, erreichte sie zusammen mit dem Patienten, den hohen Tonus auf dessen gelähmter Seite zu senken. Völlig überrascht stellte sie fest, dass es dem Patienten jetzt möglich war, mit seiner gelähmten Seite Eigenbewegungen zu initiieren. Diese Erfahrung faszinierte sie so sehr, dass sie weitere Patienten, insbesondere auch Kinder behandelte, die an den Folgen einer Hirnschädigung litten.

Karel Bobath versuchte die neurophysiologische Erklärung für die Erfolge seiner Frau zu geben. Erklärungsansätze fand er in den Arbeiten von Sherrington (1947) und Magnus (1924), die in Tierversuchen regelhafte Reflex- und Bewegungsantworten sowie Haltungsmuster beschrieben hatten, die denen der spastischen Muster bei den von Berta und Karel Bobath beobachteten Patienten ähnelten.

In den folgenden Jahren erwarb Berta Bobath ihre Qualifikation als Physiotherapeutin und Karel Bobath absolvierte die Weiterbildung zum Facharzt für Neurologie. Die beiden gründeten in London ein privates Zentrum zur Behandlung von Patienten mit zentralen Bewegungsstörungen. Um ihre Erfahrungen in der Behandlung dieser Patienten auch nach außen weiterzugeben, fanden in diesem Zentrum auch Fort- und Weiterbildungen für Physiotherapeuten, Ergotherapeuten, Logopäden und Ärzte statt. Weiterhin hielten sie weltweit Vorträge und gaben Kurse, um ihr Konzept zu verbreiten.

Da es sich um ein empirisches Konzept handelt und Berta Bobath ständig neue Entdeckungen mit den Patienten machte, mussten die Bobaths manche bereits erstellte Hypothese im Laufe der Jahre anpassen. Was auch heute noch gilt, ist folgender Ausspruch von Karel Bobath: „Die einzige Antwort auf die Frage, ob das, was Sie tun, das richtige für den Patienten ist, ist die Reaktion des Patienten auf das was sie tun. Behandlung, wie Erziehung, wie Leben, ist eine konstante Interaktion. Das Wichtige ist, dass wir im Laufe der 40 Jahre absichtlich davon abgesehen haben, eine Methode zu schaffen. Wir nennen es heute noch ein Konzept, und wir lernen täglich.“

Zur Weiterentwicklung ihres Konzepts standen die Bobaths immer im Austausch mit Ärzten, Therapeuten und anderen Wissenschaftlern, die sich mit Bewegung befassten und interessiert an anderen Therapieformen waren. Durch neue Erkenntnisse und Erfahrungen erweitert sich bis heute das Bobath-Konzept entsprechend der Philosophie von Berta Bobath: „Wir knüpfen ständig gemeinsam weiter an einem großen Teppich“. Bis ins hohe Alter hielten die Bobaths Vorträge und gaben bis kurz vor ihrem Tod 1991 Kurse.

Berta und Karel Bobath war es ein sehr großes Anliegen, dass ihr Konzept offen, anpassungsfähig an neue Krankheitsbilder sowie an neue wissenschaftliche Erkenntnisse ist und deswegen keinesfalls starr vermittelt werden darf. Ihr Wunsch war es, dass sich auch nach ihrem Tod das Konzept ständig weiterentwickelt.

2.2 Das Bobath-Konzept in der Pflege

In der Pflege wurde das Bobath-Konzept relativ spät integriert, da die Bobaths in den ersten Jahren ihre Erkenntnisse vorwiegend an Ärzte und Physiotherapeuten weitergaben. Berta Bobath leitete vorwiegend Angehörige bei der Behandlung mit Kindern an und sah es auch in der Erwachsenenbehandlung als notwendig an, dass auch Pflegende in dem Konzept unterrichtet wurden. Berta Bobath gab die ersten kleinen Fortbildungskurse für Pflegende erst in den späten 60er Jahren. Die ersten fünftägigen Pflegekurse im deutschsprachigen Raum fanden erst Mitte der siebziger Jahre statt und wurden vor allem von Pat Davies und Florence Kraus-Irsigler verbreitet. Berta erwähnte aber schon sehr früh in ihrem Buch „Die Hemiplegie Erwachsener", dass es notwendig sei, gerade in der Frühphase die Pflege in die Behandlung bei Patienten mit Hirnschädigung, insbesondere Schlaganfallpatienten, mit einzubeziehen: „Physiotherapie und Pflege sollen sich gegenseitig ergänzen, da sich Physiotherapie und Pflege überschneiden. In diesem frühen Stadium kümmert sich das Pflegepersonal den ganzen Tag um den Patienten, der Physiotherapeut dagegen ist jeden Tag nur kurze Zeit bei ihm."

Da das klinische Bild der meisten Patienten früher von deutlicher Spastik gekennzeichnet war, wurde in der Pflege sehr großer Wert auf die Hemmung der Spastizität gelegt. Reflexhemmende Lagerungen standen im Vordergrund sowie der Ansatz, dass an die Patienten von der gelähmten Seite herangetreten werden sollte, um den sensomotorischen Einfluß auf dieser Seite zu bevorzugen. Leider wurde das Konzept aus didaktischen Gründen oft viel zu starr unterrichtet und missverstanden. Die Patienten wurden immer nach diesen Vorgaben gelagert, die leider heute noch in einzelnen Lehrbüchern zu finden sind. Auf die standardisierten Lagerungen reagierten aber nicht alle Patienten mit der gewünschten Tonussenkung. Viele Patienten tolerierten diese Art der Lagerung nicht, reagierten mit Unruhe und Schmerzen und befreiten sich sehr schnell aus der für sie nicht angenehmen Lage. Für die Pflegenden war dies häufig frustrierend und unverständlich.

Durch die Weiterentwicklung des Bobath-Konzepts, die Veränderung der Krankheitsbilder (heute überleben Patienten größere Hirnschädigung eher als früher, da die Akutmedizin wesentlich schneller und differenzierter ist) und das Wissen, dass das Gehirn über Bewegung besser lernt, wird heute der Schwerpunkt im Umgang mit den Patienten viel mehr auf die Bewegungsübergänge im Sinne von Bewegungsanbahnung und Bewegungserleichterung gelenkt. Die Lagerung ist deswegen heute nicht weniger wichtig als früher, lediglich die Gewichtung liegt heute mehr auf den Prinzipien der Normalen Bewegung und Individualität.

Ein wesentliches Ziel der Lagerung ist es, die Patienten so zu positionieren, dass sie sich möglichst leicht selbst bewegen können (zum Telefonhörer greifen, den Kopf heben, die Position leicht verändern im Sinne von Mikrobewegungen). Einzelne Prinzipien, so z.B. „Stabilität geht vor Mobilität", sollten dabei ebenso beachtet werden wie die Frage, ob vom Patienten genügend Unterstützungsfläche angenommen wird und er sich wohl fühlt. Finden diese und andere Prinzipien Berücksichtigung, kann der Patient in jede Position gelegt werden. Starre Vorgaben, wie „so muss" oder Achsen „müssen" immer in gleicher Weise zueinander stehen, können dem Patienten niemals gerecht werden.

Es ist kein Widerspruch zum Bobath-Konzept, wenn Anteile aus jüngeren Konzepten (Basale Stimulation, Affolter, Kinästhetik....) in die Pflege mit einfließen, sofern sie den Patienten in seiner Genesung fördern. Die Individualität und die Aktivität stehen im Vordergrund. Dies aber immer in dem Wissen, welche Auswirkungen die unterschiedlichen Konzepte auf den Patienten haben. Natürlich erfordert diese Herangehensweise einen sehr differenzierten Blick der einzelnen Pflegekraft bei der Problemanalyse und bei den anzuwendenden Maßnahmen.

In Zeiten knapper werdenden Personals und immer kürzerer Liegedauer der Patienten müssen die Pflegenden noch besser geschult sein. Ziel ist es, die „Hände" der Pflegenden zu schulen, damit sie leichter erspüren können, wo der Patient Unterstützung (Stabilität) braucht.

Bobath-Pflegekurse bestehen seit den 80er Jahren in Deutschland und wurden in der ersten Zeit ausschließlich von Physiotherapeuten abgehalten. Seit den 90er Jahren gibt es eigenständige Pflegeinstruktoren Bobath (BIKA® e.V.), die, wie auch Instruktoren des „Vereins der Bobath InstruktorInnen Deutschland" (VeBID e.V.), anerkannte Grund- und Aufbaukurse für Pflegende anbieten. Ziel der Kurse ist es, die Prinzipien des Bobath-Konzepts zu vermitteln, mit einem großen Anteil praktischer Sequenzen diese Prinzipien an sich selbst zu erfahren und untereinander und an Patienten zu üben. Die erworbenen Kompetenzen sollen eine größere Sicherheit bei der Übertragung in den Pflegealltag mit neurologisch betroffenen Patienten geben.

Weiterführende Literatur:

Biewald, F: Das Bobath-Konzept, Wurzeln, Entwicklungen, neue Aspekte. Urban & Fischer Verlag, München 2003.

Bobath, B.: Die Hemiplegie Erwachsener. Befundaufnahme, Beurteilung und Behandlung. 6. Auflage. Thieme Verlag, 1998.

Schleichkorn, J.: Bobaths – A biography of Berta und Karel. Communication Skill Builders, San Antonio, 1992.

Internetadressen:

www.bika.de
www.vebid.de
www.ibita.org

3 Neurophysiologische Grundlagen

Das zentrale Nervensystem (ZNS) lernt ein Leben lang, d.h. es hat die Fähigkeit sich zu verändern und anzupassen. Bei Menschen, die eine Hirn- oder Rückenmarksschädigung, z.B. einen Schlaganfall oder ein Trauma erlitten haben, kann sich die Funktion des ZNS mit der Zeit ganz oder teilweise erholen. Bis zu welchem Grad die Regeneration stattfindet, ist u.a. abhängig von den durchgeführten Therapiemaßnahmen. Entscheidend für die Regeneration motorischer Funktionen sind:

- Bewegungserfahrungen, die der Patient nach der Schädigung macht
- Qualität der Bewegungen
- Art der Einbeziehung des Patienten in die Bewegungsübungen.

Auch wenn nach einer Schädigung scheinbar noch keine oder nur geringe sichtbare Bewegungen des Patienten möglich sind, so kann man doch das zentrale Nervensystem, seine zu- und ableitenden Bahnen und die Gelenk- und Muskelrezeptoren durch passive Bewegungen und aktive Bewegungsversuche anregen. Lernt ein Patient z.B. „Spastizität", so ist dies auch eine Anpassungsreaktion des ZNS. In diesem Fall ist sie jedoch für den Patienten im Hinblick auf seine größtmögliche Selbständigkeit oft sehr hinderlich und schränkt ihn bei beidseitig durchzuführenden Bewegungen stark ein.

Das nachfolgende Kapitel soll einen Einblick in die Lern- und Anpassungsfähigkeit des Nervensystems geben.

3.1 Früheres und heutiges Modell des Nervensystems

In der Vergangenheit wurde angenommen, dass das zentrale Nervensystem hierarchisch aufgebaut sei. Man nahm an, der Kortex des Großhirns wäre als übergeordnetes Zentrum für die Planung der Bewegung zuständig und die nachfolgenden Zentren wie Zwischenhirn, Hirnstamm, Kleinhirn und Rückenmark würden von diesem gesteuert (☞ Abb. 3.1).

Auf dem Boden dieser neurowissenschaftlichen Sichtweise entwickelte sich das allererste Bobath-Konzept. Es wurde damals angenommen, dass die spastischen Reaktionen eines Patienten mit Hirnschädigung Ausdruck der Reflexe waren, die durch die niederen Zentren hervorgerufen wurden. Im therapeutischen und pflegerischen Umgang mit den Patienten stand die Hemmung dieser Reflexe

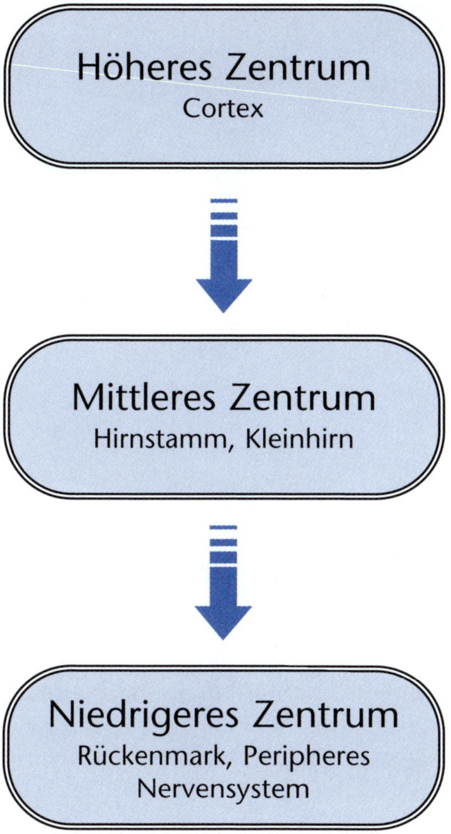

Abb. 3.1: Hierarchiemodell.

an erster Stelle. So entstanden Empfehlungen zur Reflex hemmenden Lagerung.

In den letzten zehn Jahren wurde aufgrund fortschreitender neurowissenschaftlicher und neurophysiologischer Erkenntnisse das Konzept der hierarchischen Gliederung abgelöst von einem Modell des gleichwertigen Zusammenspiels mehrerer Systeme (☞ Abb. 3.2). Verschiedene Hirnregionen sind an der Planung, Feinabstimmung und Initiierung z.B. einer Bewegung beteiligt. Umgesetzt werden kann diese dann aber nur in Zusammenhang mit den Rückmeldungen, die das Gehirn aus den sensorischen Systemen, z.B. Muskel- und Gelenkrezeptoren bekommt. Vergleichbar ist dies mit einem mechanischen Uhrwerk, in dem mehrere Zahnräder eine Uhr zum Laufen bringen. Bei einer Schädigung kann dann, unabhängig von der Größe eines ausfallenden Zahnrades, das ganze Uhrwerk stehen bleiben. Fällt also bei einer Hirnschädigung ein System ganz oder teilweise aus, so kann im ersten Moment das gesamte System zusammenbrechen. Ein solcher Systemausfall ist auch vergleichbar mit einem Computer, bei dem es zu einer Zerstörung einiger Teile der Festplatte gekommen ist. Hierbei kann es durchaus geschehen, dass ganze Datensätze verloren gehen. Mit Zeitaufwand ist es möglich, einzelne Daten neu einzugeben oder wieder herzustellen. Häufig wird auf diese Weise natürlich nicht mehr der Zustand wie vor dem Absturz erreicht, aber der Computer ist wieder arbeitsfähig.

Je nach Art, Ausmaß und Lage einer Hirnschädigung, fangen die einzelnen Systeme schon bald wieder an miteinander zu kommunizieren. Das Gesamtsystem sucht Wege, um Verbindungen und Funktionen wieder herzustellen. Meist benötigt das ZNS viel Zeit, bis sich geschädigte Nervenzellen erholt haben oder komplett zerstörte Funktionen neu erlernt werden.

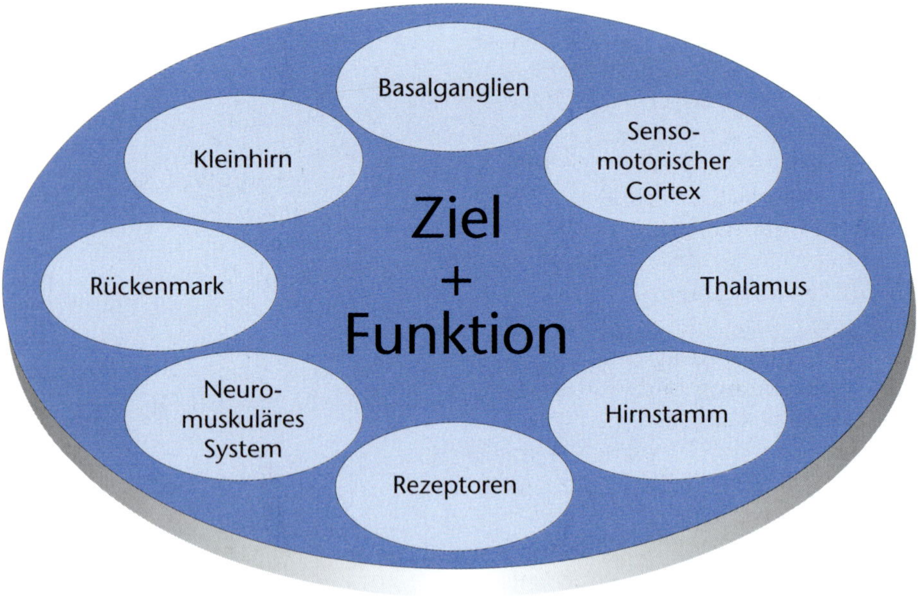

Abb. 3.2: Systemmodell.

Das Bobath-Konzept folgte dieser Entwicklung hin zum Systemmodell und der pflegerische und therapeutische Umgang mit hirngeschädigten Patienten änderte sich deutlich. Heute wird im Umgang mit dem Patienten genauer darauf geschaut, wie seine Reaktionen auf eine Handlung sind, wie er am schnellsten positiv darauf anspricht und wie er gefördert werden kann.

Mit Lagerung wird deshalb heute anders umgegangen: Da es sehr viel mehr Patienten mit einem hypotonen Muskeltonus gibt, muss beispielsweise bei der Handlagerung darauf geachtet werden, dass die Finger in bestimmten Lagerungen in Beugung gelagert werden, da sie sich sonst kontrakt in Streckung verändern können. Bei der Fußlagerung ist es wichtig, dass auch die Fußsohlen in bestimmten Lagen Kontakt bekommen, um das Fußgelenk beweglich zu halten.

3.2 Plastizität

3.2.1 Neuroplastizität

Der Begriff *Neuroplastizität* (gr. *plasticos* = formen) bezieht sich auf das Nervensystem und bezeichnet die Anpassungsfähigkeit von Nervenverbindungen.

Untereinander sind die **Neurone** (Nervenzellen) über Axone und Dendriten verbunden. Diese funktionieren wie elektrische Kabel und dienen so dem Informationsaustausch. Ein Neuron kann eine Vielzahl von **Dendriten** ausbilden. Über diese Dendriten empfängt das Neuron Informationen in Form von elektrischen Impulsen (Aktionspotenzialen) von anderen Nervenzellen, sie dienen sozusagen als Antennen. Jedes Neuron bildet ein **Axon** aus, über das Informationen, ebenfalls in Form von elektrischen Impulsen an andere Zellen weiter gegeben werden. Jedes Axonende verzweigt sich und dockt an Dendriten oder auch Zellkörper anderer Neurone an (☞ Abb. 3.3). Diese Schaltstelle zwischen Axonfortsatz des einen Neurons und Dendrit bzw. Zellkörper eines anderen Neurons ist die **Synapse** (☞ Abb. 3.4). Sie besteht aus:

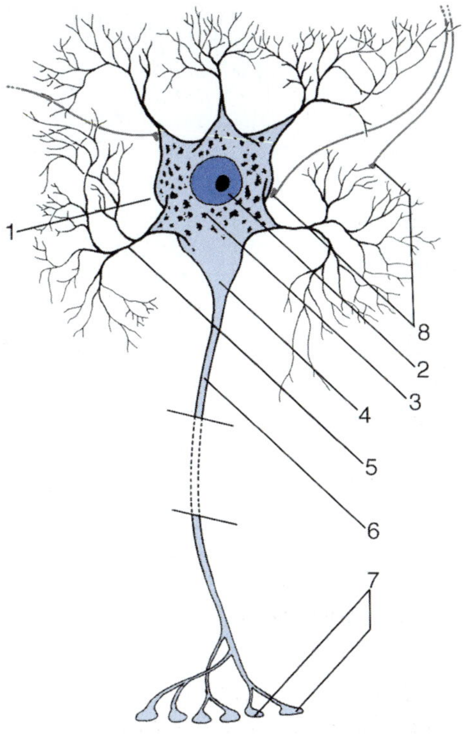

Abb. 3.3: Prototyp eines Neurons (Nervenzelle): **1** Zellkörper, **2** Zellkern, **3** Endoplasmatisches Retikulum = „Kraftwerke" des Neurons, **4** Axonursprung, **5** Dendrit, **6** Axon, **7** Axonenden, **8** Axonenden anderer Neurone.

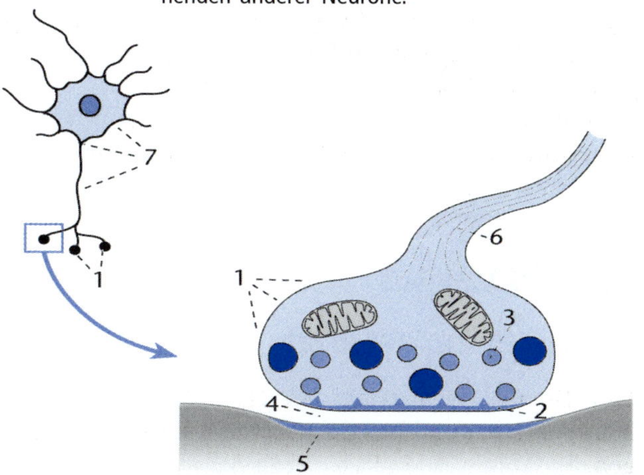

Abb. 3.4: Schematischer Bau einer Synapse: **1** Axonende, **2** Präsynaptische Membran, **3** Neurotransmitter, **4** Synaptischer Spalt, **5** Postsynaptische Membran mit Rezeptoren, **6** Axon, **7** Neuron.

- Axonende (präsynaptische Region)
- Synaptischem Spalt
- Membran der Zielzelle (postsynaptische Region) mit Rezeptoren.

Kommt ein elektrischer Impuls, ein **Aktionspotenzial**, am Axonende an, so öffnen sich dort spezielle Ionenkanäle. Dies führt dazu, dass in den **synaptischen Spalt** zwischen Axonende und Dendrit chemische Botenstoffe, **Neurotransmitter**, frei gesetzt werden. Dieser Neurotransmitter wandert nun durch den synaptischen Spalt und verbindet sich mit dem zu ihm passenden **Rezeptor** in der Membran des Dendriten (postsynaptische Membran). Er passt in diesen Rezeptor wie ein Schlüssel ins Schloss und löst nun am Dendriten wiederum die Öffnung von speziellen Ionenkanälen aus. Aus der nachfolgenden Ionenverschiebung an der Membran des Dendriten entsteht nun wiederum ein Aktionspotenzial, das über den Dendrit bis zum Zellkörper des Neurons wandert. An jede Nervenzelle können tausende von Synapsen gekoppelt sein. Die Zahl von Kombinationen zwischen den verschiedenen Nervenverbindungen ist kaum vorstellbar. So entsteht ein **neuronales Netzwerk,** das Reize empfängt, speichert und weitergibt.

Synapsen bilden sich auch aus zwischen den Fortsätzen von Nervenzellen und den Zellen der Zielgewebe, z.B. der Muskulatur. Die Reaktion zwischen Neurotransmitter und Rezeptor in der Membran der Zielzelle führt dann im Zielorgan zu einer spezifischen Reaktion, z.B. zur Kontraktion einer Muskelfaser.

Welche Nervenzellen untereinander Verbindungen eingehen, ist zum einen genetisch vorbestimmt, zum anderen werden Nervenverbindungen durch erregungsabhängige Erkennungs- und Differenzierungsvorgänge dazu angeregt, sich untereinander zu verbinden. So entsteht eine Vielzahl von Verbindungen, die neue Funktionen ermöglichen. Ein beständiges **Verschaltungsmuster** bildet sich durch die Erfahrung, dass es gut funktioniert und es daher immer wieder benutzt wird.

Diese neuronale Anpassungsfähigkeit, neue Verschaltungsmuster zu generieren und nicht mehr benutzte Schaltkreise zurück zu bilden, ist abhängig von der Umwelt und dem Lernvermögen eines jeden Einzelnen. Dieser plastische Prozess findet zum einen während bestimmter Entwicklungsphasen statt (kritische Perioden), zum anderen ist das ZNS in gewissem Umfang während des gesamten Lebens dazu in der Lage.

Ein Kind kommt mit einem relativ kleinen Kopfumfang zur Welt, das Gehirn hat nur etwa ein Viertel des späteren Volumens. Dennoch sind fast alle der 100 Milliarden Nervenzellen, die das Gehirn des Erwachsenen enthält, zu diesem Zeitpunkt bereits vorhanden. Sie haben jedoch noch wenige Verbindungen untereinander. Im ersten Lebensjahr nehmen die Zellkontakte durch die Aussprossung von Axonen und Dendriten rasant zu. Es werden mehr und mehr synaptische Verbindungen geschaffen (☞ Abb. 3.5). Die Größenzunahme des Gehirns erfolgt also durch Zunahme der Anzahl von Dendriten und Axonen, Neubildungen von Synapsen und Wachstum der Neuronen selbst. Ermöglicht wird diese Größenzunahme durch die Wachstumsfugen des Schädelknochens, die Fontanellen und die Schädelnähte, die die einzelnen Knochenplatten, aus denen der Schädel besteht, miteinander verbinden. Bis zum Ende des ersten Lebensjahres nimmt der Kopfumfang deutlich zu. Schließen sich diese dehnbaren Verbindungen, ist ein weiteres Wachstum kaum noch möglich.

Im Kindesalter wächst die Anzahl der Nervenverbindungen am schnellsten, da in wenigen Jahren sehr viel erlernt wird. Unabdingbare Voraussetzung dabei ist die Förderung von außen durch ein abwechslungsreiches Umfeld mit akustischen, visuellen, motorischen und sensiblen Reizen.

Merke

> Je reichhaltiger die Anregungen aus der Umwelt sind, desto dichter sind die dendritischen Verzweigungen und umso höher ist die Anzahl der Synapsen.

In diesen entscheidenden Jahren entstehen durch wiederkehrende Erfahrungen, die die neuronalen Verbindungen stärken, z.B. Bewegungsprogramme, die langfristig gespeichert werden (☞ Kapitel 4). Auf diese Weise werden die Weichen für die Motorik des gesamten Lebens gestellt. So entwickelten sich Säuglinge, die während ihres ersten Lebensjahres überwiegend unbeachtet

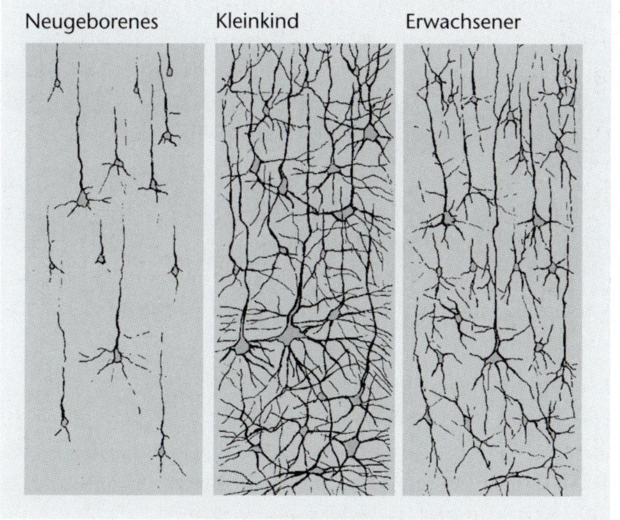

Abb. 3.5: Entwicklung der Anzahl der Nervenverbindungen vom Neugeborenen bis zum Erwachsenen.

in der Wiege liegen gelassen wurden, anormal langsam. Sie konnten sehr spät sitzen und zum Teil mit drei Jahren noch nicht laufen.

Das neuronale Netzwerk setzt sich aus einzelnen Teilen und Unterteilen, den so genannten **neuronalen Sets** und Teilsets, zusammen. Am Beispiel des Zähneputzens wird dies deutlich: Die Zahnbürste wird immer auf die gleiche Art und Weise in der Hand gehalten und man putzt immer in die gleiche Richtung, ohne darüber nachzudenken. Ein derartiges Set kann modifiziert oder mit anderen Sets oder Teilsets verbunden werden. Zähneputzen zum Beispiel kann stehend am Waschbecken, gehend oder sitzend erfolgen. Müssten die Zähne aber auf einmal mit der anderen Hand geputzt werden, so wäre dies sehr schwierig und ungewohnt, die Bewegung müsste vollständig neu erlernt werden.

Neuronale Sets können unterschiedlich groß sein, verschiedenste Hirnareale sind daran beteiligt. Die bei einer bestimmten Aktion (z.B. Lesen) aktiven Hirnareale lassen sich heute durch neue bildgebende Verfahren wie die PET (Positronenemissionstomografie) farblich darstellen.

Hirnareale für bestimmte Funktionen können sich entsprechend ihrer Nutzung und Fähigkeiten erheblich vergrößern. So baut ein Klavierspieler seine Fähigkeiten in der Fingerfertigkeit in deutlich stärkerem Maße aus als beispielsweise jemand, der kein Instrument beherrscht. PET Untersuchungen zeigen, dass z.B. beim Klavierspieler die Handfunktion in den für die motorische und sensorische Repräsentation zu-

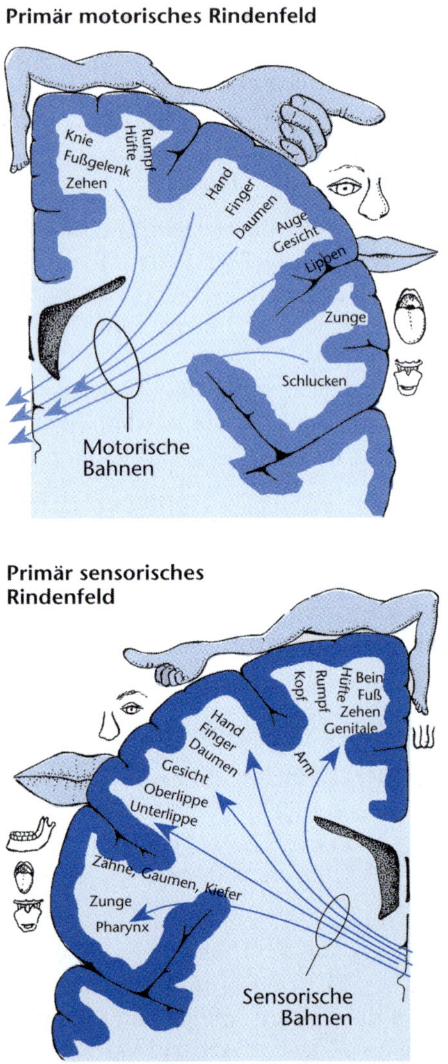

Abb. 3.6: Repräsentation der Körperregionen auf der motorischen Hirnrinde (motorischer Homunkulus).

ständigen Hirnarealen (☞ Abb. 3.6) ein größeres Areal einnimmt, als bei einem Menschen, der nicht Klavier spielt. Auch sind die sensiblen Rezeptoren der Finger viel aufnahmebereiter.

Jeder Mensch entwickelt ein individuelles, neuronales Netzwerk.

Das Bedienen eines Handys ist ein weiteres gutes Beispiel dafür, wie durch wiederholtes Üben die Nervenverbindungen für bestimmte Funktionen gestärkt werden können. Ein Erwachsener, der nicht mit einem Handy aufgewachsen ist, hat sehr viel Mühe eine Kurznachricht zu schreiben und bedient das Handy in der Regel mit dem Zeigefinger. Kinder, die vom Schulalter an gelernt haben, ein Handy zu bedienen, schreiben Kurznachrichten in höchster Geschwindigkeit nur mit dem Daumen.

Mit zunehmendem Alter, individuell unterschiedlich, nimmt die Anzahl der Neurone und die Dichte der Dendriten und Verschaltungen ab, wobei der Funktionsverlust zunächst noch von Nachbarzellen kompensiert werden kann. Beeinflusst wird der Funktionsverlust durch:

- Genetische Faktoren
- „Trainingszustand“ des Gehirns
- Einwirkung toxischer Substanzen, wie z.B. Alkohol.

Die bereits bestehenden Nervenverbindungen sind im Erwachsenenalter durch ständiges Wiederholen und Üben allerdings viel stärker.

Zusammenfassend lässt sich sagen, dass das neuronale Netzwerk über die genetische Anlage bestimmt ist, seine Entwicklung jedoch ist abhängig vom individuellen Reizangebot, der Nachfrage der Umwelt und dem Tun des Einzelnen.

3.2.2 Neuromuskuläre Plastizität

Der Begriff Plastizität bezieht sich nicht nur auf die Entwicklung der neuronalen Verbindungen, sondern auch auf die Anatomie des menschlichen Körpers (z.B. Muskeln, Haut, Gelenke). Das heißt, es finden strukturelle Veränderungen des Körpers während des gesamten Lebens statt.

Ein Beispiel für diese strukturellen Veränderungen ist die Entwicklung der Hüfte. Bei einem Kind im ersten Lebensjahr hat die Gelenkpfanne der Hüfte einen anderen Winkel als im höheren Alter. Erst wenn das Kind zum Stehen kommt und Laufen lernt, bildet sich die Hüftpfanne gänzlich aus und der Winkel verändert sich in der Art und Weise, dass die Gelenkstellung für das Laufen angepasst ist.

Die genetischen Anlagen bestimmen Größe und Körperbau des Menschen, aber erst die Art der Nutzung der Muskeln bestimmt die individuelle Gestaltung des Körpers durch folgenden Ablauf:

- Der Einsatz einzelner Muskeln bei einer bestimmten Bewegung stimuliert die dabei genutzten Nervenverbindungen
- Neuronale Sets entstehen (s.o.)
- Diese erleichtern die erneute Durchführung der Bewegung, da diese dem ZNS nun bekannt ist
- Wiederkehrende Bewegungen stärken den Muskel
- Der Muskel wird geformt.

So bestimmt z.B. die sportliche Tätigkeit eines Kindes oder Jugendlichen, wie sich sein Körper entwickelt. Kinder, die viel vor dem Computer sitzen und sich wenig bewegen, haben oft schon in frühen Jahren Haltungs- und Bewegungsstörungen.

Damit Bewegungen überhaupt möglich sind, ist ein intaktes Nerven- und Muskelsystem notwendig. Eine wichtige Rolle spielen dabei lebenserhaltende Stoffe, die in der Aktion, im Zusammenspiel zwischen Nerv und Muskelzelle, von beiden Seiten ausgeschüttet werden.

Zunächst schütten die Muskelzellen ein bestimmtes Protein, den so genannten **Nervenwachstumsfaktor** aus. Dieser Wachstumsfaktor gelangt an das Neuron und stimuliert das Axon in Richtung auf das Muskelgewebe zu wachsen. Hat das Axon das Muskelgewebe erreicht, so bilden sich Synapsen. Im Zellkörper des Neurons werden verschieden Proteine, z.B. Neurotransmitter, gebildet und über das Axon zur Synapse transportiert (☞ Abb. 3.7). Dort werden sie freigesetzt und diffundieren durch den synaptischen Spalt zum Muskelgewebe, von dem sie dann aufgenommen werden. Weiterhin werden aber verschiedene,

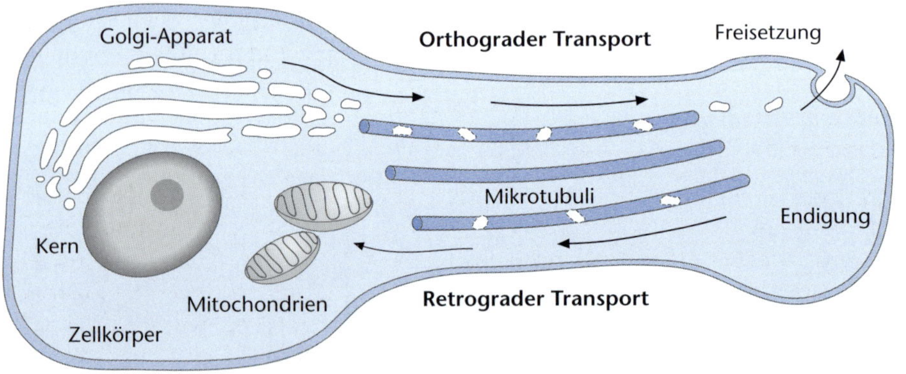

Abb. 3.7 Axoplasmatischer Transport.

vom Muskel gebildete Stoffe, v.a. der Nervenwachstumsfaktor, an der Synapse vom Axon aufgenommen und rückwärts zum Zellkörper des Neurons transportiert.

Der Stoffaustausch der aktiven Gewebe untereinander, ist lebenswichtig für den Erhalt des ZNS und des neuromuskulären Systems.

Nur durch diesen Stoffaustausch können beide Gewebe überleben. Gleiches gilt auch für das Zusammenspiel von Nervenzellen untereinander. Auch sie sind vom gegenseitigen Stoffaustausch abhängig. Er bedingt den gesamten Informationsaustausch von Nervenzelle zu Nervenzelle, bis zum Muskel und wieder zurück.

Die Abhängigkeit des ZNS- und Muskelgewebes vom gegenseitigen Stoffaustausch erklärt, warum es durch Nichtbenutzen einzelner Muskelgruppen zum Schrumpfen, Abbau und sogar Absterben von Nervenverbindungen sowie auch Muskelzellen kommen kann. Sehr deutlich beobachten lässt sich dieser Vorgang an Gliedmaßen, die in ihrer Beweglichkeit längere Zeit durch z.B. einen Gipsverband eingeschränkt waren. War beispielsweise ein Arm über einen Zeitraum von mehreren Wochen in einem Gipsverband, so ist nach der Gipsabnahme eine deutliche Verringerung des Armumfangs feststellbar. Die Muskeln sind durch das Nichtbenutzen regelrecht atrophiert, ihr Volumen hat abgenommen. Aber auch die Anzahl der Nervenverbindungen, die an der Innervation dieser Muskelgruppe beteiligt sind, hat abgenommen, wie durch PET Untersuchungen nachgewiesen wurde. Um die alten Bewegungsfähigkeiten wieder zu erlangen, müssen Bewegungen gezielt neu eingeübt werden.

Bei einem Patienten mit einer **Hirnschädigung** sind die peripheren Nervenbahnen und Muskeln zwar noch intakt, es ist ihnen aber nicht mehr möglich, auf abgespeicherte Informationen und deren Verarbeitung zuzugreifen. Aus dem Wissen, dass der axonale Transport durch Muskelbewegung gefördert wird, ergibt sich bei diesen Patienten die Notwendigkeit, Bewegungen baldmöglichst zu fördern und mit dem Betroffenen gemeinsam durchzuführen. Dies bedeutet, ihn bei den Bewegungen der mehr betroffenen Seite zu unterstützen. Auch wenn anfangs noch keine Muskelaktivitäten zu spüren sind, werden Gelenkrezeptoren und Nervenverbindungen durch die passive Bewegung angeregt.

Stehen die Gelenke in einer Stellung zueinander, die die Bewegung ermöglicht und leicht macht, so wird der elektrische Impuls bis zum Gehirn weitergeleitet. Dabei ist aber z.B. darauf zu achten, dass beim Aufstellen des Beines die Bewegung vom Fuß über das Fußgelenk, Kniegelenk und Hüftgelenk eingeleitet wird (☞ Abb. 3.8). Im günstigsten Fall kann der Patient sein Bein selbst aktiv aufstellen. Die Erfahrung zeigt, dass die Patienten aufmerksam diese Bewegung verfolgen und konzentriert versuchen ihr Bein mit anzustellen. Nur über die

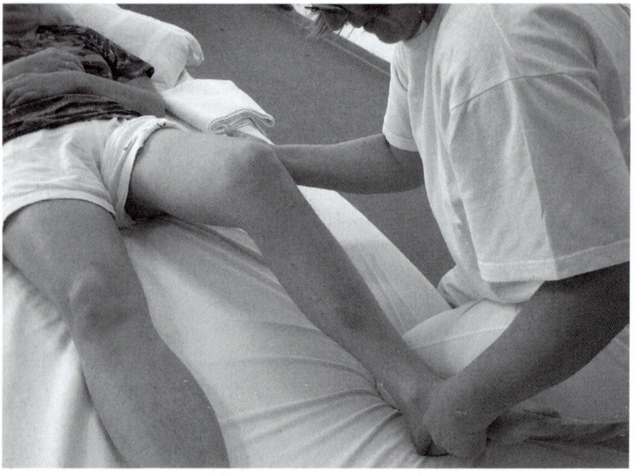

Abb. 3.8: Aufstellen eines mehrbetroffenen Beines.

immer wieder erfahrene Bewegung wird ein Patient letztendlich dazu in der Lage sein, die Bewegung selbst durchzuführen. Stehen die Gelenke nicht richtig zueinander, so kommt es zu keinem Impuls für die Bewegung. Derartige Situationen entstehen, wenn die Patienten im Alltag immer passiv bewegt, z.B. gehoben und getragen werden. Die synaptischen Verbindungen können auf diese Weise nicht angeregt und „trainiert" werden. Diese Tatsache ist vergleichbar mit einem elektrischen Gerät, dessen Verbindung zur Steckdose nur mit einem Kabel und einem Stecker hergestellt werden kann. Um den Stromfluss zu gewährleisten, muss der Stecker exakt zur Steckdose ausgerichtet sein. Erst in der richtigen Position ist der Stromfluss möglich.

Merke

Eine richtige Gelenkstellung zueinander ermöglicht den Impuls für Bewegung und stärkt synaptische Verbindungen.

3.3 Strukturelle Reparaturmechanismen bei Hirnschädigungen

Im zentralen Nervensystem arbeiten viele Systeme zusammen, Informationen werden in unterschiedlichen Gebieten abgespeichert. So sind Bewegungsprogramme beispielsweise sowohl in der linken als auch in der rechten Hirnhälfte, also doppelt angelegt. Ist bei einer Schädigung nur eine Hirnhälfte betroffen, so kann auf die Information aus der anderen Hirnhälfte zurückgegriffen werden.

Bei Patienten mit erworbenen Hirnschädigungen zeigt sich, dass es viele Möglichkeiten der Regeneration des Nervensystems gibt. Das ZNS ist so flexibel angelegt, dass zu jeder Zeit eine Reorganisation stattfinden kann. Es fragt allerdings nicht danach, ob diese Regeneration für den Menschen sinnvoll ist. Lernt ein Patient ein so genanntes „spastisches Muster", so hat das Nervensystem auch etwas gelernt. Für den Patienten bedeutet der Lernerfolg in diesem Fall aber eingeschränkte Bewegungsmöglichkeiten, die ihn in seiner Selbständigkeit behindern.

3.3.1 Neubildung von Neuronen

Zur Zeit der Anfänge des Bobath-Konzepts war die Wissenschaft noch der Meinung, dass eine Neubildung von Neuronen beim Menschen nicht möglich sei. Man glaubte, dass ein Neulernen von komplett verloren gegangenen Funktionen durch die Rekrutierung nicht genutzter Nervenzellen stattfände. Die Funktion der abgestorbenen Neuronen würde von noch intakten Nervenzellen übernommen. Die Hirnforschung hat inzwischen jedoch gezeigt, dass gerade im Bereich des Hippocampus (Innenseite des Schläfenlappens der Großhirnrinde, Teil des Limbischen Systems), abhängig vom Grad der Beanspruchung, Neuronen nachwachsen können.

So wurde beispielsweise bei Londoner Taxifahrern nachgewiesen, dass die Hirnareale im Bereich des Hippocampus sehr viel größer sind als bei der Durchschnittsbevölkerung. Der Hippocampus ist unter anderem für die Speicherung von Ortskenntnissen zuständig, die eine Grundvoraussetzung für die Arbeit als Taxifahrer sind. Durch die überdurchschnittliche Beanspruchung in diesem Bereich haben sich die entsprechenden Hirnareale besonders stark ausgebildet und es entstanden zum Teil auch neue Neuronen.

In Versuchen mit Mäusen wurde gleichsam nachgewiesen, dass bei erwachsenen Tieren neue Nervenzellen im Hippocampus gebildet werden; allerdings nur dann, wenn sie sich in einer für sie interessanten Umgebung befanden.

Heute wird davon ausgegangen, dass die durch Neulernen und häufiges Nutzen besonders beanspruchten Hirnareale eine besonders hohe Dichte an Vernetzung von Neuronen zeigen und dort sogar neue Neuronen entstehen.

Für das Wachstum und die Differenzierung von Neuronen sind, wie oben beschrieben, bestimmte Proteine und **Nervenwachstumsfaktoren** zuständig. Sie spielen für die Entwicklung des Nervensystems eine große Rolle und werden bei Säuglingen, Kleinkindern und Jugendlichen vermehrt nachgewiesen. Bei Patienten nach Hirnschädigungen wurden in den ersten drei Monaten insbesondere das GAP-43 (wachstumsassoziiertes Protein; *engl. growth associated protein*) und das B-50 (neurotropher Faktor) vermehrt nachgewiesen. Der Nachweis dieser zwei Substanzen lässt darauf schließen, dass das Gehirn versucht, sich selbständig zu heilen. Daher ist es enorm wichtig, dass nach einer Hirnschädigung diese drei Monate intensiv für die **Rehabilitation** genutzt werden, da das zentrale Nervensystem dieser Patienten in diesem Zeitraum verstärkt bereit ist, neue Nervenverbindungen zu bilden. Dies bedeutet aber nicht, dass nach dieser Zeit eine Rehabilitation nicht mehr erfolgreich wäre, denn gewisse Lernprozesse sind, wie bereits erwähnt, während des ganzen Lebens möglich.

3.3.2 Wiederherstellung der synaptischen Funktionen

Im Zentrum einer Hirnschädigung, z.B. einem Hirninfarkt, sind die Neuronen meist unwiederbringlich verloren, sie sterben ab, ihre synaptischen Verbindungen zu anderen Zellen degenerieren. In der unmittelbaren Umgebung des Schadens sind die Neurone zwar beeinträchtigt, sie sterben jedoch nicht ab. Vielmehr begeben sie sich vorübergehend in eine Art Winterschlaf und reduzieren ihren Stoffwechsel und damit ihre Funktionen. In diesem Zustand schwellen die Zellen an. Durch den Primärschaden wird zudem die Schranke zwischen Blutgefäßen und Hirngewebe durchlässig, es kommt zum **Hirnödem**, der Hirndruck (Druck im Schädelinneren) steigt. Durch den steigenden **Hirndruck** werden Neuronen, Axone und Dendriten komprimiert und ihre Funktion, die Übertragung von Informationen über die Synapsen, behindert (☞ Abb. 3.9). Bildet sich das Ödem zurück, sinkt der Hirndruck. Ist die Versorgung der Zellen mit Nährstoffen wieder gesichert, erholt sich auch die Informationsübertragung. Die synaptischen Funktionen sind wieder hergestellt. Abhängig davon, wie lange das Ödem besteht, kann es jedoch auch zu dauerhaften Schädigungen an den Axonen oder Dendriten kommen. Daher besteht das größte therapeutische Bemühen in der Akutphase einer Hirnschädigung darin, das Ödem so gering wie möglich zu halten. Bei ausgeprägter intensivmedizinischer Therapie bedürftigem Hirndruck lässt sich dies u.a. erreichen durch:

- Oberkörperhochlagerung (20°)
- Kopf gerade lagern, um venösen Abfluss nicht zu behindern
- Patient schmerz- und fieberfrei halten, ggf. sedieren
- Arteriellen Blutdruck optimieren (mittlerer arterieller Druck 80-100mmHg, mind. 50 mmHg über gemessenem Hirndruck)
- Moderate, kontrollierte Hyperventilation
- Medikamente (je nach Ursache des Ödems auszuwählen):
  - Osmotherapie (Medikamente, die dem Gewebe Flüssigkeit entziehen): Mannit, Glyzerin, Sorbit
  - Glukokortikoide, z.B. Dexamethason
- Operative Therapie: Entfernung eines Teils des knöchernen Schädels, um dem Gehirn Raum zum Ausdehnen zu geben. Nach Rückbildung Re-Implantation des Stück Knochens.

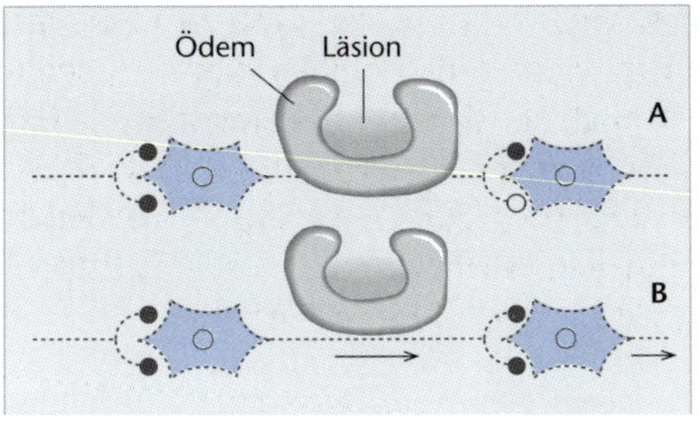

Abb. 3.9 (links): Schädigung durch ein Ödem.

Abb. 3.10 (unten links): Schädigung des informationsgebenden Neurons.

Abb. 3.11 (unten rechts): Schädigung des informationsempfangenden Neurons.

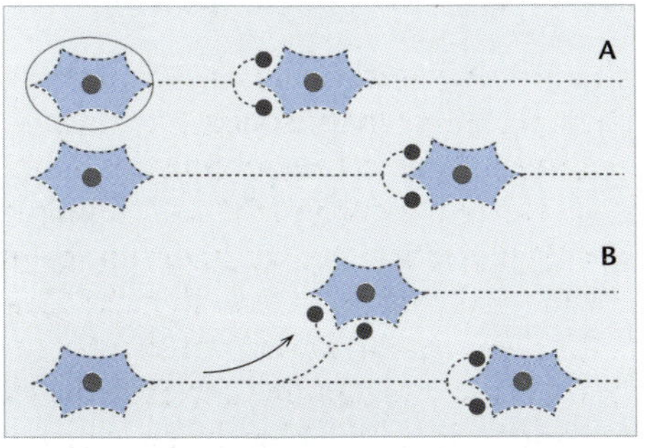

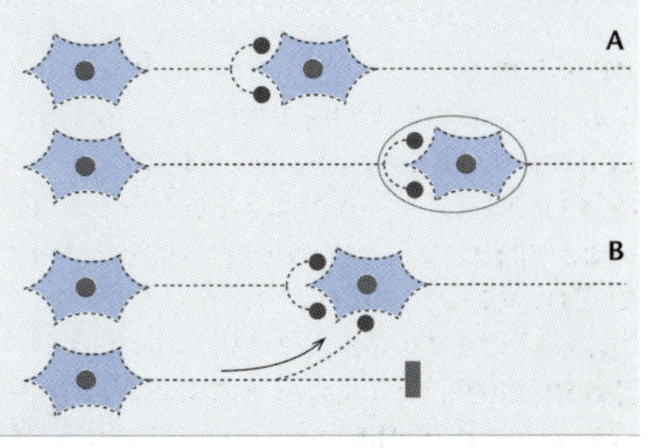

3.3.3. Kollaterale Aussprossungen

Bildet ein Axon neue Verzweigungen, über die es synaptische Verbindungen mit einer Zelle eingeht, so nennt man diese kollaterale Aussprossungen (engl. *sprouting*). Es gibt zwei verschiedene Situationen, durch die ein solches Aussprossen ausgelöst werden kann. Grundlage dabei ist, dass auch das Überleben von Nervenzellen vom gegenseitigen Stoffaustausch abhängig ist (☞ 3.2.2).

Ist ein informationsgebendes Neuron geschädigt, so erhält das nachfolgende Neuron weniger oder keine Informationen mehr (☞ Abb. 3.10). Als Reaktion darauf bildet das noch intakte, empfangende Neuron spezielle Botenstoffe, die es in die Umgebung freisetzt. Die Botenstoffe gelangen an ein benachbartes Axon und induzieren dort die Neubildung von Aussprossungen und Synapsen. Diese wachsen auf das Neuron, das den Botenstoff aussendet zu und gehen mit ihm neue synaptische Verbindungen ein. So kann die ehemalige Zielzelle des abgestorbenen Neurons wieder am lebenserhaltenden Stoff- und Informationsaustausch teilnehmen.

Ist eine informationsempfangende (Ziel-)Zelle defekt, so fehlt dem informationsgebenden Neuron der lebenswichtige Stoffaustausch. Als Reaktion darauf bildet dessen Axon neue Aussprossungen, die Kontakt zu einem nahe gelegenen Neuron suchen und mit diesem eine synaptische Verbindung eingehen (☞ Abb. 3.11).

3.3.4 Synaptische Anpassungen

Eine weitere Möglichkeit der plastischen Reorganisationsmöglichkeiten des ZNS zeigt sich an den Synapsen. In der **präsynaptischen Region** (Axonende) können vermehrt Neurotransmitter ausgeschüttet werden und in der **postsynaptischen Region** (Zellmembran der Zielzelle) kann es durch eine Erhöhung der Rezeptordichte zu einer vermehrten Aufnahme von Neurotransmittern kommen. Dies ist eine weitere Form der Anpassung, um den Informationsfluss aufrecht zu erhalten oder neu anzuregen. Beim gesunden, erwachsenen Menschen sind viele Synapsen nicht genutzt oder inaktiv. Kommt es zu einer Hirnschädigung, so können diese in relativ kurzer Zeit aktiviert werden.

3.4 Plastische Anpassungen bei Hirnschädigungen

Die vielen Regenerationsmöglichkeiten des ZNS zeigen, dass Menschen, die eine Hirnschädigung erlitten haben, durchaus gut zu therapieren sind, wenn sie die richtigen Angebote bekommen. Sie müssen Bewegungen erfahren und neu erlernen, um mit ihrer Behinderung eine größtmögliche Selbständigkeit zu erreichen. Dieser Prozess kann unter Umständen mehrere Jahre in Anspruch nehmen und erfordert viel Ausdauer und Disziplin. Er ist vergleichbar mit der Entwicklung eines Kindes: ein Kind braucht mehrere Jahre bis es komplexe Bewegungsmuster abgespeichert hat. Es dauert z.B. mindestens fünf bis sieben Jahre bis sich Kinder allein komplett anziehen und die Schuhe binden können.

Auch wenn das ZNS lebenslang lernfähig ist, so ist das Lernen im Alter, wenn viele Strukturen eingefahren sind, doch nicht ganz so leicht, wie in der Kindheit. Je nach Größe der strukturellen Läsion nimmt es eine längere Zeit in Anspruch, bis sich die Patienten mit ihrem neuen Lebenszustand arrangiert haben. Umso wichtiger ist es, dass die Pflegenden bei allen Tätigkeiten am Patienten solche Bewegungen, die dem normalen Bewegungsmuster gleichkommen, durchführen. Über diese **Bewegungserfahrungen** bekommen Rezeptoren und Gehirn des Patienten von der ersten Stunde an die Informationen, die sie für eine optimale Wiederherstellung, v.a. der motorischen Funktionen, brauchen.

Verschiedene andere Faktoren haben ebenfalls einen positiven Einfluss auf das Lernen. So ist zum Beispiel eine möglichst stressfreie Umgebung für den Patienten wichtig und ein intaktes soziales Umfeld (Familie, Aussicht auf Rückkehr an den Arbeitsplatz). Dies ist in einem Krankenhaus nicht immer zu gewährleisten.

So wie gewisse Faktoren die Plastizität günstig beeinflussen, so gibt es auch Faktoren, die sich ungünstig auf die Plastizität auswirken. Zum Beispiel können bestimmte Medikamente wie Antiepileptika, Antispastika, Neuroleptika oder Antibiotika das Nervenwachstum beeinträchtigen. Aber auch die Psyche spielt eine Rolle (z.B. Nicht-akzeptieren der Erkrankung).

„Das einzige, das das Gehirn nicht kann, ist das Nicht-Lernen.“ (Manfred Spitzer)

Das Nervensystem lernt ständig. Erlerntes kann sinnvoll oder nicht sinnvoll, brauchbar oder nutzlos oder sogar schädlich sein. Auch bei Patienten, die nach einer Hirnschädigung nur im Bett liegen und keinerlei Therapiemaßnahmen erhalten, kommt es zu einer plastischen Veränderung im Sinne von Lernen. Die gelähmten Körperabschnitte werden nicht genutzt, was eine Degeneration der synaptischen Verbindungen im Gehirn zur Folge hat. Kompensatorisch werden andere Körperabschnitte mehr und anders als vor der Hirnschädigung eingesetzt. Es entstehen neue neuronale Sets. Bei Patienten mit einer Hirnschädigung zeigt sich dies z.B. als **assoziierte Reaktion** in der mehrbetroffenen Seite.

Merke

Assoziierte Reaktionen sind unwillkürliche Reaktionen, die bei Patienten mit einer Hirnschädigung auftreten.

Assoziierte Reaktionen sind pathologisch und zeigen sich in einem wiederkehrenden Muster (sog. „Massenmuster“ oder auch „spastische Muster“). Früher sprach man bei hirngeschädigten Patienten auch von Reflexen. Heute wird von assoziierten Reaktionen gesprochen, da sie sich erst im Verlauf nach der Hirnschädigung aufbauen und erlernt werden.

Bei gesunden Menschen gibt es die so genannten **assoziierten Bewegungen**, die allerdings physiologisch sind und bei konzentrierter Bewegung auftreten können. Häufig treten sie im Gesicht- und Mundbereich auf. Diese Mitbewegungen sind bei kleineren Kindern sehr oft zu sehen, wenn sie z.B. eine Zeichnung anfertigen. Bei dieser, die ganze Konzentration erfordernde Leistung, ist das Gesicht sehr angespannt und die Zunge wandert über die Lippen von einem Mundwinkel zum anderen. Diese Bewegungen können, sobald der Betreffende darauf aufmerksam gemacht wird, sofort gestoppt werden.

Assoziierte Reaktionen hingegen können in einem nur geringen Grade von dem Patienten beeinflusst werden und sind schon in einer frühen Phase der Erkrankung zu erkennen. Sie treten z. B. beim Husten, Niesen, Lachen oder Weinen als unwillkürliche Reaktion auf.

Merke

Assoziierte Reaktionen können vom Betroffenen kaum beeinflusst werden.

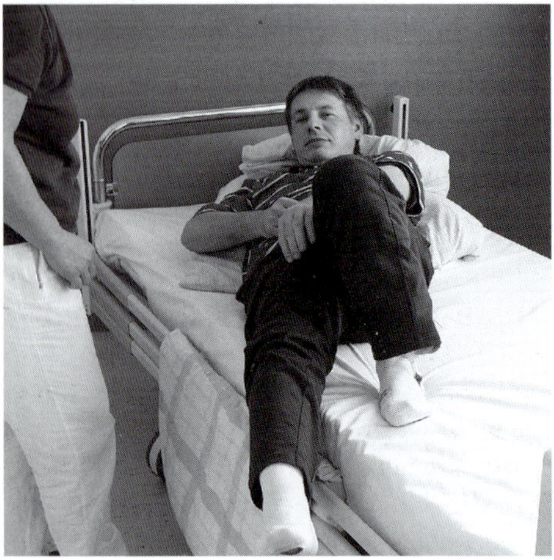

Abb. 3.12: Assoziierte Reaktion beim Aufsetzen an die Bettkante.

Lance schreibt 1982 zur Erklärung der assoziierten Reaktionen: „Assoziierte Reaktionen sind Antworten des zentralen Nervensystems auf einen Stimulus, der die individuelle hemmende Kontrolle übersteigt". Bei einer Bewegung steuert das zentrale Nervensystem, in welchem Maße Muskelspannung (Tonus) in welcher Muskelgruppe aufgebaut werden soll. Zur Durchführung einer Bewegung werden Muskeln über synaptische Verschaltungen nicht nur aktiviert, sondern auch in ihrer Aktivität gehemmt. So muss z.B. bei der aktiven Beugung des Beines die Streckmuskulatur gleichzeitig gehemmt werden, damit die Bewegung durchführbar wird. Auch der Kniesehnenreflex, ein Eigenreflex, muss in diesem Moment gehemmt werden, damit eine fließende Bewegung zustande kommt.

Bei einer Hirnschädigung kann diese Bewegungskontrolle reduziert sein und es werden bei einer bestimmten Bewegung Muskelgruppen aktiv, die dafür eigentlich nicht gebraucht werden. Eine pathologische assoziierte Reaktion entsteht (☞ Abb. 3.12).

In der Anfangsphase, unmittelbar nach der Schädigung, treten diese assoziierten Reaktionen nur kurzzeitig auf und verschwinden dann wieder. Im weiteren Verlauf können diese Bewegungen aber als erlernt in das Bewegungsprogramm aufgenommen werden und erhalten bleiben. Ein Beispiel: Ein Patient hat eine komplette Hemiparese. Beim Niesen kommt es zu einer kurzen Beugebewegung des mehrbetroffenen Armes und des Beines, obwohl beide in Ruhe nicht aktiv bewegt werden können.

3.4.1 Pathologische Tonuserhöhung

Modellhaft soll erklärt werden, wie es zu pathologischen Tonuserhöhungen bei Patienten mit Hirnschädigungen kommen kann.

Ein nicht zu beeinflussender Faktor bei der Ausbildung einer pathologischen Tonuserhöhung ist die Wirkung der **Schwerkraft** auf die Muskulatur (☞ 4.2). Während seiner normalen körperlichen Entwicklung haben sich die Muskelgruppen eines Menschen unterschiedlich stark ausgebildet. Die Muskelgruppen, die gegen die Schwerkraft arbeiten müssen, sind stärker ausgeprägt. Dies lässt sich am Beispiel der Rückenstrecker verdeutlichen: Wenn die Pflegenden dem Patienten helfen, tun sie dies meist mit erhobenen Armen. Das Gewicht der eigenen Arme wird dabei von den Rückenstreckern gehalten. Bei der Arbeit am Patienten kommen noch die zu hebenden Gewichtslasten hinzu, die sich entsprechend des Hebelgesetzes zum Gesamtgewicht, das gehalten werden muss, multiplizieren. Das bedeutet, dass Pflegende im Alltag die Rückenstrecker mehr benutzen, als die Bauchmuskeln und diese somit häufiger Nervenimpulse empfangen. Bei den meisten Menschen sind die Rückenstrecker besser innerviert und haben daher eine höhere Synapsendichte, als die Bauchmuskeln, z.B. auch bei Personen, die eine überwiegend sitzende Tätigkeit ausüben. Es ist nachvollziehbar, dass nach einer Hirnschädigung diese besser trainierten Muskeln schneller wieder aktiviert werden können, als z.B. die Bauchmuskeln, die nicht so häufig benutzt wurden. Ein Patient mit einer Hirnschädigung liegt zunächst viel im Bett und dies meist in Rückenlage. Jede Bewegung oder Handlung des Patienten muss gegen die Schwerkraft erfolgen. Möchte ein Patient sein Becken heben, so würde seine Hauptaktivität im normalen Bewegungsablauf vom Gesäßmuskel und Bauchmuskel geleistet werden. Dadurch, dass ein in seiner Beweglichkeit eingeschränkter Patient die besser geübte Rückenmuskulatur leichter innervieren kann, benutzt er diese schneller beim Anheben des Gesäßes, eine unphysiologische Bewegung entsteht. Die Funktion der Rückenmuskulatur ist eng mit der Beinmuskulatur verknüpft. Leitet der Patient das Heben des Beckens unphysiologischerweise über die Rückenmuskulatur ein, weil er diese leichter innervieren kann, so erleben wir häufig, dass es dabei gleichzeitig zu einer Streckung des Beines kommt. Das Bein wird im Rahmen einer assoziierten Reaktion gestreckt (☞ Abb. 3.12). In jeder weiteren Situation, in der die Überaktivierung der Rückenstrecker im Vordergrund steht, wie zum Beispiel bei einem Transfer vom Bett in den Rollstuhl, reagiert der Patient mit dieser assoziierten Reaktion. Er drückt sich hoch und steht schnell, wobei das betroffene Bein gestreckt ist. Dieses gestreckte Bein kann aber nicht im Sinne einer Funktion (z.B. Stehen) genutzt werden, da der Tonus zu hoch ist, um eine Gleichgewichtsreaktion zu zeigen. Schwankungen und Unebenheiten des Untergrunds können nicht ausgeglichen werden. Das Gehirn hat in diesem Beispiel nur das Ziel „Stehen" verfolgt, beurteilt aber nicht die Qualität des Weges. Es hat versucht über **Ersatzstrategien** einen Weg in den Stand zu finden.

Eine ähnliche Ersatzstrategie ist der Weg des Patienten, sich mit dem Arm der weniger betroffenen Seite zum Sitzen hochzuziehen. Zur Durchführung nimmt er den gesunden Arm nach oben und versucht sich beispielsweise an einem Patientenaufrichter festzuhalten. Der Vorgang des Hochhebens des Armes führt zu einer Aktivierung und damit zu einer Innervation der gesamten Rückenstrecker. Durch dieses Zusammenspiel kommt es über die Neubildung neuronaler Sets zur unerwünschten assoziierten Reaktion, der gleichzeitigen Streckung des Beines – ein Teufelskreis entsteht.

Das oben beschriebene Modell ist ein Vorgang, der auf jede andere Situation, die wir bei Patienten im Alltag beobachten, übertragbar ist. Werden diese Bewegungsmuster immer wieder benutzt, kommt es zu einer Stärkung dieses Synapsensets und die Patienten werden dieses Bewegungsprogramm in anderen Bewegungssituationen benutzen, auch wenn es vom eigentlichen therapeutischen Ziel, dem physiologischen Bewegungsmuster, weg führt.

Viele weitere Faktoren verstärken die assoziierten Reaktionen, die schon auftauchen können, wenn der Patient nur an eine bestimmte Situation denkt. Im Kapitel 4.2 sind einige Situationen beschrieben, die sich tonussteigernd bei den Patienten auswirken. Diese Tonuserhöhung zeigt sich dann zusätzlich mit assoziierten Reaktionen.

Assoziierte Reaktionen im Sinne eines Tonusaufbaus können dem Patienten auch helfen. Der aufgebaute Tonus lässt sich für bestimmte Funktionen positiv nutzen. Im Umgang mit den Patienten ist es aber wichtig darauf zu achten, wie viel an assoziierten Reaktionen bei einem Bewegungsübergang zugelassen wird und ob die assoziierten Reaktionen nach Beendigung der Bewegung wieder nachlassen. Zu starke assoziierte Reaktionen können ein Zeichen von starken Kompensationsstrategien des Patienten sein. Ist das der Fall, müssen die Pflegenden die Art der Hilfestellung verändern und vielleicht eine andere Ausgangsstellung für einen Bewegungsübergang wählen.

Merke

Assoziierte Reaktionen dürfen bei einer Bewegung zugelassen werden.

Entscheidend für den Patienten beim Zulassen assoziierter Bewegungen ist das der Bewegung folgende Nachlassen der assoziierten Reaktion. Hilfreich ist es, wenn Patienten sich in Gedanken die Bewegung vorstellen und versuchen, bewusst ihre assoziierten Reaktionen zu beeinflussen.

3.4.2 Spastische Muster

Der Begriff Spastizität wird je nach Krankheitsbild in der Literatur unterschiedlich gebraucht. Häufig wird von Spastizität gesprochen, wenn eine pathologische Tonuserhöhung einer oder mehrerer Muskelgruppen vorliegt. Im Zusammenhang mit Hirnschädigungen meint man mit spastischen Mustern meist eine Folge aus wiederkehrenden assoziierten Reaktionen.

In der Kliniksprache wird noch oft von „Spastik“ gesprochen, obwohl assoziierte Reaktionen gemeint sind. Heutzutage ist es besser von assoziierten Reaktionen zu sprechen, da sie in ihrer Ausprägung graduiert werden können.

Merke

Der Begriff assoziierte Reaktion beinhaltet, dass diese erlernt und somit auch beeinflussbar sind. Der Begriff „spastisches Muster“ bezeichnet dagegen das Endstadium einer Summe wiederkehrender assoziierter Reaktionen.

Durch anhaltende Tonuserhöhung verändern die Muskeln sich in ihrer Lage, Form und damit auch in ihrer Funktion. Folge daraus ist, dass Gelenke und Muskeln in ihrem Bewegungsausmaß eingeschränkt sind. Diese strukturelle Veränderung wird als **Kontraktur** bezeichnet. Nicht nur die Muskulatur, sondern auch das Bindegewebe und die Haut verändern sich (☞ 3.2.2). Aufgrund dieser strukturellen Veränderungen sind spastische Muster, sind sie erst einmal entstanden, schwer beeinflussbar.

Im Klinikalltag erlebt man viele verschiedene spastische Muster. Bezogen auf den einzelnen Patienten und einzelne Situationen sind sie individuell wiederkehrend gleich. So wie sich in der Anfangsphase der Erkrankung die assoziierten Reaktionen gezeigt haben, zeigt sich auch später das Bild des spastischen Musters. Häufig sind Beugesynergien im Arm und Strecksynergien oder Beugesynergien im Bein zu beobachten. Im Allgemeinen ist aber zu sagen, dass es so viele individuell ausgeprägte Bilder der pathologischen Tonuserhöhungen gibt, dass nicht mehr von typischen spastischen Mustern gesprochen werden kann. Obwohl dies in vielen Büchern noch heute so beschrieben wird.

In der Prävention der Entstehung pathologischer Bewegungsmuster und beim Wiedererlernen verloren gegangener Funktionen können Pflegende, die den Patienten umsichtig anleiten, eine wichtige Rolle übernehmen.

Weiterführende Literatur

Dudel, J. / Menzel, R. / Schmidt, R.: Neurowissenschaft. 2. Auflage, Springer, Berlin 2001.

Klingelhöfer, J. / Rentrop, M.: Klinikleitfaden Neurologie Psychiatrie. 3. Auflage, Urban & Fischer Verlag, München 2003.

Pickenhain, L.: Basale Stimulation. Neurowissenschaftliche Grundlagen. Verlag selbstbestimmtes Leben, Düsseldorf 1997.

Poeck, K. / Hacke, W.: Neurologie. 11. Auflage, Springer, Berlin 2001.

Schmidt, R. F. / Schaible, H.-G. (Hrsg.): Neuro- und Sinnesphysiologie. 4. Auflage, Springer, Berlin 2001.

Spitzer, M.: Geist im Netz. Modelle für Lernen, Denken und Handeln. Spektrum Akademischer Verlag, Heidelberg 2000.

Trepel, M.: Neuroanatomie. 3. Auflage, Urban & Fischer Verlag, München 2004.

Umphred, D. A. (Hrsg.): Bewegungskontrolle und Bewegungslernen in Theorie und Praxis. Springer, Berlin 2000.

4 Grundlagen der Normalen Bewegung

4.1 Was bedeutet Normale Bewegung?

Eine Grundlage des Bobath-Konzepts ist es, physiologische Bewegungsverhältnisse zu analysieren, die Voraussetzungen und Einflüsse auf Bewegung zu beleuchten, um die krankhaften Veränderungen besser verstehen und die möglichen therapeutischen Ansätze am Patienten daraus ableiten zu können. Nur so ist ein individueller Umgang mit dem Patienten möglich, an Stelle von festgelegten, rigiden Regeln. Normale Bewegung beinhaltet nicht nur, sich „normal" zu bewegen, sondern im Bobath Konzept werden verschiedene Faktoren von Bewegung beleuchtet und als **Normale Bewegung** bezeichnet.

Über die Kenntnis der verschiedenen Faktoren, die den Haltungs- und Bewegungstonus beeinflussen, können wir bei den Patienten Einfluss nehmen und ihnen damit Bewegung erleichtern. Werden die Bewegungen bei Patienten unter diesem Aspekt so normal wie möglich durchgeführt – auch wenn die Pflegende diese Bewegung zum größeren Anteil übernimmt – werden bei den Patienten Bewegungserfahrungen als neuronales Set abgespeichert (☞ 3.2.1).

In der Gesundheits- und Krankenpflegeausbildung beschäftigen sich Lehrer und Schüler mit dem menschlichen Organismus, besonders in Bezug auf dessen Aufbau und mögliche krankhafte Veränderungen. Auszubildende in der Gesundheits- und Krankenpflege lernen, Patienten u.a. bezüglich ihres Hautzustands, der Ausscheidungen und der Körpertemperatur zu beobachten. Die Auseinandersetzung mit Bewegung findet in der Form statt, dass z.B. Skelettstrukturen und deren Haltefunktionen durch Bänder und Muskulatur gelernt werden. Es wird in wenigen Stunden rückenschonendes Arbeiten gelehrt. In dieser Zeit kann aber nur eine Einführung in physiologische, rückenschonende Bewegungsabläufe gegeben werden, eine umfassende Schulung ist selten möglich.

Um die Grundlagen der Normalen Bewegung und den Ansatz des Bobath-Konzepts verstehen zu können, werden in diesem Kapitel Inhalte erläutert, die mit Normaler Bewegung zu tun haben.

4.1.1 Bewegung

Was ist Bewegung? Diese Frage stellt sich nur, wenn Bewegungen nicht mehr selbstverständlich möglich oder schmerzhaft einschränkt sind.

Genetisch sind jedem Menschen Bewegungen mitgegeben, z.B. die Atmung, der Lidschlag, das Laufen oder das Schlucken. Diese Bewegungen werden **automatische** Bewegungen genannt.

Bei gesunden Menschen sind Bewegungen immer abrufbar. Eine Bewegung findet statt, ohne dass darüber nachgedacht werden muss; etwa wie ein Fuß vor den anderen gesetzt wird und welche Muskelgruppen dafür angespannt werden. Es wird nicht überlegt, wie der Weg z.B. vom Bad in die Küche oder von der Haustür zum Auto ist und wie man dorthin gelangt. Diese nicht mehr bewussten Bewegungsabläufe werden **automatisierte** Bewegungen genannt. Automatisierte Bewegungen sind erlernte Bewegungen und immer mit einer Tätigkeit verbunden

Werden Bewegungen konzentriert durchgeführt, z.B. wenn etwas Neues gelernt wird wie Tanzen, Autofahren oder das erste Mal auf Rollerblades stehen usw., so werden diese Bewegungen als willkürliche Bewegungen bezeichnet. Wird z.B. das Autofahren beherrscht, so ist das Bedienen von Bremse, Kupplung und Gas automatisiert und eine Unterhaltung mit dem Beifahrer möglich.

Merke

Zu einem großen Prozentsatz sind Bewegungen automatisch/automatisiert und zu einem kleinen Prozentsatz willkürlich!

In einem Tagesverlauf ist der größte Anteil der Bewegungen automatisiert, die Gedanken beschäftigen sich mit dem, was z.B. in der nächsten Stunde an Tätigkeiten durchgeführt werden muss.

Automatisierte Bewegungen sind die schnelleren Bewegungen.

Wird beispielsweise ein Glas von einem Tisch gestoßen, so ist die Reaktion, also der Versuch das Glas aufzufangen, sehr schnell. Würde darüber nachgedacht werden, wie nun das Glas aufgefangen werden soll, wäre das Glas schneller auf dem Boden als die Hand danach greifen könnte.

Bewegungen, die willkürlich, also mit Überlegung (kognitiv) durchgeführt werden, erfolgen langsam und werden erst dann schneller, wenn sie als Bewegungsprogramm abgespeichert wurden.

Beispiel

Eine subcutane Injektionsverabreichung ist Inhalt der Krankenpflegeausbildung. Das Aufziehen der Spritze und die Injektion selbst werden in der Theorie unterrichtet. Danach erfolgen die ersten praktischen Übungen an einer Puppe. Wie die Spritze gehalten und mit wie viel Schwung die Nadel eingestochen wird, muss regelrecht geübt werden. Die erste Injektion wird danach unter Aufsicht einem Patienten verabreicht; dabei ist noch kein automatisierter Bewegungsablauf möglich. Es müssen schon einige Injektionsgaben erfolgt sein, bis die Sicherheit da ist und der Einstich automatisiert (routiniert) durchgeführt werden kann.

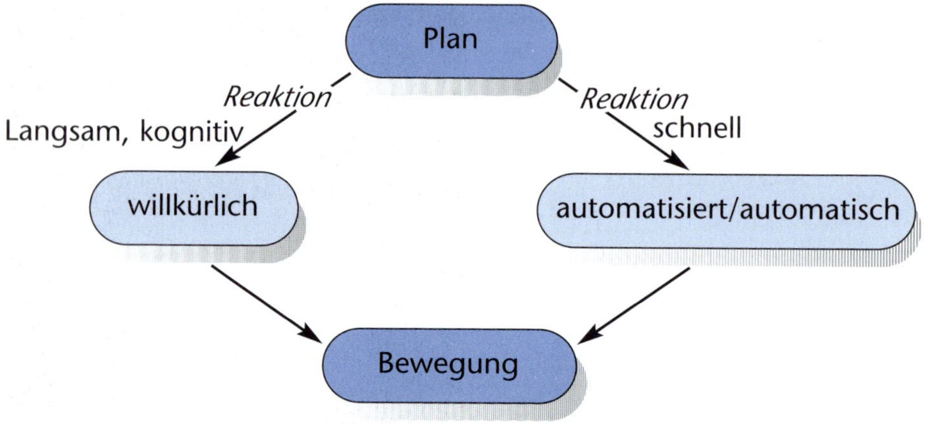

Abb. 4.1: Willkürliche und automatisierte Reaktion.

Bewegungen werden vom Kleinkind- bis ins Jugendalter erlernt, als Bewegungsprogramme abgespeichert und automatisiert durchgeführt. Das Beispiel Gehen verdeutlicht dies: Genetisch sind Voraussetzungen für das Gehen gegeben. Schon im Mutterleib werden sehr früh scheinbar unkoordinierte Strampelbewegungen gemacht, die auch in den ersten Wochen nach der Geburt noch zu sehen sind.

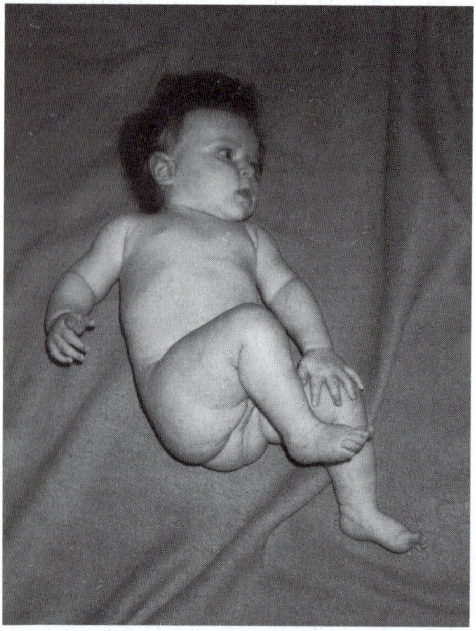

Abb. 4.2: Kind mit Strampelbewegungen.

In den nächsten Lebensmonaten werden durch Wiederholungen und das Ausprobieren von neuen Abläufen, z.B. von der Bauchlage in den Kniestand kommen, an festen Gegenständen (Sessel oder Bett) oder an der Erwachsenenhand hochziehen und in den Stand kommen, die Voraussetzungen für Haltung und Gleichgewicht geübt, die für die ersten Schritte notwendig sind.

Dies wird keinem Kind gesagt oder vorgemacht, sondern Kinder tun dies einfach. Es folgen die ersten tapsigen Schritte. Die Kinder fallen auf den Po, stehen wieder auf und versuchen die Schritte neu, bis sie sicherer werden.

Diese Bewegungserfahrungen werden als Bewegungsprogramme abgespeichert. Mit ca. 2-3 Jahren kann das Tempo im Gehen erhöht werden und in den nächsten Jahren wird das Gehen mit Springen, Hüpfen oder Ballspielen verbunden.

Die Fähigkeit, Bewegungen neu zu erlernen, ist bis ins hohe Alter möglich; auch wenn es dann in der Regel länger dauert als bei einem Kind.

Bei einem intakten Bewegungsapparat sind nachfolgende **Kriterien für Normale Bewegung** zu nennen.

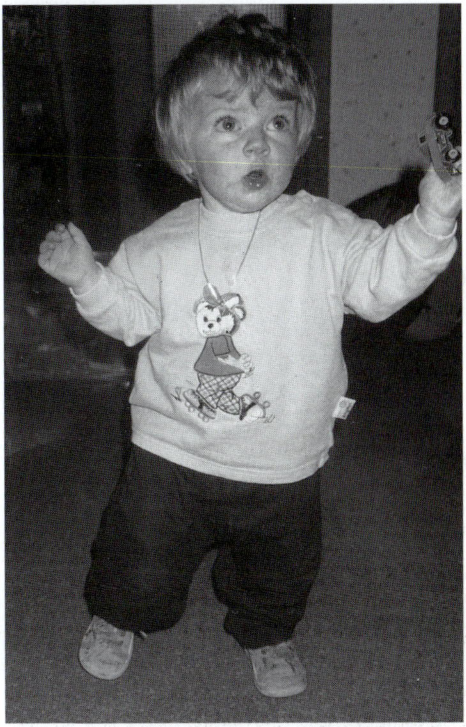

Abb. 4.3: Die ersten freien Schritte.

Normale Bewegung ist zielgerichtet

Jede Bewegung, egal wie klein oder groß sie ist, hat ein Ziel. Jeder von uns kennt die Situation: Man geht an einen Ort um etwas zu holen und fragt sich: "Was wollte ich eigentlich hier?" In solchen Momenten wird deutlich, dass Bewegung immer ein Ziel hat.

Normale Bewegung ist ökonomisch

Jede Bewegung wird mit einem geringst möglichen Kraftaufwand (ökonomisch) durchgeführt. Es werden immer die Bewegungsprogramme abgerufen, die für die jeweilige Bewegung mit dem geringsten Energieaufwand am sinnvollsten sind. Ist das Ziel, durch die Tür aus einem Zimmer zu gehen, so wird nicht in einem zusätzlichen Kreis gegangen, sondern es wird der kürzeste Weg genommen. Auch wird die Strecke nicht hüpfend oder springend zurückgelegt.

Normale Bewegung ist der Situation angepasst

Es stehen zwei Gläser auf einem Tisch, das eine groß und voll gefüllt, das andere Glas klein, dünn und halbvoll. Werden die Gläser zum Trinken nacheinander zum Mund geführt, so ist bei dieser Aktion das Bewegungsmuster gleich und doch werden die Gläser durch das Gewicht und die Beschaffenheit mit mehr oder weniger Druck angefasst und die Muskelanspannung wird bei dem schwereren Glas im Haltearm höher sein.

Normale Bewegung ist koordiniert

Beim Trinken aus einem Glas ist jedes Detail der Bewegung exakt an das Ziel angepasst: Trinken. Der Kopf ist in einer bestimmten Stellung zum Glas, der Mund wird in dem Moment geöffnet, in dem das Glas zum Mund geführt wird und das Glas wird so gehalten, dass das Getränk nicht ausläuft.

Normale Bewegung ist individuell

Obwohl alle Menschen ein ähnliches Bewegungsrepertoire haben, hat doch jeder Mensch sein ganz individuelles Bewegungsmuster. Die Bewegungen sind ökonomisch angepasst an Größe und Gewicht des Einzelnen und sind zum Teil auch Ausdruck der jeweiligen Persönlichkeit. Zum Beispiel heißt „Gehen" ein Bein vor das andere setzen und doch hat jeder Mensch seinen eigenen Schritt, z.B. wie weit oder wie fest er auftritt. So können wir uns bekannte Personen schon allein durch ihre Schritte erkennen, auch wenn wir sie noch nicht sehen.

Merke

Normale Bewegung ist

- Zielgerichtet
- Ökonomisch
- Angepasst
- Koordiniert
- Individuell.

4.1.2 Sensomotorischer Kreislauf

Bewegung entsteht nicht von selbst, sondern in einem Zusammenspiel über sensorische Informationen aus der Umwelt. Der Stimulus aus der Umwelt ist für den Anreiz der Bewegung zwingend. Über die Sinnesorgane Auge (visueller Reiz), Ohr (akustischer Reiz), Haut (taktiler Reiz), Nase (olfaktorischer Reiz), Zunge (gustatorischer Reiz), Innenohr (vestibulärer Reiz) sowie Muskel und Gelenk (propriozeptiver Reiz) werden die Reize aus der Umwelt aufgenommen und gelangen über die sensiblen Nervenbahnen (afferente Bahnen) zum zentralen Nervensystem (ZNS). Das ZNS speichert, erkennt, vergleicht, verknüpft und gibt den Impuls für die augenblickliche motorische Reaktion (efferente Bahnen). Ist dieser Kreislauf nicht möglich, verarmt Bewegung und das Interesse daran.

Beispiel

Kaspar Hauser, ein Junge gräflicher Abstammung, wurde ab seinem fünften Lebensjahr in einem Kellerloch über 15 Jahre versteckt gehalten. Bis zu seinem fünften Lebensjahr war Kaspar Hauser ein normal entwickeltes Kind und konnte Sprechen und Laufen. Ab dem Zeitpunkt der schrecklichen Gefangennahme, ohne jeglichen Kontakt zur Außenwelt, ohne direkten Kontakt zu einem Menschen, ohne Licht und Sonne und festgebunden sitzend auf dem Boden, verlernte Kaspar Hauser immer mehr die Sprache und seine Beine verkümmerten durch die ständige sitzende Körperhaltung. Es ist eigentlich unvorstellbar, dass dieser Junge überlebt haben soll. Nach der Befreiung aus dem Kellerloch musste Kaspar Hauser das Gehen, die Sprache und den Kontakt zu anderen Menschen wieder neu erlernen.

Das Beispiel zeigt, dass es durch Mangel an Reizen von außen sowie durch die Einschränkung der Bewegungsmöglichkeiten zu einem Abbau von Synapsen (☞ 3.2.1) und zu einer Veränderung der Muskulatur kommt. Durch die veränderte Muskulatur kommt es wiederum zu einem Leistungsverlust der Rezeptoren, die für die sensorische Kontrolle nötig sind.

Merke

Normale Bewegung ist die koordinierte und angepasste Antwort des Nervensystems auf verschiedene Reize, um ein bestimmtes Ziel zu erreichen.

Jede Bewegung, auch die kleinste, erfolgt in einem ständigen Kreislauf.

Beispiel

Ein Haar ist im Gesicht; es kitzelt auf der Haut (sensorischer Input). Das Haar wird entfernt (motorische Reaktion). Darauf erfolgt die Kontrolle, ob das Haar noch gespürt wird oder nicht (sensorische Kontrolle).
Das Gehen in einem Zimmer auf einem Teppichboden; plötzlich wird eine Veränderung unter dem Fuß gespürt (sensorischer Input). Es wird im Schritt innegehalten, der Fuß gehoben und geschaut, was sich unter dem Fuß befindet (motorische Reaktion). Mit dem nächsten Schritt erfolgt die Kontrolle, ob die Bodenbeschaffenheit wieder normal ist (sensorische Kontrolle).

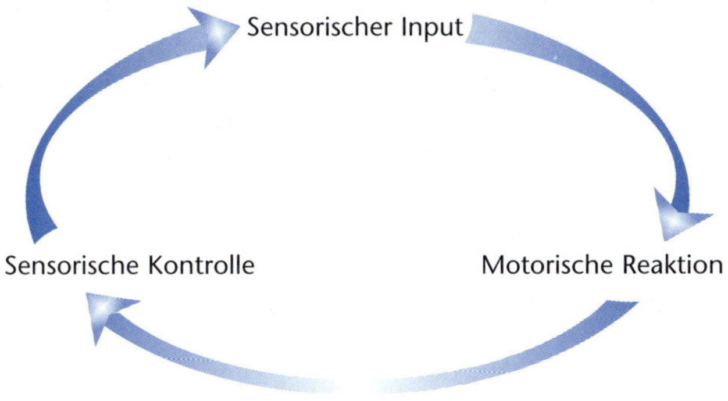

Abb. 4.4: Sensomotorischer Kreislauf.

4.2 Haltungs- und Bewegungstonus

Die Spannung der Muskulatur wird als **Tonus** bezeichnet. Der Haltungs- und Bewegungstonus ist der angepasste Spannungszustand der Muskulatur an jegliche Bewegung. Haltung ist Bewegung im kleinstmöglichen Ausmaß, also nicht statisch. Wenn an Haltung gedacht wird, so erinnert man sich an Kinderzeiten: „Halt dich gerade!“ Oder an den Soldaten, der bei einer Parade stramm stehen muss, ähnlich wie die Wachsoldaten vor dem Buckingham Palast in London. Selbst bei dieser ruhigen Haltung sind kleinstmögliche Bewegungen zu sehen. Allein durch die Atmung, die den Thorax hebt und senkt oder den Herzschlag, der kleinstmögliche Bewegungen macht, ist eine völlig starre Haltung nicht möglich. In jeder aktiven Haltung gibt es ständig kleinste Gewichtsverlagerungen in der Auseinandersetzung gegen die Schwerkraft, selbst wenn diese Korrekturen von außen kaum sichtbar werden. Man spricht von einem Haltungs- und Bewegungstonus, da auch bei einer scheinbar ruhigen Haltung kleinste Bewegung stattfindet und der Tonus sich dementsprechend anpassen muss.

Eine Grundspannung der Muskulatur ist nötig, damit sich der Körper gegen die Schwerkraft halten kann. Der Tonus muss sich ständig verändern und sich jeweils der Tätigkeit, die getan wird und der Unterstützungsfläche (sowie damit zusammenhängender Auseinandersetzung mit der Schwerkraft) anpassen. Zu jeder Zeit wird im ZNS über die Propriozeptoren ein Bild über den Spannungszustand der Muskulatur widergespiegelt und schon bei dem Gedanken an eine Bewegung wird der Tonus an die folgende Bewegung angepasst.

Der Spannungszustand der Muskulatur variiert in einer hohen Bandbreite: Ist die Spannung gering, kann mehr Mobilität stattfinden, ist die Spannung hoch, bietet die Muskulatur Stabilität. Bei Patienten mit einer Hirnläsion liegt der Tonus nicht mehr in der normalen Bandbreite, sondern er ist zu gering (zentrale Hypotonie), zu hoch (zentrale Hypertonie) oder wechselt (☞ 3.4). Diesen Patienten gelingt es kaum, den Tonus im Normbereich anzupassen.

Für jede Bewegung ist eine Grundspannung der Muskulatur notwendig.

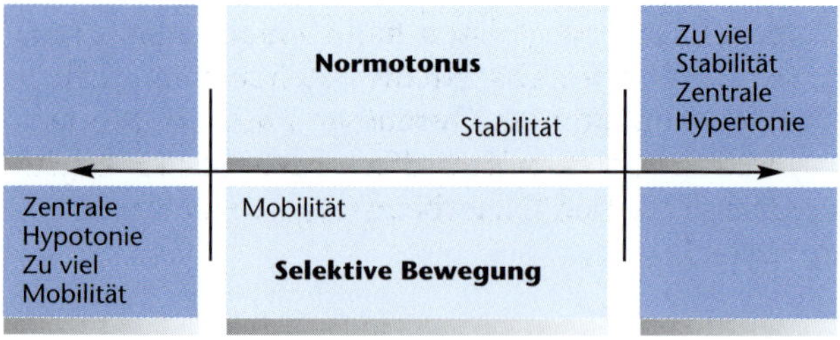

Abb. 4.5: Bandbreite Tonus.

Beispiel

Wird eine Spritze aus einer Ampulle aufgezogen, so haben die Beine und der Rumpf bei dieser Aktion den stabileren Anteil, dagegen die Arme und besonders die Finger den mobileren Anteil. In den Armen und Händen gibt es wiederum stabilere und mobilere Anteile. So ist die Hand, welche die Ampulle festhält, eher stabil, während die Finger, die den Spritzenkolben bewegen, eher mobil sind. Dieses harmonische Zusammenspiel von Mobilität und Stabilität ist nötig, um die Bewegungen leicht durchführen zu können. Stabilität bedeutet aber nicht gleich Fixation. Auch die stabilisierenden Muskeln haben ein gewisses Ausmaß an Bewegungsmöglichkeit. Welche Muskelgruppen mehr mobil oder stabil sind, hängt von der jeweiligen Bewegung und der Ausgangsposition im Schwerkraftfeld (☞ s.u. *Schwerkraft* und *Unterstützungsfläche*) ab.

Tonus beeinflussende Faktoren

Im Umgang mit Patienten, bei denen durch eine zentrale Schädigung eine erhebliche Veränderung des Muskeltonus besteht, gilt es, die verschiedenen Faktoren, die Auswirkungen auf den Muskeltonus haben, positiv zu beeinflussen und damit Bewegung für den Patienten zu erleichtern. Im Folgenden soll verdeutlicht werden, welche Faktoren zur Tonusbeeinflussung in der normalen, physiologischen Situation eine Rolle spielen.

Allgemeine Faktoren

Verschiedene Menschen haben einen unterschiedlich hohen Tonus, der aber auch individuell durch verschiedene Faktoren (z.B. Situation, Aufgabe, Verfassung, Tageszeit, Empfindungen) nochmals variiert. Jede Stresssituation, wie z.B. Unbekanntes, Angst oder Hektik, lässt den Muskeltonus höher steigen. Wohlbefinden, Entspannung und warme Temperaturen hingegen lassen den Muskeltonus absinken. Wird eine neue unbekannte Tätigkeit begonnen, fällt dies nicht so leicht, die Muskulatur ist verkrampft. Eingespielte, bekannte Tätigkeiten gehen leichter von der Hand. Auch für Patienten mit einer Hirnschädigung bedeutet dies, dass sie mit den veränderten Tonusverhältnissen durch die oben genannten Situationen in ihrer Grundspannung beeinflusst werden. Gerade für einen Patienten, dessen Tonusverhältnisse im höheren Bereich liegen, bedeuten diese Faktoren eine zusätzliche Beeinträchtigung. Im Krankenhaus treten Situationen auf, die dem Patienten oft völlig fremd sind. Nicht nur durch die Krankheit, die sie plötzlich aus dem Leben gerissen hat, sondern auch durch Untersuchungen, Behandlungsmaßnahmen, das Nichtverstehen von Aufklärungen über die neue Situation und unbekannte Geräusche (von z.B. Monitoren, Infusomaten, Perfusoren) werden bei dem Betroffenen erhebliche Ängste ausgelöst und es kommt zu einer psychischen Dauerbelastung, die sich auch auf die motorischen Fähigkeiten auswirkt.

Gerade die im Krankenhaus arbeitenden Menschen, seien es Pflegende, Ärzte, Laboranten oder Röntgenassistenten, verfügen über eine ihnen bekannte Routine und sie vergessen leicht, dass der Mensch, der vor ihnen liegt, vielleicht noch nie ein Krankenhaus von innen gesehen hat. Sie sollten jedoch bedenken, dass ihr Umgang mit dem Patienten immer eine Auswirkung auf dessen Tonus hat. Ist der Alltag hektisch für die Pflegenden, wird sich dies auf den Patienten übertragen. Bei Hektik sind die Hände, die den Patienten anfassen, oft fester oder nicht adäquat in den Ausführungen, was wiederum eine Auswirkung auf den Muskeltonus des Patienten hat, dessen Bewegungen ungenauer und hektischer werden. Fassen die Hände hingegen mit einem gezielten und ruhigen Druck den Patienten an, so kann auch der Patient ruhiger darauf reagieren.

Weiterhin spielt die Stimme eine Rolle in Bezug auf den Muskeltonus. Beruhigende Worte können einen beruhigenden Einfluss auf den Patienten haben. Eine Stimme, die bei den Bewegungsübergängen forscher und gehobener zum Ausdruck gebracht wird, kann wiederum Patienten, die einen sehr niedrigen Tonus haben, zu mehr Anspannung auffordern. So gibt es viele Beispiele aus dem Pflegealltag, die einen Einfluss auf die Grundspannung des Patienten zeigen. Je diffuser die Hirnschädigung ist und je weniger die Patienten in der Lage sind sich zu äußern, umso mehr müssen die Signale eines erhöhten Muskeltonus wahrgenommen werden. Wichtig ist hierbei, sensibel für die Reaktionen des Patienten zu sein, ggf. die äußeren Einflüsse (z.B. knallende Türen, dauernd wechselndes Personal usw.) zu verringern oder abzustellen.

Schwerkraft

Auf der Erde zu leben bedeutet, sich mit den physikalischen Einflüssen der Erdanziehung, der rotierenden Erdbewegung und der daraus folgenden Kraft, der Schwerkraft, auseinander zu setzen. Der Muskeltonus muss sich ständig, je nach Schwerkrafteinfluss und je nach Größe der vorhandenen Unterstützungsfläche, verändern und anpassen. Die Auseinandersetzung mit der Schwerkraft läuft unbewusst und automatisch ab.

Im Umgang mit dem Patienten in der Pflege ist dies von Bedeutung, da z.B. im Liegen die Schwerkraft einen anderen Einfluss auf bestimmte Muskelketten hat, als im Sitzen.

Beispiel

Das Glas hochzuheben und an den Mund zu führen, erfordert von der Rückenmuskulatur eine Anspannung, die in Richtung Streckung geht. Das Glas im Stehen leer zu trinken fällt leicht, das Schlucken geht unbeschwerlich. Die Halsmuskulatur ist nicht angespannt, der Kehlkopf kann sich frei nach oben bewegen und dem Kehldeckel annähern und somit kann die Luftröhre verschlossen werden und die Flüssigkeit hat freien Lauf durch die Speiseröhre in den Magen. Das Schlucken geht ohne Anstrengung, da die Flüssigkeit mit der Schwerkraft durch die Speiseröhre zum Magen fließen kann.

Die gleiche Bewegung im Liegen: Der Einfluss der Schwerkraft bleibt, aber die Auswirkung auf den Körper ist völlig anders. Der Kopf muss gegen die Schwerkraft angehoben werden. Die vordere Hals- und Bauchmuskulatur muss erheblich angespannt werden, damit der Kopf von der Liegefläche abgehoben und das Glas zum Mund gebracht werden kann. Durch die angespannte Halsmuskulatur ist der Kehlkopf nicht mehr frei nach oben beweglich. Das Schlucken ist sehr anstrengend und die Flüssigkeit muss regelrecht in die Speiseröhre gepresst werden.

Auswirkung auf die Patienten

Patienten mit Hirnläsionen haben in der Frühphase eine hypotone Rumpfmuskulatur und sind nicht in der Lage, im Liegen den Kopf zu heben. Dazu kommen häufig noch Schluckprobleme. Dies bedeutet, ein Trinken im Liegen ist für diese Patienten nicht möglich, da diese Bewegung unter dem Aspekt der Einwirkung von Schwerkraft und damit der Anpassung der Tonusverhältnisse wesentlich anstrengender ist als für Personen mit normalen Tonusverhältnissen.

Jede Funktion, egal ob Waschen, Kleiden, Zähneputzen, Essen oder Zeitung lesen, bedeutet für die Patienten mit hypotoner Rumpfmuskulatur eine sehr große Anstrengung, da sich der Tonus in der Auseinandersetzung mit der Schwerkraft nicht adäquat aufbauen kann.

Wird den Patienten nicht die richtige Ausgangsstellung für diese Tätigkeiten angeboten (z.B. Trinken im Sitzen), so sind sie zumeist nicht in der Lage, den Arm frei zu bewegen, um bspw. ein Glas an den Mund zu führen.

Unterstützungsfläche

Unterstützungsfläche wird die Fläche genannt, die dem Körper in einer jeweiligen Position zur Unterstützung gegen die Schwerkraft dient.

Unterstützungsfläche und Schwerkraft stehen in einem engen Zusammenhang und können in Bezug auf die Anpassung des Muskeltonus nicht isoliert betrachtet werden.

Trotzdem ist die Unterstützungsfläche näher zu prüfen, da die Annahme der Unterstützungsfläche in jeder Position unterschiedlich sein kann. Annahme der Unterstützungsfläche heißt, dass der Körper vollständigen Kontakt mit der unterstützenden Fläche hat. Dies bedeutet z.B. beim Liegen in Rückenlage, dass der gesamte Rücken die Fähigkeit hat aufzuliegen und nicht nur die Schulterblätter, das Gesäß, ein Teil der Beine und die Füße.

Bei Patienten mit einem hohen Tonus ist in Rückenlage häufig zu sehen, dass nur ein Teil des Hinterkopfes und ein Teil des Rückens und der Beine auf der Matratze liegen. An diesen besonders belasteten Körperteilen zeigen die Betroffenen häufig gerötete Hautstellen, die sich zu einem Dekubitus entwickeln können. Da sie die Unterstützungsfläche nur punktuell annehmen und die Druckverhältnisse nicht gleichmäßig verteilt sind, werden Körperabschnitte an diesen Stellen stärker komprimiert.

Es gibt körperfremde Unterstützungsflächen wie Stuhl, Sessel, Bett, Fußboden oder Wand, aber auch körpereigene Unterstützungsflächen, z.B. eine Hand als Unterstützungsfläche für den Kopf, wenn dieser darin abgestützt wird. Im Sitzen können die Oberschenkel als Unterstützungsfläche für die Arme genutzt werden, damit der Oberkörper Entlastung finden kann. Im Stehen werden oft verschränkte Arme am Körper als Unterstützungsfläche genutzt, damit die Schulterpartien Tonus abbauen können.

Im Sitzen auf einem Stuhl ist die Sitzfläche, die Rückenlehne und der Fußboden die Unterstützungsfläche. Im Stehen dient nur der Fußboden als Unterstützungsfläche. Beim Anlehnen an eine Wand dient auch die Wand als Unterstützungsfläche. Im Liegen wird die Matratze oder der Boden als Unterstützungsfläche genutzt.

- Je kleiner die Unterstützungsfläche ist, desto höher muss der Haltungstonus werden
- Je größer die Unterstützungsfläche ist, desto mehr kann der Haltungstonus nachlassen. Der Körper muss aber auch in der Lage sein, mit der Unterstützungsfläche in Kontakt zu treten
- Je mehr Körperanteile an eine Unterstützungsfläche abgegeben werden können, desto mehr kann der Muskeltonus nachlassen (Annahme von Unterstützungsfläche).

Merke

- Je größer die Unterstützungsfläche ist, mit der der Körper Kontakt aufnehmen kann, desto niedriger sind die Tonusverhältnisse
- Je kleiner die Unterstützungsfläche ist, mit der der Körper Kontakt aufnehmen kann, desto höher muss der Haltungstonus werden.

Für Liegepositionen bedeutet dies, dass der Muskeltonus nachlassen und eine entspannte Lage durch eine größtmögliche Unterstützungsfläche gefunden werden kann. Jeder Mensch sucht im Liegen seine individuelle Position, in der eine große Unterstützungsfläche genutzt werden kann. Die Lage wird sofort verändert, wenn nur noch punktuell Unterstützungsfläche angenommen werden kann, also kleiner wird und deswegen Tonus aufgebaut wird.

Die Größe der Unterstützungsfläche bestimmt unter anderem den Muskeltonus. So ist z.B. im angelehnten Sitz auf einem Stuhl mit Seitenlehnen die Spannung der Muskulatur niedriger als auf einem Hocker, der nur für das Gesäß Unterstützungsfläche bietet. Im Stehen dient z.B. nur der Fußboden als Unterstützungsfläche, umso höher muss der Haltungstonus sein.

Eine Dauerposition auf einem Fleck ist unmöglich. Es ist weniger anstrengend, wenn im Alltag ständig die eigene Position verändert wird.

Selbsterfahrung: Bleiben sie beim Lesen dieses Abschnitts für eine Minute – ohne sich zu bewegen – in der gleichen Position.

Im Alltag mit Patienten zeigt sich, dass ein Verringern der Unterstützungsfläche oft dazu führt, dass ihr Tonus nicht adäquat aufgebaut werden kann und sich die Patienten dann nicht halten können. Es stellt sich damit die Frage, wie viel Unterstützungsfläche dem Patienten angeboten werden muss, damit er eine Funktion, z.B. Waschen des Gesichts oder Zähneputzen, durchführen kann. Zum anderen stellt sich die Frage, welche Liegeposition für den Patienten gefunden wird, damit er eine größtmögliche Unterstützungsfläche annehmen kann. Die Beantwortung dieser Fragen ergibt sich aus der Kenntnis der sog. „Schlüsselpunkte".

4.3 Schlüsselpunkte/-regionen

Berta Bobath nannte bestimmte Regionen des Körpers Schlüsselpunkte (engl. *key points of control*), an denen Haltungstonus besonders beeinflusst werden kann. In diesen Regionen befindet sich eine hohe Dichte an Propriozeptoren, die viele Informationen an das ZNS weitergeben (☞ Kap. 3).

Merke

Schlüsselpunkte sind Kontrollregionen innerhalb des Körpers, an denen Haltungs- und Bewegungstonus eingeleitet werden können!

Schlüsselpunkte/-regionen sind:
- Zentraler Schlüsselpunkt
- Proximale (körpernahe) Schlüsselpunkte
- Distale (körperferne) Schlüsselpunkte
- Kopf.

Der **zentrale Schlüsselpunkt** liegt ungefähr in Höhe des 7. und 8. Brustwirbels. Von frontal gesehen liegt er ungefähr im Bereich des Sternums. Es ist der Bereich des Oberkörpers, der den Schwerpunkt des Oberkörpers hält und um den herum die Extremitäten bewegt werden. Es ist der Körperabschnitt, über den rotierend der Oberkörper zum Unterkörper bewegt werden kann. Er wird zentral benannt, weil er in der Mitte der anderen Schlüsselpunkte liegt. Verändert sich die Lage des zentralen Schlüsselpunkts, so hat dies Einfluss auf die proximalen Schlüsselpunkte.

Die **proximalen Schlüsselpunkte** sind die Bereiche des rechten und linken Schultergürtels und des Beckens mit beiden Hüften. Schultergürtel und Becken unterscheiden sich im Ausmaß der Bewegung. Linker und rechter Schultergürtel lassen sich fast unabhängig voneinander bewegen. Das Becken ist aber schon aus anatomischer Sicht ein zusammen hängender Körperteil, sodass dieser Schlüsselpunkt als einer zu sehen ist. Hüften können zwar einzeln bewegt werden, aber das Becken bewegt sich dabei immer mit.

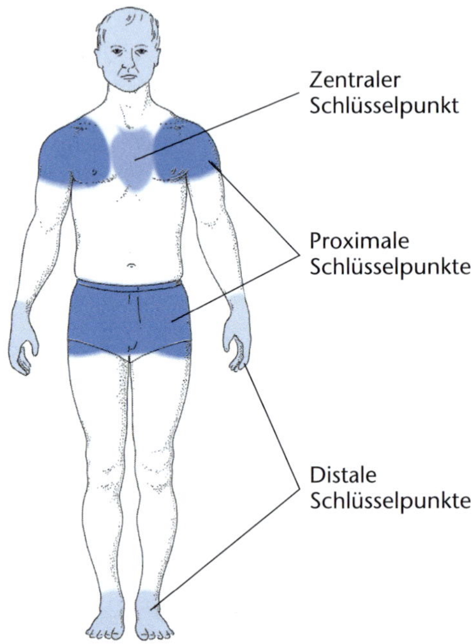

Abb. 4.6: Modell der Schlüsselpunkte.

Distale Schlüsselpunkte sind die Hände und die Füße. Über die Hände wird der Kontakt zur Umwelt aufgenommen, Hände haben viele Rezeptoren. Die Füße sind besonders für Druck empfänglich und balancieren mit vielen kleinen Bewegungen und Spannungsveränderungen die Haltung und Bewegung aus.

Der **Kopf**, ein Schlüsselpunkt, der eine eigene Zuordnung findet, hat besonders viele Rezeptoren (Augen, Ohren, Nase, Mund), die viele Informationen an das ZNS weitergeben. Der Kopf spielt bei Bewegung eine große Rolle, da er zumeist aktiv in die Richtung gedreht wird, in der etwas getan wird, oder in die eine Bewegung eingeleitet wird, wie z.B. beim Hochkommen aus der Rückenlage in den Sitz.

Das Verhältnis der Schlüsselpunkte zueinander bestimmt nicht nur den Tonus für die jeweilige Haltung, sondern auch für die daraus folgende Bewegung. Das heißt, dass für eine nachfolgende Bewegung das ZNS durch die Stellung der Schlüsselpunkte die Tonusanpassung vorausberechnet und die dafür benötigten Muskelgruppen anspannt.

Unter anderem bestimmen die Stellung und die Ausrichtung der Schlüsselpunkte zueinander, ob der Muskeltonus eher die Extension (Streckung), oder die Flexion (Beugung) begünstigt und die darauf folgende Bewegung fließend und normal aussehen lässt.

Beispiel

Wird ein Pullover im Sitzen angezogen, so muss zuerst der Oberkörper von der Rückenlehne wegbewegt und der gesamte Rumpf in eine aufrechte Haltung gebracht werden. Die Arme richten sich nach vorne, es wird in die Ärmel hinein geschlüpft. Der Pullover wird über den Kopf gezogen. Jetzt muss der gesamte Rumpf noch mehr in Streckung gebracht werden (☞ Abb. 4.7), damit der Pullover am Oberkörper nach unten gezogen werden kann. In der Betrachtung aus Sicht der Schlüsselpunkte heißt das: Für das Wegbewegen des Oberkörpers von der Rückenlehne werden zuerst die Beuger (Flexoren) angespannt. Bei dieser Bewegung steht der Schultergürtel vor dem zentralen Schlüsselpunkt, dies bedeutet, das ZNS berechnet einen Haltungstonus von Beugung. Für die Aufrichtung des Rumpfes sind die Rückenstrecker (Extensoren) notwendig, der zentrale Schlüsselpunkt wandert vor die proximalen Schlüsselpunkte Schulter und Becken. Diese Aufrichtung ist ein Haltungstonus von Streckung. Um den Pullover über den Kopf zu ziehen, wird kurzzeitig der Tonus wieder in Beugung umgeschaltet, um dann aber zügig für „Pullover nach unten ziehen" in die Streckung zu kommen.

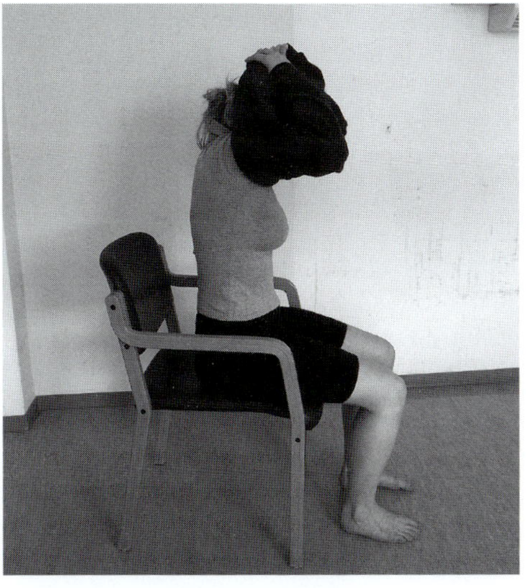

Abb. 4.7: Anziehen eines Pullovers.

Merke

Die Lage des zentralen Schlüsselpunkts zwischen den proximalen Schlüsselpunkten bestimmt den Einfluss des Haltungstonus und der darauf folgenden Bewegung!

Bei der Beurteilung des Haltungstonus kann nur von einer Tendenz in die Richtung der Extension oder Flexion gesprochen werden, da die Bewegungen jedes Menschen individuell sind. Diese Individualität hängt von Proportionen, Größe, Gewicht und den individuellen Bewegungsmustern eines Menschen ab.

Es kann aber gesagt werden:

- Steht der **zentrale** Schlüsselpunkt **vor** den **proximalen** Schlüsselpunkten, so liegt der Haltungstonus in Richtung **Extension**
- Steht der **zentrale** Schlüsselpunkt **hinter** den **proximalen** Schlüsselpunkten, so liegt der Haltungstonus in Richtung **Flexion.**

Wird aus dem jeweiligen Haltungstonus eine Bewegung gestartet, so ist immer zuerst diese jeweilige muskuläre Aktivität vorgeschaltet.

Beispiel

Ein Patient liegt in der Frühphase seiner Erkrankung in Rückenlage im Bett, der Kopf ist mit einem kleinen Kissen unterstützt, der zentrale Schlüsselpunkt steht vor den proximalen Schlüsselpunkten Schulter. Wird der Patient aufgefordert seinen Kopf anzuheben, um z.B. das Kissen tief unter seinen Kopf zu schieben, so reagiert er zumeist damit, dass er entweder seinen Kopf überhaupt nicht anheben kann oder der Kopf sich weiter in das Kissen bohrt. Aus Sicht der Anordnung der Schlüsselpunkte heißt das: Steht der zentrale Schlüsselpunkt vor den proximalen Schlüsselpunkten, ist der Haltungstonus in Richtung Streckung begünstigt; d.h., es ist für die Bewegung „Kopf anheben" zuerst die Rückenmuskulatur angespannt, die den Kopf nach hinten bringt.
Bewegungserleichterung für diesen Patienten würde bedeuten, die Schlüsselpunkte so einzustellen, dass zuerst der Haltungstonus in Beugung aufgebaut und die Bauchmuskulatur angespannt wird, damit der Patient anschließend den Kopf leichter nach vorne anheben kann (☞ 6.2).

Postural Set

Die Stellung der Schlüsselpunkte zueinander in Bezug zur Unterstützungsfläche wie auch die Schwerkrafteinwirkung wird **Postural Set** (engl. *posture* = Haltung) genannt.

> „Das Postural Set ist eine durch die Schlüsselpunkte vom ZNS vorausberechnete und vorgegebene Tonusanpassung für eine nachfolgende Haltung oder Bewegung. D.h. die Schlüsselpunkte zueinander im Schwerkraftfeld und in Bezug zur Unterstützungsfläche bestimmen die Tonuseinstellung für den Beginn jeder geplanten oder folgenden Bewegung." (Bobath 1990)

In einer Haltung oder der darauf folgenden Bewegung ordnen sich die Schlüsselpunkte zueinander symmetrisch oder asymmetrisch an. Symmetrisch heißt, wenn z.B. die rechte zur linken Schulter im gleichen Abstand zum Ohr zugeordnet ist oder die Schultern zum Becken im gleichen Abstand stehen:

- Steht eine Schulter von frontal gesehen näher zum Ohr als die andere oder von medial betrachtet vor der anderen Schulter, so wird dies als asymmetrisch bezeichnet
- Ungleichmäßige Abstände können auch bei Beurteilung der Schulter zum Becken beobachtet werden
- Ebenso bei der Beurteilung des Beckens, ob es auf einer Seite mehr nach vorne oder hinten verschoben ist.

Wie schon bei der Unterstützungsfläche erwähnt, ist ein Mensch ständig in Bewegung und somit verändert sich normalerweise die Stellung der Schlüsselpunkte symmetrisch oder asymmetrisch zueinander.

In der Auseinandersetzung mit der Norm fällt es leichter, anhand von diesen Beobachtungskriterien die Bewegungsübergänge genauer zu beurteilen. Wann ordnen sich bei Normaler Bewegung die Schlüsselpunkte symmetrisch oder asymmetrisch an? Jeder Mensch hat die Fähigkeit, ständig seine Schlüsselpunkte zu verändern und das Postural Set so einzustellen, dass Bewegungen ökonomisch (leicht) sind.

Patienten mit Hirnläsionen bewegen sich mehr über eine Seite und haben ihre Schlüsselpunkte sehr oft asymmetrisch eingestellt. Diese Asymmetrie bleibt auch bei Bewegungsübergängen bestehen. Zu erkennen ist, dass Patienten asymmetrisch auf einer Gesäßhälfte sitzen und eine Hüfte weiter vorgeschoben haben, sodass ein Knie weiter in den Raum steht als das andere. Werden diese Patienten aufgefordert, sich auf einen anderen Stuhl umzusetzen, so bleibt diese Asymmetrie während des gesamten Bewegungsüberganges und beim Hinsetzen bestehen.

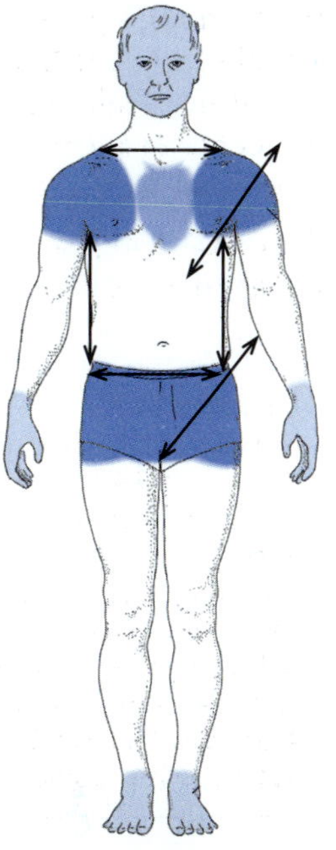

Abb. 4.8: Beurteilung der Schlüsselpunkte in Symmetrie oder Asymmetrie.

Ebenso ist eine Asymmetrie zwischen Schulter und Becken – eine verkürzte Rumpfseite – zu erkennen, die sich in sämtlichen Positionen und Bewegungsübergängen nicht verändert.

Schlüsselpunkte werden bei der Bewegung mit anderen Menschen unbewusst genutzt.

Beispiel

Das sog. „Führen" beim Tanzen erfolgt über die Schlüsselpunkte. Dabei wird durch die eine Hand an der Hand des Partners und mit der anderen Hand am zentralen Schlüsselpunkt die rhythmische Tanzbewegung geleitet. Der Partner spürt genau, wann gedreht oder wann die Schritte zur Seite, nach vorne oder nach hinten gemacht werden sollen, sodass eine harmonische Bewegung von Beiden entsteht. Kinder werden sehr oft an die Hand genommen und ohne viele Worte an den Ort mitgenommen, wo der Erwachsene hingehen möchte. Hierfür wird die Hand als Schlüsselpunkt benutzt.

Im Umgang mit Patienten können Bewegungsübergänge nonverbal über die Schlüsselpunkte eingeleitet werden. Damit die Bewegung möglichst ökonomisch ablaufen kann, werden die Schlüsselpunkte, also das **Postural Set**, für die folgende Bewegung eingestellt.

Normales Postural Set in Rückenlage

Der zentrale Schlüsselpunkt liegt vor den proximalen Schlüsselpunkten Schultergürtel und Becken. Dies bedeutet eine Tendenz des Haltungstonus von Extension. Das Becken ist zumeist in einer nach vorne (anterior) gekippten Stellung. Die proximalen Schlüsselpunkte stehen annähernd symmetrisch zueinander. Wird von dieser Lage eine Bewegung gestartet, so werden zuerst die Rückenstrecker angespannt und danach die Beugemuskeln. Für gesunde Menschen ist die Umschaltung schnell möglich und das Aufstehen geht ohne Probleme. Jeder Mensch entwickelt die für seinen Körper angepasste Strategie.

Für Patienten mit zentralen Lähmungen, mit mehr oder weniger vermindertem Tonus im Rumpf, kann die Rückenlage für einen verstärkten Tonusaufbau in den Rückenstreckern verantwortlich sein, wenn der zentrale Schlüsselpunkt sehr deutlich vor den proximalen Schlüsselpunkten eingestellt ist. Diese Pati-

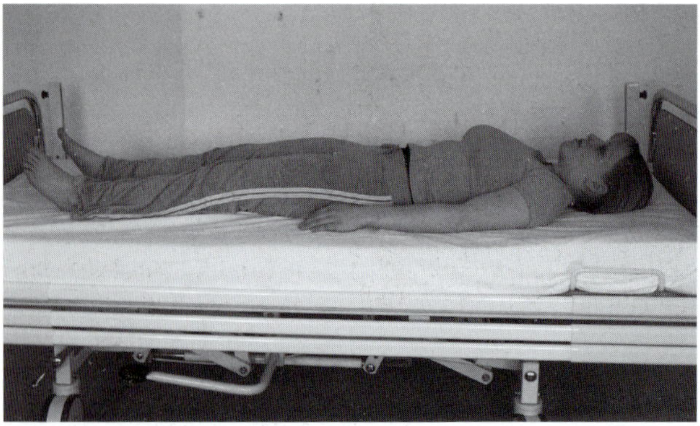

Abb. 4.9 a: Normales Postural Set in Rückenlage.

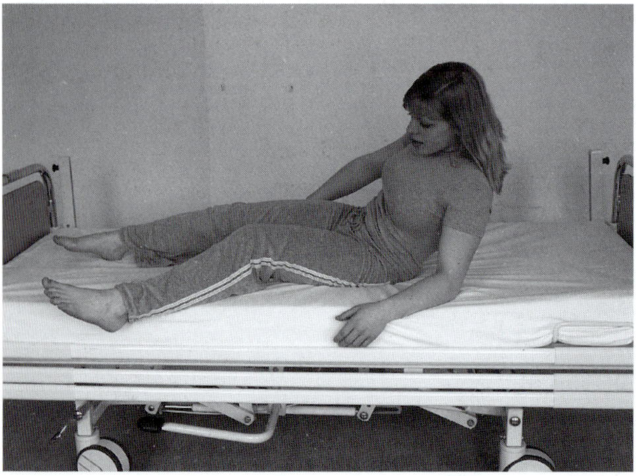

Abb. 4.9 b: Aus der Rückenlage zum Sitzen (hierbei werden vermehrt die Bauchmuskeln angespannt).

enten haben große Probleme, ihren Kopf vom Kissen zu heben. Gleichzeitig ist das Hochkommen zum Sitzen erschwert, da die Bauchmuskulatur den Tonus nicht adäquat aufbauen kann.

Normales Postural Set in Bauchlage

Der Zentrale Schlüsselpunkt liegt hinter den proximalen Schlüsselpunkten. Die Tendenz des Haltungstonus ist die Flexion. Sind beide Arme an den Körper gelegt, so liegen die proximalen Schlüsselpunkte annähernd symmetrisch zueinander. Wird in dieser Lage eine Bewegung gestartet, so werden zuerst die vorderen Muskeln (Bauchmuskeln) in Richtung Beugung aktiviert.

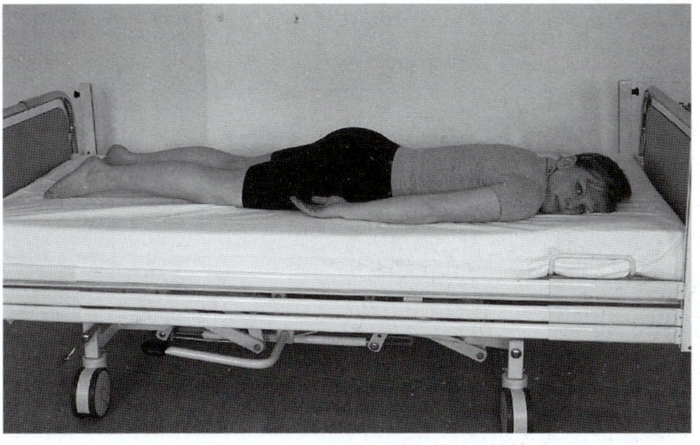

Abb. 4.10: Normales Postural Set in Bauchlage.

Bei Patienten mit pathologischem erhöhtem Tonus muss beobachtet werden, ob sich in einer Liegeposition der Haltungstonus evtl. noch verschlechtert, da der Patient natürlich eher entspannt und locker liegen sollte. So kann der Haltungstonus bspw. bei einem Patienten mit einer schweren Schädel-Hirn-Verletzung und einem extrem pathologischen Tonusaufbau vorwiegend in Beugung, noch mehr in dieser Richtung ungünstig beeinflusst werden, wenn der Patient auf dem Bauch gelagert wird.

Andererseits kann eine Bauchlage einen positiven Einfluss bei einem Patienten haben, der einen Haltungstonus in Richtung Streckung hat. Wird dieser Patient in die Bauchlage gebracht, kann die Rückenmuskulatur nachlassen, weil die Stellung der Schlüsselpunkte zueinander in Bauchlage durch das ZNS als „Haltungstonus in Beugung" verrechnet wird.

Normales Postural Set in Seitenlage

Je nach Lage von Schultergürtel und Becken bzw. der Hüfte, kann der zentrale Schlüsselpunkt hinter den proximalen Schlüsselpunkten liegen; dies wäre die

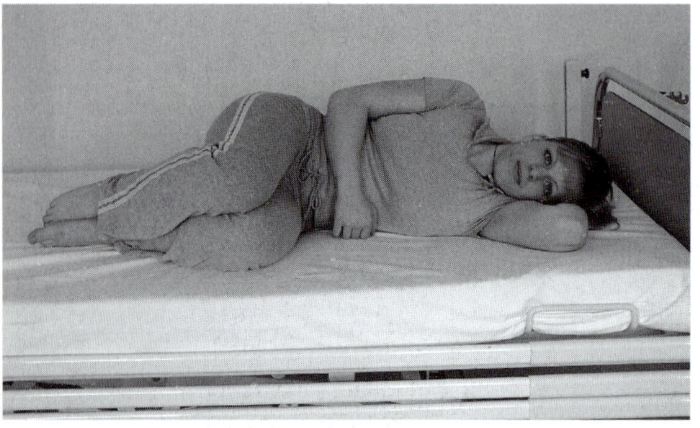

Abb. 4.11: Normales Postural Set in Seitenlage.

Tendenz der Flexion. Liegt die eine Schulter *hinter* und die andere Schulter *vor* dem zentralen Schlüsselpunkt und im Bereich des Beckens und Hüfte rotatorisch dazu, so ist keine Richtung des Haltungstonus vorgeschaltet. Das heißt in diesem Postural Set startet die nächste Bewegung je nach Zielrichtung sowohl in Beugung als auch in Streckung. Die proximalen Schlüsselpunkte stehen asymmetrisch zueinander.

Diese rotatorische Lage wurde jahrelang als unbedingt notwendige Lage angesehen, da sie keinen Haltungstonus in eine Richtung bevorzugt und über die Rotation eine Verlängerung der oft festen Rumpfmuskeln erreicht. Heute steht mehr die Bequemlichkeit und das „Liegen können" im Vordergrund. Entscheidend ist dabei der Wechsel der verschiedenen Postural Sets. Darauf wird in den Kapiteln „Bewegen" (☞ Kapitel 6) und „Bequeme Positionen zum Ruhen und Schlafen" eingegangen (☞ 7.5).

Normales Postural Set in angelehntem Sitz

Der zentrale Schlüsselpunkt liegt hinter den proximalen Schlüsselpunkten. Die Tendenz des Haltungstonus ist die Flexion. Die proximalen Schlüsselpunkte stehen symmetrisch zueinander. Wird in dieser Position eine Bewegung gestartet, so werden kurzzeitig die Bauchmuskeln angespannt und es wird danach erst für „Aufrichtung auf die Rückenstrecker" umgeschaltet.

Wenn wir diese Position des Postural Sets bei Patienten beobachten kann dies bedeuten, dass der Rumpf noch sehr hypoton ist und die Patienten Mühe haben sich aufzurichten.

Normales Postural Set in aufrechtem Sitz

Der zentrale Schlüsselpunkt liegt vor oder in gleicher Höhe zu den proximalen Schlüsselpunkten Schultergürtel. Das Becken ist nach vorne (anterior) gekippt.

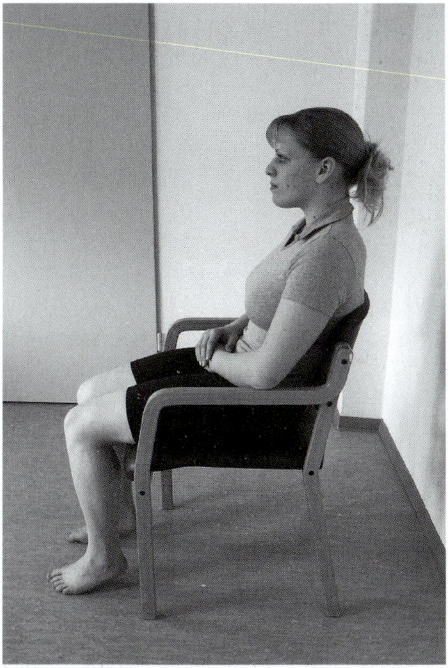

Abb. 4.12: Normales Postural Set in angelehntem Sitz.

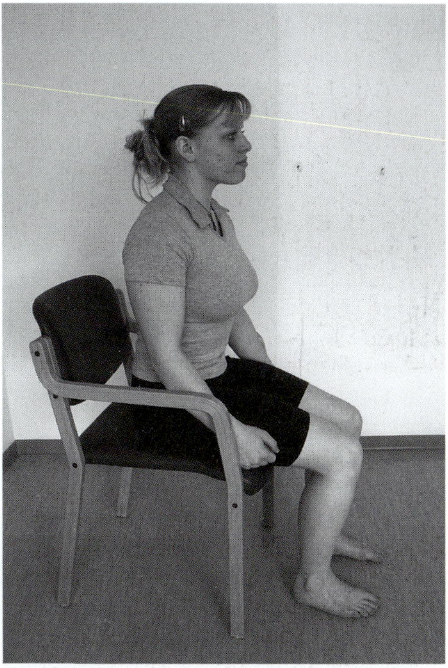

Abb. 4.13: Normales Postural Set im aufrechten Sitz.

Die Schlüsselpunkte stehen symmetrisch zueinander. Dies bedeutet eine Tendenz des Haltungstonus zur Extension. Diese Position nutzen wir zumeist beim Essen. Der Rumpf ist in aufrechter Haltung und hat genügend Grundspannung damit die Arme gegen die Schwerkraft leichter bewegt werden können.

Normales Postural Set im Stehen

In diesem Postural Set liegt der zentrale Schlüsselpunkt vor oder auf gleicher Höhe mit dem Schultergürtel und vor dem Becken. Das Becken steht in einer Mittelstellung. Dies ist die Tendenz des Haltungstonus zu einer Extension.

Merke

Die normale Situation verlangt einen ständigen Wechsel der Postural Sets!
So bedeutet z.B. das Sitzen auf einem Stuhl, entweder nur angelehnt aufrecht zu sitzen, oder im lockeren Sitz und symmetrisch. Ständig werden die Positionen asymmetrisch verändert.
Damit eine Bewegung ökonomisch wird, wird das Postural Set verändert, dies sieht bei jedem Menschen ähnlich aus.

Beispiel

Vor dem Aufstehen von einem Stuhl ist die Ausgangsposition häufig eine asymmetrische Sitzposition mit überschlagenen Beinen oder ein Anlehnen an eine Stuhllehne. Beim Aufstehen werden in einem fließenden Übergang zuerst die Beine hüftbreit nebeneinander gestellt und damit die Füße in die Position gebracht, aus der der Körper leicht nach oben bewegt werden kann. Der Kopf schaut nach vorne und der Oberkörper wird von der Rückenlehne wegbewegt, dabei wird das Becken aufgerichtet. Die Arme werden mitgenommen und geben den Schwung, um leichter nach oben zu kommen. Kopf und Oberkörper werden soweit nach vorne verlagert, bis sich das Gesäß von der Sitzfläche abhebt. Danach wird sich aufgerichtet. Bei diesem Bewegungsablauf erfolgt die Einstellung des Postural Sets meist symmetrisch.

Beobachtet man aber Patienten bei den beschriebenen Bewegungsübergängen, so erlebt man kaum Veränderungen des Postural Sets. Und ist z.B. der Haltungstonus mit Extension vorgeschaltet, so bleibt dieser bei der ganzen Bewegung bestehen, sodass der Patient ein Hilfsmittel braucht wie einen Griff oder eine Hilfsperson, die ihm z.B. beim Aufstehen hilft.

Weiterführende Literatur:

Bader-Johansson, C.: Motorik und Interaktion. Thieme Verlag, Stuttgart 2000.
Hochschild, J.: Strukturen und Funktionen begreifen. 2. Auflage, Thieme Verlag, Stuttgart 2002.
Hochschild, J.: Strukturen und Funktionen begreifen. Funktionelle Anatomie – Therapierelevante Details. Band 2. Thieme Verlag, Stuttgart 2002.
Tittel, K.: Beschreibende und funktionelle Anatomie des Menschen. 14. Auflage, Urban & Fischer Verlag, München 2003.
Berg, van den F.: Angewandte Physiologie, Bd. 3. Thieme Verlag, Stuttgart 2001.
Gjelsvik, B.: Form und Funktion. Thieme Verlag, Stuttgart 2002.
Paeth Rohlfs, B.: Erfahrungen mit dem Bobath-Konzept. Thieme Verlag, Stuttgart 1999.

5 Problemerkennung bei Patienten mit Hirnläsionen

Das Krankheitsbild einer Hirnschädigung ist sehr vielschichtig. Die sichtbarsten Probleme ergeben sich durch Störungen im Bereich der **Sensomotorik** einer oder beider Körperhälften, einschließlich Gesichtslähmungen. Auch ergeben sich Probleme damit, nicht mehr sprechen, verstehen, oder folgerichtig handeln zu können. Hinzu kommen häufig Schluckstörungen, Probleme mit der Atmung und eingeschränkte Funktionen der Blasen- und Darmentleerung. Oftmals sind Vigilanz, Aufmerksamkeit und Konzentration stark betroffen, sodass die Patienten in der Akutphase sehr viel schlafen.

5.1 Die erste Kontaktaufnahme

Eine Hirnschädigung bedeutet für die Patienten, dass sie von einem Tag auf den anderen aus ihrer normalen Lebenssituation herausgerissen werden und schwerstbetroffen sind.

In den ersten Tagen der akuten Erkrankung befinden sich die Patienten in einer Schockphase. Sie erleben eine völlige Veränderung ihres Lebens. Hinzu kommen zahlreiche zum Teil schmerzhafte Untersuchungen und Eingriffe wie intravenöse Versorgung, Blasendauerkatheter, unter Umständen eine transnasale Magensonde oder atemunterstützende Maßnahmen. Für diese Maßnahmen liegen die Patienten meist ungünstigerweise auf dem Rücken oder werden maximal in die 30 Grad Lage gebracht.

Nach den Tagen des Schockzustandes stabilisiert sich der Kreislauf und die Patienten erholen sich langsam. Die Patienten fangen an, die neue Situation zu erfassen und versuchen sich im Rahmen ihrer Möglichkeiten zu bewegen. Es können aber nur kleine einseitige Bewegungen von den Patienten durchgeführt werden, da aus der Rückenlage eine Bewegung gegen die Schwerkraft sehr schwer fällt. So ist zum Beispiel das Aufsetzen im Bett überhaupt nicht möglich. In der Regel ist dies die Phase, in der die Patienten in eine Klinik für Frührehabilitation oder Rehabilitation verlegt werden.

Um den Patienten so früh wie möglich eine adäquate Hilfestellung zu geben, ist es notwendig ihre Probleme genau zu erfassen, um die Zielsetzung für ein weiteres Vorgehen festlegen zu können. Die erste Erfassung der Probleme, zum Beispiel die Frage wie die Unterstützungsfläche im Bett angenommen wird oder wie die Schlüsselpunkte zueinander stehen, gewinnt dann an Bedeutung, wenn den Patienten im Verlauf der Pflegehandlung bessere Voraussetzungen für Bewegungen gegeben werden müssen; d.h. *bevor* mit dem Patienten Handlungsabläufe durchgeführt werden, muss die Lage verändert oder unterstützt werden.

Bei jeder Aufnahme eines Patienten mit Hirnschädigung werden hohe Anforderungen an das Pflegepersonal gestellt. Nicht nur die medizinische Versorgung muss gewährleistet sein, sondern die Probleme sämtlicher Aktivitäten des Patienten müssen erfasst werden. Dies bedeutet aber auch, die verbleibenden oft nur kleinen Fähigkeiten des Patienten zu erkennen (z.B. die Bewegung einer Hand), um diese für kleinst mögliche Handlungen (z.B. Waschen des Gesichts) einsetzen zu können.

Bei der ersten Kontaktaufnahme haben sich die folgenden Kriterien für die Einschätzung des Patienten bewährt:
- Kontaktaufnahme
- Kommunikation
- Orientierung (zur eigenen Person, zeitlich, räumlich)
- Stellung der Schlüsselpunkte zueinander
- Annahme von Unterstützungsfläche
- Tonusverhältnisse
- Bewegungsfähigkeiten
- Ziel des Patienten.

Diese Kriterien können gut in den pflegerischen Alltag eingebaut werden. Während einer pflegerischen Tätigkeit werden ständig Beobachtungen des Verhaltens des Patienten aufgenommen. Oft werden sie aber nicht kanalisiert und es ist daher eine große Hilfe, in der Beobachtung nach einer Struktur vorzugehen.

In der folgenden Beschreibung wird die Ausgangsstellung im Bett angenommen. Natürlich ist es nicht immer eine Ausgangslage im Bett, in der die Patienten das erste Mal angetroffen werden. Die Einschätzung des Patienten zu den oben genannten Beobachtungskriterien kann auch in jeder anderen Ausgangsstellung erfolgen. So werden Patienten auch häufig das erste Mal in einem Rollstuhl aufgenommen und ihnen wird dabei geholfen sich ins Bett zu legen (☞ Filme 1 und 2; „Erkennen von sensomotorischen Fähigkeiten und Problemen“).

Kontaktaufnahme

Die erste Kontaktaufnahme mit einem Patienten erfolgt schon beim Betreten des Patientenzimmers. Hierbei kann erfasst werden wie die Reaktion des Patienten ist. Nimmt er Blickkontakt auf? Kann der Kopf gedreht oder dabei evtl.

angehoben werden? Wie ist der Blick – offen und zugewandt oder ängstlich? Wird die Hand bei der Begrüßung entgegen gestreckt?

Kommunikation

Wie ist bei der Kontaktaufnahme die Kommunikation? Kann der Patient sprechen? Wie sind seine mimischen Fähigkeiten? Wenn keine Sprache möglich ist: Setzt der Patient nonverbale Möglichkeiten ein (mit der Hand zeigen, nicken, mit dem Kopf schütteln)? Wie hört sich die Sprache an? Ist sie gurgelnd, leise oder undeutlich? Sind Zeichen einer Schluckstörung zu erkennen (z.B. schluckt der Patient beim Sprechen nie, läuft Speichel aus dem Mund und wird nicht heruntergeschluckt, hustet der Patient beim Schlucken)?

Orientierung

Auch hier ist beim Betreten des Zimmers zu erkennen, ob der Patient in Richtung der Pflegenden schaut oder den Kopf zur anderen Richtung hält während er antwortet. Sobald der Patient zu erzählen beginnt, wird erkannt inwieweit er zur eigenen Person oder zeitlichen Einschätzung orientiert ist. Wobei nicht vergessen werden darf, dass Datumsangabe oder Wochentag vom Patienten nicht leicht zu behalten sind, wenn er schon längere Zeit im Krankenhaus liegt. Auch im Urlaub verliert man sehr schnell sein Zeitgefühl. Wichtig ist eine grobe Orientierung von Tages- oder Jahreszeit.

Die Einschätzung, ob eine schwere räumliche Orientierung vorliegt, ist meistens schon beim Transfer in den Rollstuhl zu erkennen. Da die Patienten Entfernungen schlecht einordnen können reagieren sie mit Unruhe, klammern sich häufig fest, werden laut und es kommt zu einer Tonuserhöhung.

Stellung der Schlüsselpunkte zueinander

Tritt die Pflegende an das Bett des Patienten, ist sofort sichtbar wie der Patient liegt. Die Beurteilung der Körperabschnitte in der jeweiligen Position lässt sich leicht vornehmen: Ist eine deutliche Asymmetrie z.B. im Schultergürtel vorhanden (☞ 4.1 *Normale Bewegung*; 4.3 *Schlüsselpunkte*)? Wie steht der Kopf zum Rumpf? Ist der Kopf seitlich geneigt oder nach hinten überstreckt? Steht der Kopf mittig zum Schultergürtel?

Im weiteren Verlauf ist oft die Thoraxstellung auffällig, meistens ist in der Rückenlage der Rippenbogen weit vorstehend. Wie liegen die Arme am Rumpf? Gibt es Unterschiede in der Armlage? Liegt ein Arm zum Beispiel flach auf dem Bett oder sogar etwas nach innen verdreht? Bei einer Hemiplegie mit hypotonem Rumpf fällt häufig die eine Seite des Bauches deutlich verschoben nach außen. Wie steht das Becken? Wie ist die Beinstellung? Fällt das mehrbetroffene Bein mehr nach außen und sieht es im Verhältnis zum anderen Bein deutlich verändert aus?

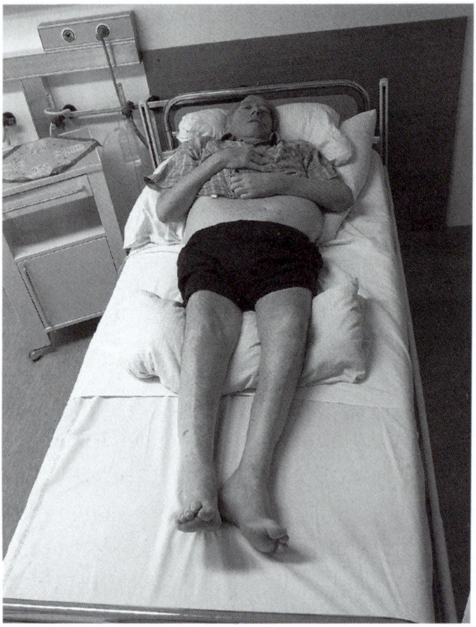

Abb. 5.1: Patient mit linkseitiger Hemiparese und deutlicher Bauchverschiebung.

Annahme von Unterstützungsfläche

Das Bett bietet eine große Unterstützungsfläche. Wenn gleichzeitig an Schwerkraft gedacht wird, ist das Bett die Oberfläche, auf der große Abschnitte des Körpers abliegen können. Oft ist jedoch zu erkennen, dass die Patienten ihren Körper auf der Matratze *nicht* ablegen können. Besonders in Rückenlage ist häufig zu sehen, dass der Kopf sich in das Kissen bohrt. Der Thorax steht hoch und wenn die Hand der Pflegenden unter den Bereich der Lendenwirbelsäule (LWS) fühlt, wird gespürt, dass der Rücken nicht aufliegt.

Patienten, die insgesamt einen sehr niedrigen Tonus haben, liegen mehr auf der Matratze als normalerweise, der Körper ist sogar sehr schwer von der Matratze weg zu bewegen. Die Arme liegen sehr gerade mit ausgestreckten Händen auf der Matratze, ein Bein oder beide Beine fallen nach außen. Auch bei diesen Patienten liegt der Kopf überstreckt im Kissen, oder fällt zur einen Seite. Bei anderen Patienten ist im Verhältnis zwischen rechter und linker Seite häufig zu sehen, dass eine Seite je nach Tonusverhältnissen mehr oder weniger aufliegen kann.

Patienten mit einem sehr hohen Tonus können nur mit wenigen Körperabschnitten auf der Matratze aufliegen. Meistens liegen die Arme am Körper, der Rücken liegt nur teilweise auf der Matratze und die Beine können gar nicht abliegen.

Tonusverhältnisse

Die Beurteilung der Tonusverhältnisse steht im engen Zusammenhang mit der Bewegungsfähigkeit und der Annahme von Unterstützungsfläche (☞ 4.2). Körperabschnitte, die eine hypotone Muskulatur aufweisen, fallen mit der Schwerkraft auf die Unterstützungsfläche. Zum Beispiel fällt ein Bein im Liegen außenrotiert auf die Matratze, im Sitzen hingegen abduziert aus der Spur. Der hypotone Arm zeigt sich mit einer Hand, die flach mit ausgestreckten Fingern schwer auf der Unterstützungsfläche liegt. Ist der Tonus höher, so bewegen sich Körperabschnitte weg von der Unterstützungsfläche.

Um zu einer genauen Beurteilung der Tonusverhältnisse zu gelangen, muss die Muskulatur angefasst werden. Bei einem *hypo*tonen Tonus fühlt sich die Muskulatur weich und ohne Widerstand an. Während bei einem *hyper*tonen Tonus die muskulären Strukturen fest zu spüren sind. Wird ein hypotones Bein oder ein hypotoner Arm angehoben, so fällt dies sehr schwer, Bein und Arm lassen sich aber in den Gelenken leicht bewegen. Hypertone Beine und Arme lassen sich in den Gelenken schwerer bewegen sind aber leichter anzuheben, da die Muskulatur eine Eigenspannung aufweist.

Die Beurteilung der Tonusverhältnisse ist abhängig von der Bewegung oder Haltung, die mit einem Patienten durchgeführt wird. Helfen wir dem Patienten in eine Ruheposition, so ist das Ziel, dass die Muskulatur entspannt ist. Wird eine Bewegung mit dem Patienten durchgeführt, so kann gut gespürt werden, ob eine muskuläre Aktivität vorhanden ist oder nicht.

Bewegungsfähigkeiten

Während einer pflegerischen Tätigkeit sind die Bewegungsmöglichkeiten des Patienten sehr gut einzuschätzen. Die Fähigkeit den Kopf oder Arm zu bewegen, kann schon bei der Begrüßung erkannt werden. Wird der Kopf gedreht oder angehoben? Kann ein Arm zur Begrüßung entgegengestreckt werden?

Die Fähigkeit des Patienten einen Arm zu heben, zeigt schon eine gewisse Rumpfstabilität. Um den Arm ausstrecken zu können, muss der Rumpf eine stabile Verankerung sein, ist er das nicht, können die Patienten ihren Arm nicht frei bewegen. In der weiteren Beobachtung der Bewegungsfähigkeit des Patienten ist zu sehen, ob er selbst die Bettdecke entfernen kann. Kann er für das weitere Vorgehen z.B. die Beine aufstellen? Wird nur ein Bein bewegt? Kann das Becken angehoben werden, um z. B. die Hose hochzuziehen? Wie werden die Beine aufgestellt? Kann nur ein Bein aufgestellt werden und das andere Bein reagiert mit einer Tonuserhöhung genau in die andere Richtung?

Verstehen die Patienten die Aufforderungen der Pflegenden oder reagieren sie mit Bewegungen, die nicht von ihnen erwartet werden? Wie ist die Qualität der Bewegung? Hierbei ist es eine große Hilfe, sich an Normaler Bewegung zu orientieren (☞ Kapitel 4).

Um zu erkennen, ob ein Patient schon sitzen kann, damit er sich zum Beispiel vor dem Waschbecken den Oberkörper wäscht, ist es sinnvoll, den Patienten an die Bettkante zu setzen. Dabei wird schnell erkannt, ob dies möglich ist oder der Patient für das Sitzen viel Hilfe braucht. Kann der Patient zwar auf der Bettkante sitzen, muss sich aber noch mit einem Arm oder mit beiden Armen abstützen, so ist dies ein Zeichen dafür, dass der Patient noch nicht frei sitzen kann. Für das freie Sitzen muss der Rumpf so stabil sein, dass es dem Patienten möglich ist, seinen Oberkörper auf dem Becken zu halten.

Das Hinstellen des Patienten ist nur dann sinnvoll, wenn der Patient vorher frei gesessen und beide Beine schon im Bett bewegt hat. Zum Stehen muss der Patient genügend Tonus in beiden Beinen haben. Wird vom Patienten verlangt, dass er sich über den Stand in den Rollstuhl setzen kann, muss er die Fähigkeit besitzen, auch Schritte machen zu können. Voraussetzung dafür ist, dass er das Gleichgewicht halten kann. Um einen Schritt machen zu können, muss das gesamte Körpergewicht jeweils auf ein Bein verlagert werden, um das andere Bein für einen Schritt versetzen zu können.

Bei der Körperpflege ist das ganze Ausmaß der Bewegungsfähigkeiten des Patienten erkennbar. Ist es dem Patienten überhaupt möglich, im Sitzen seinen weniger betroffenen Arm für eine Tätigkeit einzusetzen? Kompensiert er stark mit seiner weniger betroffenen Seite? Starke Anstrengung mit der weniger betroffenen Seite bedeutet häufig eine Tonuserhöhung in der mehrbetroffenen Seite (☞ 3.4 *assoziierte Reaktionen*; 3.4.2 *spastische Muster*). Werden außer den motorischen Defiziten noch neuropsychologische Defizite deutlich? Wie werden einzelne Handlungen durchgeführt? Stockt der Patient während einer Handlung oder werden diese sehr hastig und ungenau durchgeführt? Fangen die Patienten mit der Handlung überhaupt an?

In der Beschreibung des Patienten ist es wichtig die Defizite möglichst objektiv aufzuzeigen und nicht eigene Interpretationen weiterzugeben. Häufig ist in einem Verlaufsbogen bspw. zu lesen: „Der Patient hat sich nicht gewaschen, weil er noch zu müde war." Günstiger wäre es, die Handlung zu beschreiben: „Nachdem ihm alle Utensilien vorbereitet wurden, hat er nicht mit der Handlung begonnen." Oder: „Nachdem er in guter aufrechter Position gesessen hat und die Utensilien vorbereitet waren, saß er ratlos da und wusste nicht, mit was er beginnen sollte. Nachdem ihm die Hand mit dem Waschlappen zum Gesicht geführt wurde, begann er sein Gesicht zu waschen".

Die Pflegenden stellen keine Diagnosen (z.B. „der Patient hat eine Apraxie"; ☞ 5.4 *Neuropsychologische Störungen*). Apraxien sehen sehr unterschiedlich aus und betreffen häufig nur Teilbereiche. Allerdings können in einer pflegerischen Handlung sehr gut die Fähigkeiten und die Defizite eines Patienten beschrieben werden. Bei dieser Beschreibung ist dann auch für Kollegen eher deutlich wozu der Patient in der Lage ist und bei welchen Tätigkeiten er eine Unterstützung bezüglich Vorbereitung, Anleitung, Führung oder sogar Übernahme benötigt.

Ziel des Patienten

Die Motivation des Patienten ist ein maßgeblicher Faktor für die Bereitschaft, Angebote annehmen zu können und bei den Handlungen aktiv mit dabei zu sein. Somit ist es immer wichtig, das Ziel des Patienten zu kennen, um in kleinen Schritten den Weg bis zum Ziel mit ihm gemeinsam zu erarbeiten.

Das am häufigsten genannte Ziel der Patienten ist es wieder laufen zu können und nicht mehr abhängig zu sein von anderen Menschen. Oft ist es aus Sicht der Pflegenden und Therapeuten ein fern gestecktes Ziel, wenn die Patienten nicht einmal in der Lage sind, ihren Körper im Sitzen zu halten. Hier kommt es darauf an, kleine Ziele mit dem Patienten zu erarbeiten, damit er auch kleine Fortschritte spürt und für sich ein Weiterkommen erkennen kann.

Angepasst an das Ziel des Patienten ist es wichtig, dass Ziele in der Pflege und im interdisziplinären Team festgelegt werden (☞ Kapitel 8 *Rehabilitative Pflege*). Auch im interdisziplinären Team muss eine Übereinstimmung erfolgen, um mit dem Patienten klare Wege erarbeiten zu können.

5.2 Sensomotorik

Wie im Kapitel Normale Bewegung (☞ 4.1.2) schon beschrieben, können **Sensorik** und **Motorik** nicht voneinander getrennt betrachtet werden – sie sind voneinander abhängig.

Die Repräsentation des Körpers entsteht im zentralen Nervensystem (ZNS) und wird durch zahlreiche Bewegungen (auch Muskeltonusveränderungen) aufrechterhalten. Zusätzlich helfen uns Berührungen über die Haut, die von der Umwelt aufgenommen werden. Ohne diese Reizaufnahme kommt es zu einer Verarmung der Rezeptoren, die Einfluss auf die Motorik haben und zu einer weiteren Verarmung des sensorischen Erlebens.

Patienten, die längere Zeit in einem Luftstrombett oder auf einer Superweichlagerung gelegen haben, berichten, dass sie glaubten, sie wären amputiert, da sie ihre Extremitäten nicht mehr spürten. Es entsteht ein stark verändertes Körperschema auch bei Patienten, die keine Schädigung des ZNS erlitten haben.

Es gibt Patienten, bei denen Schädigungen im sensorischen Bereich des ZNS bestehen und solche, bei denen Schädigungen im motorischen Bereich vorliegen. Da Motorik von Sensorik und Sensorik von Motorik abhängig sind, zeigen die Patienten im Alltag ein komplexes Störungsbild.

Bei den motorischen Lähmungen sind grundsätzlich die Lähmungen, die durch eine zentrale Schädigung bedingt sind, von den peripheren Lähmungen zu unterscheiden.

Periphere Lähmungen äußern sich immer als schlaffe Lähmungen (z.B. Plexuslähmung oder Peroneuslähmung). Zentrale Lähmungen gehen meist nach der Akutphase mit einer Tonuserhöhung einher und werden deswegen auch als „pseudoschlaff" bezeichnet. Je nach Ort der Schädigung haben die Patienten entweder eine Hemiparese oder sogar eine Tetraparese (z.B. bei einem Hirnstamminfarkt). Bei einer vollständigen schlaffen Lähmung wird von einer Hemiplegie gesprochen. Dies trifft aber nur in der sehr frühen Phase zu. Richtig müsste von einer Hemiparese oder Tetraparese gesprochen werden. Bei einer Rückenmarksschädigung wird von einer Paraplegie gesprochen. Alle Lähmungen, die vom ZNS ausgehen können assoziierte Reaktionen hervorrufen, die sich in Streckung oder Beugung zeigen, sich aber individuell unterschiedlich in ihrer Auswirkung darstellen (☞ 3.4 *assoziierte Reaktionen*).

Bei den **zentralen Lähmungen** sind die Nerven von peripheren Bereichen zum Gehirn (die afferenten Nervenbahnen) und umgekehrt (die efferenten Nervenbahnen) noch intakt. Nur die *Ver*arbeitung und die *Be*arbeitung der Impulse sind gestört.

Bewegungsprogramme sind in vielen Zentren (vor allem beidseitig des Gehirns) unter vielen anderen Zusammenhängen (☞ Kapitel 3 *Neurophysiologie*) abgespeichert. Gelingt es uns beim Bewegen des Patienten, die einzelnen Gelenkrezeptoren anzusprechen, wird der Bewegungsimpuls zum Gehirn laufen und kann dort von nicht geschädigten Zentren erkannt werden. Bei Wiederholen dieser Bewegung kommt es zu einer Synapsenstärkung und es wird dem Patienten beim Wiederholen der Bewegung immer leichter fallen mitzuhelfen, bzw. selbst Bewegung zu initiieren. Schlechte Lagerung oder auch immer wiederholte assoziierte Reaktionen, führen schnell zu Kontrakturen. Sind Gelenke durch Muskel- und Gelenkumbau einmal versteift, können diese folglich nur wenig bewegt bzw. funktionell benutzt werden und verarmen weiter.

Werden Patienten nicht bewegt oder diffus angefasst, verlernt das Gehirn die Bewegungen zu interpretieren oder interpretiert diese falsch. Ein typisches Beispiel dafür ist der Fuß, der, wenn er über längere Zeit nicht angefasst oder bewegt wurde, bei Berührungen mit einer inadäquaten Tonuserhöhung reagiert. Manche Patienten reagieren mit einem Wegziehen des Fußes (assoziierte Reaktion) einschließlich Beugung des Beines – ähnlich einer Fluchtreaktion. Andere Patienten stoßen mit einer gesamten Streckung des Beines dagegen. Wird dieser negative Reiz immer wieder ausgelöst, kann dies z.B. beim Transfer bedeuten, dass, wenn der Fuß Bodenkontakt bekommt, das Bein in Beugung weggezogen wird oder in Streckung stößt.

In Bezug auf die Sensorik lässt sich beobachten, dass Patienten Berührungen verändert wahrnehmen. Sanfte Berührungen an der mehrbetroffenen Seite können als schmerzhaft erlebt werden. Die Patienten beschreiben die Berüh-

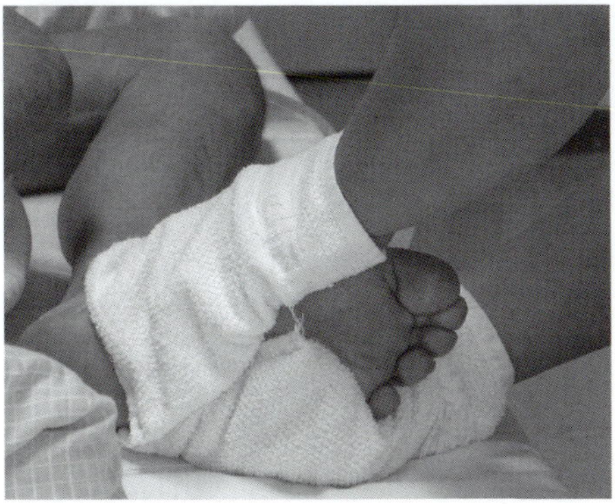

Abb. 5.2: Deutliche sensorische Informationsgabe während des Waschens eines Fußes.

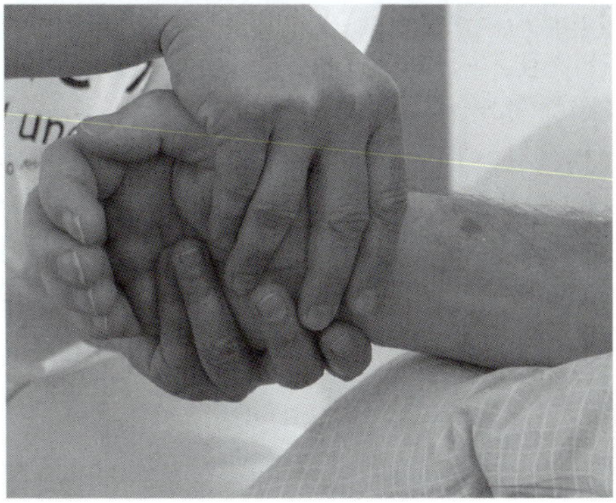

Abb. 5.3: Berühren einer Hand mit hohem Tonus.

rungen als Brennen, Ameisenlaufen oder Kribbeln. Diese Hyperästhesien sind ein Ergebnis von sog. **sensorischer Fehlverschaltung**. Lässt der Berührende bei einem Aufschrei des Patienten sofort wieder los, baut sich das Problem weiterhin auf. Im Umgang ist es für die Patienten daher hilfreich, wenn zunächst auf der besseren Seite angefasst wird und der Patient auf diese Weise darauf aufmerksam gemacht wird, wie sich die Berührung anfühlt, um danach mit der gleichen Qualität und der visuellen Kontrolle des Patienten die mehrbetroffene Seite anzufassen. Dadurch kann sich der Patient darauf einstellen und so eine Fehlverschaltung wieder verändern.

Wenn Patienten eine Berührung an ihrer mehrbetroffenen Seite nicht oder nur sehr schwach spüren, ist dies in der Regel kein Problem der Hautrezeptoren, sondern auch hier liegt die Ursache in der Verarbeitung des ZNS, meist im Sinne einer Wahrnehmungsstörung. Oft geht diese einher mit einer **Neglectsymtomatik** (☞ 5.4 *Neuropsychologie*). Auch bei diesen Patienten ist eine deutliche Berührung an ihrer mehrbetroffenen Seite besonders wichtig.

Ab der Frühphase ist es sehr wichtig, vor allem die distalen Schlüsselpunkte wie Hände und Füße, die reich an Rezeptoren sind, möglichst viel anzufassen und zu bewegen, damit diese Spürinformationen erhalten.

Früher vermied man es, Hände und Füße anzufassen, da befürchtet wurde, „Reflexe" (☞ 3.4) auszulösen. Aber gerade der Mangel an sensorischer Information bewirkt, dass Hände und Füße sehr empfindlich werden können und immer heftiger reagieren. Auch der normale Fuß reagiert nach einem Winter in festen Schuhen sehr empfindlich beim ersten barfuß Kontakt im Freien. Diese Überempfindlichkeit verliert sich nach ein bis zwei Tagen barfuß gehen (Desensibilisierung).

5.3 Die häufigsten Probleme

Im Folgenden werden die auffälligsten Probleme der Patienten nach erworbenen Hirnschädigungen aufgeführt. Die Darstellung der Problematik erfolgt aus rein pflegerischer Sicht und erhebt keinerlei Anspruch auf Vollständigkeit. Die Problematik der Patienten ist häufig sehr vielschichtig und bedarf immer einer individuellen Erfassung und Befundung.

5.3.1 Schulter

Die schmerzhafte Schulter ist eines der bekanntesten Sekundärprobleme bei Hemiplegie. Die Schmerzen hängen in der Regel nicht mit der Hirnschädigung zusammen, sondern entstehen durch falsche Bewegung bei veränderter Tonussituation.

Normale Bewegung

Zur Einschätzung falscher Bewegungen ist es notwendig, die normale Bewegung der Schulter zu verstehen.

Der Arm ist durch das Kugelgelenk der Schulter frei beweglich in alle Richtungen. Dies bedeutet, dass fast keine knöchernen Verbindungen einen Halt geben. Zur Stabilisierung sind hauptsächlich die Muskulatur, der Knorpelring an der Gelenkpfanne und die Bänder verantwortlich.

Die flache Gelenkpfanne des Schulterblattes kann den Oberarmkopf nur in aufrechter Position eines Menschen und bei hängenden Armen stützen. Das Schultergelenk wird vorwiegend durch das Schulterblatt und den Oberarmkopf gebildet, wobei das Schulterblatt lediglich eine Verbindung zum Schlüsselbein hat, ansonsten aber frei auf dem Thorax aufliegt. Bei Armbewegungen gleitet das Schulterblatt somit frei auf dem Thorax. Für die richtige Stellung des Schulterblattes ist die Rumpfmuskulatur verantwortlich.

Bei Bewegungen des Oberarmes bewegt sich das Schulterblatt harmonisch mit, wobei das Bewegungverhältnis von Arm und Schulterblatt ca. 1 zu 2 beträgt (individuell nach Mensch und Bewegung). Dies bedeutet, dass bei Armbewegungen nach oben durch die Mitbewegung des Schulterblattes ein Gleiten des Oberarmkopfes in der kleinen Gelenkpfanne möglich ist.

Vor Beginn einer Bewegung muss zunächst immer die nötige Stabilität aufgebaut werden (☞ 4.2). Für die obere Extremität bedeutet dies, dass vor einer Bewegung des Armes das Schulterblatt am Thorax verankert wird. Das Schulterblatt geht etwas in Adduktion Richtung Wirbelsäule und folgt dann bei Bewegung des Armes wie ein Schleifanker diesem nach, um so ständig die korrekte Ausrichtung des Gelenkes zu gewährleisten.

Bei einem gesunden und intakten Schultergelenk dreht der Oberarmkopf automatisch beim Heben des Armes nach unten, als auch seitlich nach außen. Nur so kann das Tuberkulum majus (der größere Muskelansatzhöcker am proximalen Humerusende) unter dem Schulterdach „durchtauchen". Bei einer Innendrehung würde er am Schulterdach anstoßen und die dazwischen verlaufende Muskulatur quetschen.

Damit überhaupt solch eine freie Armbewegung möglich ist, gehören im Zusammenspiel viele Gelenke zueinander. Beim Heben des Armes ist bspw. deutlich die Streckung des Rumpfes zu spüren, d.h. die Beweglichkeit der Wirbelsäule, der Rippen und Schlüsselbeine ermöglichen erst das volle Bewegungsausmaß. Jede Schlüsselbeinfraktur, Rippenfraktur oder Blockade der HWS haben enorme Einschränkungen bei Armbewegungen zur Folge.

Bei Patienten mit Störungen des ZNS kommt es zu einer Dysbalance des Muskelsystems. Bedingt durch die Lähmung sind manche Muskeln hypoton, andere versuchen mit einer Erhöhung der Spannung gegenzusteuern.

Bezogen auf die obere Extremität gibt es bei Patienten eine Vielzahl von muskulären Problemen, die sich auf die Schulter-Arm-Bewegung erheblich auswirken.

In der Frühphase erscheint der ganze Patient hypoton. Trotzdem wird schon nach wenigen Tagen beobachtet, dass der mehrbetroffene Arm nach innen dreht. Wird jetzt z.B. im Bett liegend der Arm nach oben angehoben und vorher nicht in die physiologische Außenrotation gebracht, stößt das Tuberkulum major am Schulterdach an. Wird dabei noch am Arm gezogen, fallen Weichteile zwischen Schulterdach und Oberarmkopf, die dann eingeklemmt und mikrotraumatisiert werden. Es kommt zu kleinen Einblutungen, die im Rahmen des Abbauprozesses zu Entzündungsymptomatiken führen können. Durch dauernde Wiederholung dieser Verletzungen entsteht ein hochentzündliches Gelenk, mit ausgeprägtem Dauerschmerz.

Subluxation

Im Sitzen wird der Arm durch sein Eigengewicht mit der Schwerkraft nach unten gezogen und zwischen Schulterdach und Oberarm entsteht ein breiter Spalt (Subluxation).

Anatomisch gesehen gleitet der Oberarmkopf aus der kleinen Pfanne und hat dabei keine Verbindung mehr zum Schulterblatt. Das Schulterblatt befindet sich durch die hypotone Rumpfmuskulatur auch nicht mehr in seiner physiologischen Stellung. Das Schulterblatt entfernt sich zu weit von der Wirbelsäule und somit können die vor der Bewegung stabilisierenden Muskeln nicht das Schulterblatt für die anstehende Bewegung verankern. Bei jeder Bewegung be-

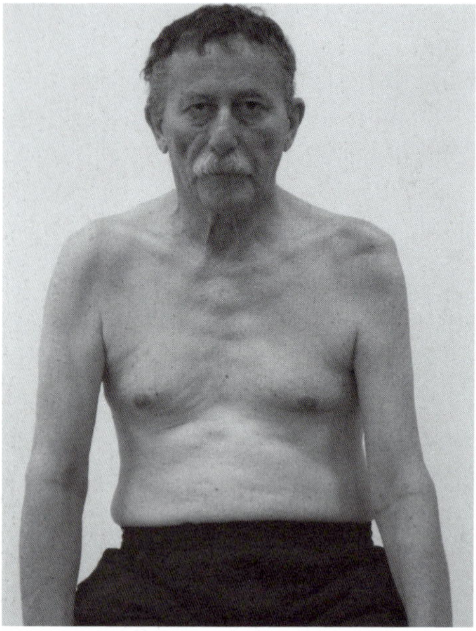

Abb. 5.4 a: Subluxation – Vorderansicht (bei Hemiparese links).

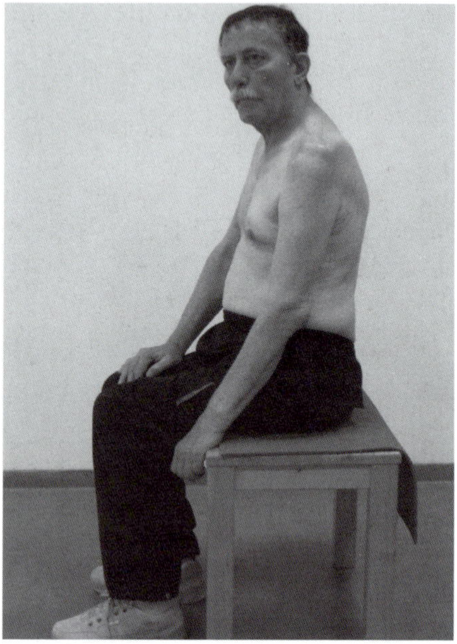

Abb. 5.4 b: Subluxation – Seitenansicht (bei Hemiparese links).

deutet dies, es ist niemals eine harmonische Bewegung zwischen Arm und Schulterblatt möglich.

Auch im Sitzen muss vor einer Bewegung des Armes der Oberarmkopf in die Gelenkpfanne gebracht werden, um keine Weichteile einzuklemmen.

Wie schon einleitend bei der Problemdarstellung erwähnt, sind die Auswirkungen der Tonusverhältnisse bei den Patienten sehr unterschiedlich. Bezogen auf die obere Extremität sind viele Mischbilder zu sehen, aus denen aber die gleichen Verletzungsgefahren entstehen können. So haben Patienten häufig noch einen hypotonen Rumpf, aber schon einen festen, hypertonen Arm. Die Problematik besteht darin, dass die Patienten sitzend nicht die Möglichkeit haben sich aufzurichten. Der Arm aber zeigt hohe Spannung und zieht entweder in Beugung oder Streckung mit Innenrotation des Oberarmes. Wird nun, um bspw. die Achselhöhle zu waschen, der Arm angehoben, stößt das Tuberkulum major am Schulterdach an. Dadurch, dass der Rumpf nicht aufgerichtet ist, kann das Schulterblatt sich nicht stabilisieren und nicht mit der Armbewegung folgen. Auch in dieser Situation kommt es zu einer Einquetschung von Weichteilen. Hypertone Arme sind immer, egal ob sie in Beugung oder Streckung sind, im Oberarm stark innenrotiert und in der Bewegung eingeschränkt. Dieses Phänomen tritt sowohl bei hypertonem als auch bei hypotonem Rumpf auf.

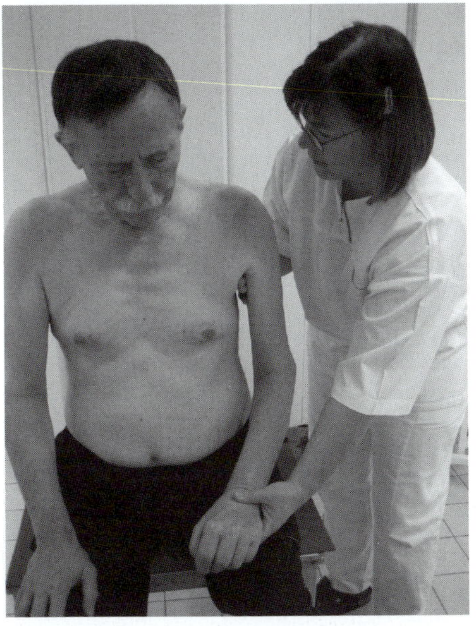

Abb. 5.5: Armhandling bei Subluxation.

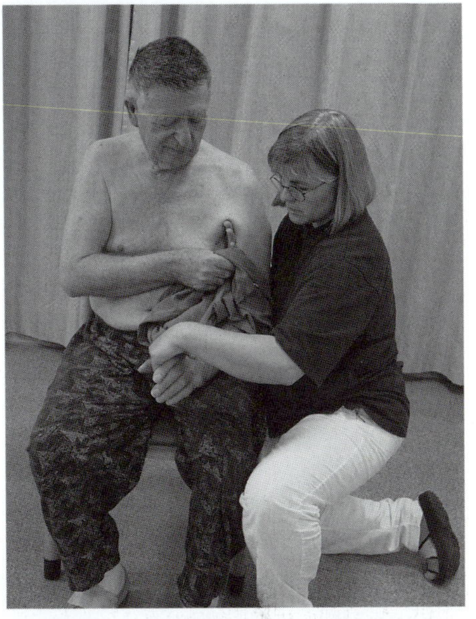

Abb. 5.6: Armhandling beim Anziehen.

Bei jeder Armbewegung birgt das die Gefahr einer Verletzung des Schultergelenks.

Umgang mit betroffenen Armen

Im Umgang mit betroffenen Schultern ist die höchste Priorität, den Arm immer oberhalb des Ellenbogens anzufassen und damit das Gewicht des Armes abzunehmen. Der Arm sollte nie vom Körper nach außen (abduziert) angehoben werden. Vor dem Bewegen des Armes wird die Oberarmkugel mit einer leichten Außenrotation und einem kleinen Schub wieder ins Gelenk gebracht. Bei pflegerischen Tätigkeiten sollte der Arm nie über 90 Grad angehoben werden. Bewegungen schon über 60 Grad bergen die Gefahr einer Verletzung in sich. Günstig ist es (wenn das Gelenk zueinander gebracht wurde), den Arm nur gerade nach vorne (Elevation) anzuheben.

Merke

Den Arm bei pflegerischen Tätigkeiten nie über 90 Grad anheben! Verletzungsgefahr!

Vor der Armbewegung des Patienten muss der Rumpf aufgerichtet werden, damit dieser einen stabilen Haltungshintergrund bietet und damit der Arm mobil bewegt werden kann (☞ Kapitel 4 *Normale Bewegung*). Im Alltag muss der

Patient bei hypotonen, schweren Armen immer genügend Unterstützungsfläche haben, damit das Eigengewicht des Armes abgenommen werden kann; besonders im Sitzen oder beim Liegen auf der weniger betroffene Seite. Gerade beim Liegen auf der mehrbetroffenen Seite ist unbedingt darauf zu achten, dass die unten liegende Seite mit Materialien stabilisiert wird. (☞ 7.5.1 *Seitenlage auf der mehrbetroffenen Seite*).

Früher lag der Schwerpunkt bei der Lagerung auf der mehrbetroffenen Seite darin, das Schulterblatt unbedingt hervorzuziehen, damit es glatt am Thorax lag. Mit diesem Hervorholen des Schulterblattes wurde dem Patienten mit hypotonem Rumpf jegliche Stabilität genommen und es war ihm nicht mehr möglich, den Kopf zu heben. Eine weitere Gefahr bestand auch noch darin, dass die Muskulatur um das Schulterblatt durch das Hervorholen überdehnt wurde.

Den Patienten sollte verdeutlicht werden, schonend mit ihrem Arm umzugehen. So sollten sie z.B. ihren Arm unter dem Ellenbogen anfassen, um ihn vom Tisch wegzunehmen.

Bei der Körperpflege im Sitzen vor dem Waschbecken ist es immer von der Rumpfaufrichtung und der Höhe des Waschbeckens abhängig, ob der mehrbetroffene Arm ins Waschbecken gelegt werden kann. Ist dafür eine Armbewegung über 90 Grad notwendig sollte darauf verzichtet werden.

Folgende Maßnahmen sind zu beachten wenn schon eine schmerzhafte Schulter besteht:

- Sehr gutes Armhandling (wie oben beschrieben)
- Gute Lagerung des Armes in jeder Position
- Rumpfbewegung vor Armbewegung
- Langsame Arbeitsweise bei Aktivitäten
- Jeden Schmerz ernst nehmen
- Ein Vertrauensverhältnis aufbauen
- Evtl. medikamentöse Behandlung (antiphlogistisch), sowohl in Tabletten als auch in Salbenform
- Evtl. kurzzeitige Schlafmedikation.

Merke

> Vorsichtig sein mit einer Schmerzmittelgabe vor der Therapie. Patienten erkennen unter Umständen nicht ihre Schmerzgrenzen und es kann zu neuerlichen Verletzungen kommen!

Verbände, Schlingen oder ähnliches verändern nichts an der Stellung des Schulterblattes und können den Oberarmkopf nicht in die Gelenkpfanne reponieren; somit verhindern sie auch nicht die Subluxation des Schultergelenkes.

Ein Schulterverband (z.B. Omotrain®) kann den Patienten allerdings eine gewisse Sicherheit der Armhaltung geben. Problematisch dabei ist aber das An- und Ausziehen, da der Verband sehr eng über der Schulter anliegt. Um Verletzungen der Schulter zu vermeiden, sollte das An- und Ausziehen von Schulterverbänden nur von Fachpersonal durchgeführt werden, das auch weiß, welche Bewegungen mit dem Arm durchgeführt werden dürfen.

5.3.2 Hand

Die in der Frühphase auftretende entzündliche Schwellung der Hand wird als **Handsyndrom** bezeichnet. Gekoppelt ist dies fast immer an ein **hypotones Handgelenk**. Auslösende Faktoren sind zum einen eine schlechte Handstellung, die zu einer Ernährungsstörung der Hand durch das Abknicken der ablaufenden Gefäße wie Venen und Lymphbahnen führt, zum anderen die fehlende Muskelpumpe.

Im Alltag des Patienten kommt es mangels Wahrnehmung des Armes häufiger zu Situationen (sowohl im Liegen, als auch im Sitzen) mit einer abknickenden Hand (☞ Abb. 5.7 a, b).

Weitere Faktoren können Verletzungen sein, die sich oft dadurch ergeben, dass die Patienten eine gestörte Sensibilität haben. Beispiele sind Verbrennungen mit heißem Wasser, Einklemmen der Finger in die Rollstuhlspeichen oder Stützen auf der abgeknickten Hand.

Auch Infusionsgaben in den hypotonen Arm oder in die Hand führen, vor allem wenn diese paravenös laufen, zu einer Schwellung. Über Nacht entsteht ein Ödem über dem Handrücken. Das Ödem breitet sich weiter aus bis in die Finger. Hand und Fingerfalten sind verstrichen. Das Handgewölbe wirkt platt, Handwurzelknochen erscheinen wie die Handmittelknochen. Alle Bewegungsrichtungen wie Beugen, Strecken und Abspreizen sind eingeschränkt. Vor allem das Daumengrundgelenk ist schmerzhaft und berührungsempfindlich. Die betroffene Hand ist im Vergleich zur anderen wärmer. Sie sieht rötlich bis livide (blassbläulich, fahl) aus.

Wird die geschwollene Hand nicht umgehend behandelt, kommt es zu Fibrinablagerungen entlang der Sehnenscheiden, die zu Verklebungen führen. Folge daraus sind bleibende Bewegungseinschränkungen und Kontrakturen. Jede geschwollene Hand muss ernst genommen werden, da ein länger bestehendes Ödem zu starken Bewegungseinschränkungen führen kann. Bewegungseinschränkungen lassen sich vor allem am Handgelenk schnell erkennen.

Prophylaktische Maßnahmen sind:

- Gute Handlagerung in Richtung Funktionsstellung (☞ Abb. 5.7 c *Handlagerung*)

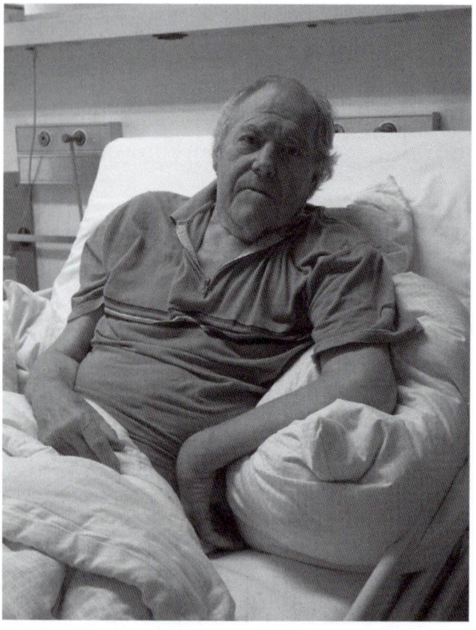

Abb. 5.7 a (links): Abknickende Hand bei schlechter Lagerung.

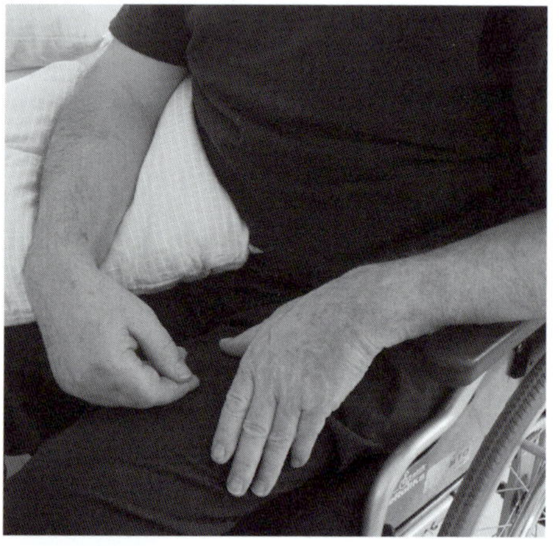

Abb. 5.7 b (oben): Abknickende Hand bei schlechter Lagerung.

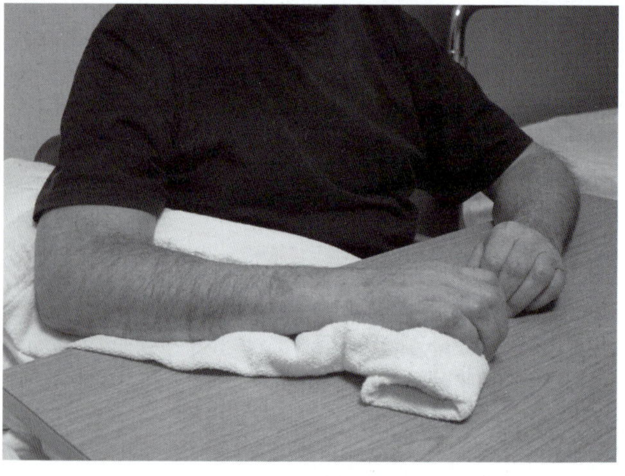

Abb. 5.7 c (links): Korrektur bei einer abknickenden Hand.

- Während der Körperpflege Hand gut waschen, eincremen und bei stabilisiertem Handgelenk sanft bewegen (☞ Abb. 5.3)
- Lymphdrainage (wobei die anschließende Wickelung umstritten ist)
- Quarkauflagen
- Evtl. medikamentöse antiphlogistische Maßnahmen
- Evtl. Handschiene zur Nacht bei hypotonen Handgelenken, die ein Abknicken der Hand verhindern.

5.3.3 Hüfte

Wie auch bei der Schulterproblematik, gibt es bei Patienten mit Hemiplegie oder Tetraplegie durch die anfangs hypotone Muskulatur eine Fehlstellung des Hüftgelenkes.

Hüftschmerzen beim Bewegen des mehrbetroffenen Beines sind eine weit reichende Sekundärproblematik, die lange Zeit nicht beachtet wurde. In der Schlüsselpunktbetrachtung ist das Becken die Basis für den Rumpf und an diesem sind beide Hüften verankert. Das Becken bildet rechts und links jeweils die Gelenkpfanne für die großen Hüftköpfe. Bei Bewegen eines Beines bewegt sich immer in einem kleinen Anteil das Becken mit. Die Hüftgelenke sind recht fest verankert und lassen eine Bewegung nach außen gedreht nur zu einem gewissen Grad zu. Kräftige Muskeln wie zum Beispiel der große Gesäßmuskel (M.Gluteus) haben ihren Ansatz zumeist am Becken, ziehen mit ihren Fasern über die Hüftgelenkskapsel hinweg und stabilisieren das Gelenk in seiner Stellung. Zusätzlichen Halt geben kräftige Bänder, die das Gelenk vor zu weiten Bewegungen aus der Gelenkpfanne schützen.

Nach einer zentralen Schädigung ist die Muskulatur um das Hüftgelenk hypoton und hat keine Haltefunktion mehr. Befindet sich der Patient in Rückenlage, liegt dabei das Becken asymmetrisch, da der Gesäßmuskel keine Spannung hat, durch das Körpergewicht flach nach außen gedrückt wird und somit keinen Haltungshintergrund mehr bieten kann. Das mehrbetroffene Bein fällt durch das Eigengewicht und den Einfluss der Schwerkraft sowie die Asymmetrie des Beckens nach außen. Das Bein liegt sogar manchmal soweit nach außen gedreht, dass es mit dem Knie auf der Matratze aufliegt. Bei normaler Becken-Hüftstellung kann das Bein nie soweit nach außen gedreht werden. Das Bein der

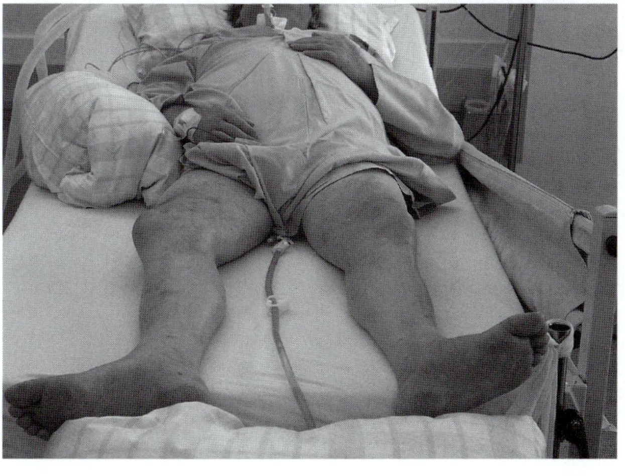

Abb. 5.8 a: Außenrotiertes linkes Bein in Rückenlage.

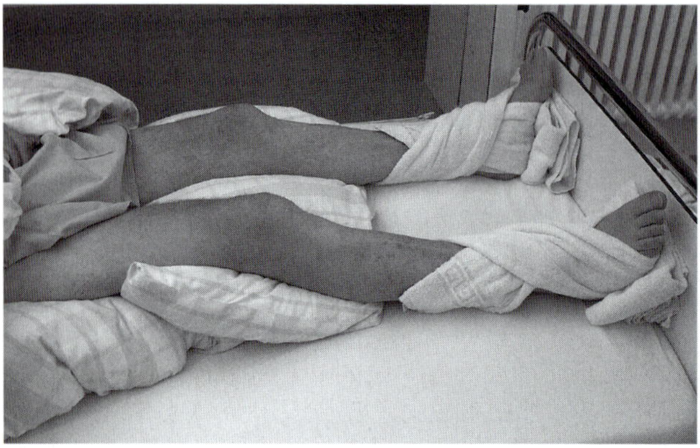

Abb. 5.8 b: Korrektur des außenrotierten Beins.

Patienten liegt häufig soweit nach außen, dass der Trochanter fast am Sitzbeinhöcker zu spüren ist. Die Bänder können in dieser Stellung keine Haltefunktion gewährleisten.

Der Oberschenkelkopf gleitet zum Teil aus der Gelenkpfanne. Wird nun das Bein angestellt, schreien die Patienten vor Schmerz auf. Durch die Fehlstellung des Oberschenkelkopfes ist ein harmonisches Gleiten in der Gelenkpfanne nicht mehr möglich und es werden Weichteile eingequetscht – dies kann bis hin zum Anstoßen an knöcherne Strukturen führen. Es kommt zu Einblutungen, zu Reizungen der Gelenkkapsel und im Verlauf zu den typischen Entzündungszeichen. Beim Drehen auf die mehrbetroffene Seite können die Patienten kaum liegen, da auch in dieser Stellung der Hüftgelenkskopf nicht in der Gelenkpfanne liegt, wenn nicht vorher das Bein in seiner Stellung verändert wurde. Auch fällt den Patienten das Sitzen schwer, sie schieben sich deswegen oft mit dem Becken nach vorne, da eine Beugung der Hüfte kaum ausgehalten werden kann.

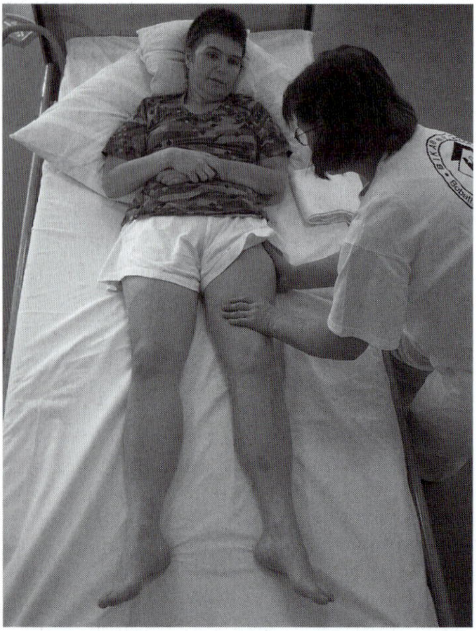

Abb. 5.9: Beinhandling bei außenrotiertem Bein.

Wird in der Anfangsphase die Hüfte im Liegen nicht korrigiert, baut sich ein Muskeltonus auf, der das Bein dann in dieser Stellung weiter hält. In der Folge wird es noch schwieriger das Bein zu bewegen und die Patienten leiden unter chronischen Schmerzen.

Im Umgang mit dem betroffenen Bein ist grundsätzlich darauf zu achten, dass das Bein in eine Mittelstellung gebracht wird (☞ Abb. 5.9). Das Bein muss weit oben am Oberschenkel angefasst und sehr nah am Gelenk vorsichtig zentriert werden. Danach kann erst das ganze Bein aufgestellt werden.

Bei einer Lagerung auf dem Rücken muss das außenrotierte Bein in Mittelstellung gebracht werden. Um zu verhindern, dass das Bein nach außen fällt, wird ein Handtuch oder Kissen unter den Trochanter major (☞ Abb. 5.8 b) gelegt. Auch im Sitzen ist dies häufig nötig. Werden die Patienten in die Seitenlage gebracht, muss vorher das Bein zentriert werden; danach kann das Bein aufgestellt und das Becken versetzt und gedreht werden.

5.3.4 Gesicht und Schlucken

Das Gesicht des Menschen lässt sich nicht verstecken, nicht ankleiden, daher fallen krankhafte Veränderungen schon bei einer ersten Begegnung auf. Die Patienten leiden sehr unter ihrem veränderten Gesichtsausdruck und den entsprechenden Fehlinterpretationen der Umwelt. Die Mimik ist häufig eingeschränkt und ein Mundwinkel hängt nach unten. Einseitige bis beidseitige Lähmungen führen zu einer Asymmetrie oder Ausdruckslosigkeit. Nicht nur die äußeren Lähmungen des Gesichts, sondern auch die Lähmungen im inneren des Mundes führen zu Veränderungen. Je nach Lokalisationsort der Hirnschädigung sind die Lähmungen der Gesichts- und Halsmuskulatur leicht bis sehr stark ausgeprägt. Oft ist die Zunge in ihrer Bewegung eingeschränkt, das Gaumensegel hängt und die gesamte Halsmuskulatur ist in ihrer Funktion eingeschränkt. Die Patienten fallen mit ihrer Aussprache auf, die dysarthrisch klingen kann (**Dysarthrie**: Sprechstörung, die sich in einer Störung der Artikulation und einer Veränderung der Sprechlautstärke und -geschwindigkeit äußert). Häufig ist der Schluckakt betroffen und der Speichel läuft aus dem Mund. Da in den meisten Fällen auch die Sensibilität gestört ist, spüren die Patienten nicht, wenn ihnen Speichel oder Essensreste am Mundwinkel oder Kinn verbleiben. Die Lähmung des Gaumensegels kann dazu führen, dass beim Schlucken, vor allem beim Trinken, Flüssigkeit aus der Nase läuft, da das Gaumensegel nicht mehr die Abschlussfunktion zum Nasen-Rachenraum gewährleistet. Nehmen die Patienten feste Nahrung zu sich, können sich durch den Nichtabschluss des Rachenraumes kleine Essensreste in den Nasenraum schieben, die dann ein Niesen auslösen. Bei beiden Vorkommnissen ist immer mit einer Schluckstörung zu rechnen und es sollte eine genauere Diagnostik durchgeführt werden.

Durch die unterschiedlich starke Lähmung des Zungengrundes und der weiteren Halsmuskulatur ist der Schluckakt teilweise eingeschränkt, bis hin zur kompletten Dysfunktion des Schluckaktes. Beim Schlucken kann sich der Kehlkopf nicht mehr ausreichend nach oben bewegen und sich dem Kehldeckel nähern, damit dieser durch das Kippen den Verschluss der Trachea übernimmt. Die Patienten sind gefährdet sich zu verschlucken und bekommen durch die Flüssigkeits- und Nahrungsreste in der Trachea und Lunge häufig eine Aspirationspneumonie. Bei diesen Patienten ist es immer angebracht, dass sie über eine Sonde ernährt werden. Einige schwerstbetroffene Patienten sind in ihrer Frühphase beatmungspflichtig und durch eine Tracheostomaanlage mit einer Trachealkanüle versorgt. Es bestehen manchmal so ausgeprägte Schluckstörungen, dass sich die Patienten sogar an ihrem eigenen Speichel verschlucken. Häufig fehlt dann noch der Eigenschutz und die Patienten husten nicht. Bei dieser schweren Schluckstörung ist es zur Sicherung des Patienten sogar notwendig, dass die Trachealkanüle geblockt wird.

Normaler Schluckakt

Die Nahrungsaufnahme ist für uns Menschen nicht nur Lebenserhaltung. Aspekte wie Genuss, Lebensqualität und soziale Integration spielen beim Essen eine sehr große Rolle. Das Gesicht und der Mund sind sehr intime Bereiche und normalerweise wird es nur sehr vertrauten Personen erlaubt, das Gesicht oder den Mund zu berühren. Zahnärztliche oder andere ärztliche Untersuchung werden nur ungern im Mund zugelassen.

Die Zunge ist im Mund immer in Bewegung. Sie ist sehr sensibel und stellt jedes kleine Essensstückchen vergrößert dar. Jeder Essensrest zwischen den Zähnen wirkt störend und wird mit der Zunge entfernt. Der Mund ist immer feucht und jeder schlechte Geschmack wird mit Essen, Bonbons, Kaugummi oder Zähneputzen verändert.

Kay Coombes, eine Senior F.O.T.T.® Instruktorin (**F**acio **O**rale **T**rakt **T**herapie), hat den Schluckakt in vier verschiedene Phasen eingeteilt:

1. Präorale Phase
Phase der Vorbereitung. Augen, Arm und Hand, Hand und Mund, Riechen, Speichelansammlung im Mund

2. Orale Phase
Beißen, Kauen, Bolusformung, Transport des Bolus entlang der Zunge

3. Pharyngeale Phase
Bolustransport durch Rachen und Schlund, Unterbrechung der Atmung und Schutz des Atemwegs, Anheben des Kehlkopfs, Kippen des Kehldeckels, Verschluss der Stimmlippen und Taschenfalten, pharyngeale Peristaltik

4. Ösophageale Phase
Boluspassage durch den oberen Ösophagussphinkter, Peristaltik der Speiseröhre, Bolustransport in den Magen.

Umgang mit Patienten, die Probleme im Mund-Gesichtsbereich haben

Wenn es um den Mund-Gesichtsbereich und das Schlucken bei Patienten geht, ist eine genaue Erfassung der Problematik notwendig. Es ist hilfreich wenn geschaut wird, in welcher Phase der Nahrungsaufnahme die Patienten ihre Probleme haben. Bei Erstaufnahme von Patienten steht immer die Abklärung einer Schluckstörung im Vordergrund. Nur bei ungestörtem Schluckakt können die Patienten oral Nahrung zu sich nehmen. Aber auch wenn Patienten schon essen dürfen, müssen die ersten Nahrungsaufnahmen überwacht werden, da immer noch die Gefahr des Verschluckens besteht.

Spezielle Fortbildungskurse (z.B. F.O.T.T.®) beschäftigen sich im Grundkurs fünf Tage mit den Problemen der Schluckproblematiken.

In diesem Unterkapitel soll nicht die Anbahnung von Essen behandelt werden, auch hier möchte ich auf weiterreichende Literatur verweisen (s.u.). Die Behandlung der Schluckstörungen gehört in das interdisziplinäre Team, da sowohl Logopäden, Ergotherapeuten, Physiotherapeuten als auch examinierte Pflegende eine spezielle Ausbildung für diese Behandlung haben können. Grundlage der F.O.T.T.® ist das Bobath-Konzept und es ist von großem Nutzen, wenn Pflegende schon Erfahrungen mit dem Bobath-Konzept gemacht haben.

Stellung des Kopfes

Die Stellung des Kopfes ist nie unabhängig vom übrigen Körper zu sehen. Wie schon erwähnt, ist der Haltungstonus des Rumpfes ausschlaggebend für die Kopfstellung in einer jeweiligen Position. Haben die Patienten einen hypotonen Rumpf, wird die Halsmuskulatur sehr schnell fest und beeinflusst damit die Kopfstellung. Patienten mit einem hypotonen Rumpf können z.B. im Sitzen den Rumpf nicht halten. Die Patienten sitzen in Flektion und der Kopf wird verschoben (translatiert), schwer nach oben gehoben, damit sie etwas sehen können. Der Nacken wird kurz und fest. Häufig kommt noch hinzu, dass der Kopf nicht mittig steht, sondern geneigt zur einen Seite gehalten wird. Mit dieser Kopfstellung kann der Kehlkopf sich nicht frei nach oben bewegen, was das Schlucken erschwert. In der Unterstützung dieser Patienten ist es dringend erforderlich, dass der Rumpf zum Beispiel mit einem Badehandtuch, einer elastischen Bauchbinde oder sogar einer Decke stabil gehalten wird.

Wenn es ums Essen geht, muss immer auch eine Voraussetzung dafür geschaffen werden. Nur mit einem guten Haltungshintergrund ist der Kopf frei beweglich.

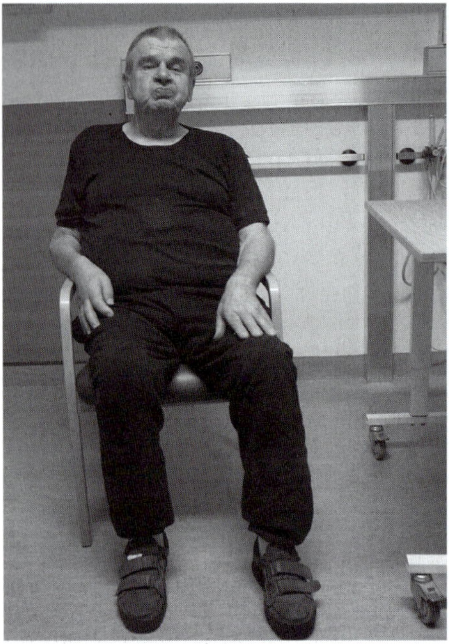

Abb. 5.10 a (links): Patient mit hypotonem Rumpf, fester Mundbereich.

Abb. 5.10 b (unten): Patient in korrigierter Sitzposition, Mund ist weicher.

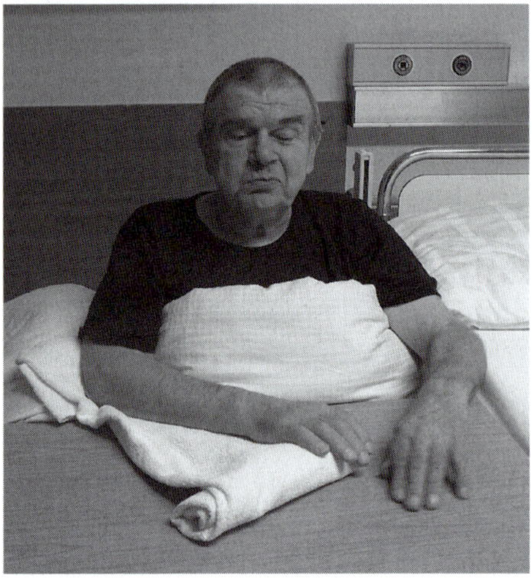

Das heißt, dass die Patienten zum Essen in einen normalen Stuhl gesetzt werden sollten, da nur er eine feste Unterstützungsfläche bietet.

Merke

Zum Essen müssen Patienten eine aufrechte Sitzposition haben!

Sitzposition

Ein Rollstuhl ist ungünstig, da die Sitzfläche nicht genügend Festigkeit für das Becken bietet. Hinzu kommt, dass nicht immer der Rollstuhl so angepasst ist, dass die Füße fest auf dem Boden stehen können. Stehen die Füße auf der Fußstütze, ist der Winkel der Hüfte enger und das Becken kippt nach hinten, was wiederum bedeutet, dass der Rumpf in Flektion geht. Das Sitzen auf einem normalen Stuhl bietet den Füßen Kontakt zum Fußboden und das Becken ist in Aufrichtung, damit sind der Rumpf gerade und der Kopf frei beweglich. Ein Stuhl mit Seitenlehnen ist immer so angepasst, dass er gut an den Tisch passt, was wiederum günstig für eine Armlagerung ist. Außerdem erreichen die Patienten leichter ihren Teller.

Bei schwer betroffenen Patienten, die noch nicht so belastbar sind, aber keine Schluckstörung haben, kann es in Ausnahmefällen auch möglich sein, sie im

Bett zu belassen. Aber auch im Bett ist es enorm wichtig, dass der Rumpf stabil und aufgerichtet ist und der Kopf frei bleibt. Die Patienten müssen in aufrechter Position sitzen.

Die Unterstützung beim Essen kann vielseitig sein (☞ 7.3 *Essen und Trinken*). Hier ist immer zu schauen, wo die Unterstützung benötigt wird. Bei Handlungsstörungen (☞ 5.4 *Neuropsychologie*) muss der Patient gegebenenfalls geführt werden. Günstig für die Patienten ist es, wenn nicht gleichzeitig feste und flüssige Nahrung in den Mund genommen wird, da sich gerade in der pharyngealen Phase die Muskulatur leichter anpassen kann und die Gefahr des Verschluckens nicht mehr so groß ist.

Merke

Bei Schluckstörungen nicht gleichzeitig feste und flüssige Nahrung in den Mund geben!

Häufig müssen die Patienten auch in ihrer Geschwindigkeit gebremst werden – besonders dann, wenn sie nicht erst alles herunterschlucken, bevor sie die nächste Portion in den Mund nehmen.

Nach den Mahlzeiten sollten die Patienten immer aufgefordert werden, ihren Mund mit der Zunge abzusuchen, um ihn zu säubern. Gerade in der mehrbetroffenen Wangentasche sammelt sich vielfach Nahrung an. Diese muss in jedem Fall entfernt werden, da sonst im Liegen die Gefahr der Aspiration sehr hoch ist. Günstig ist es, wenn Patienten nach dem Essen den Mund ausspülen oder sogar ihre Zähne putzen.

Mundhygiene

Der Mund ist ein oft vernachlässigter Bereich bei Patienten. Die eingangs erwähnten Probleme sind sehr vielfältig. Gerade bei Patienten, die noch mit einer Trachealkanüle versorgt sind, ist zur Vorbeugung einer gestörten Mundflora eine gute Mundpflege unumgänglich. Da die Patienten keine Stimulation über den Mund bekommen, ist der Mund oft sehr trocken und bewegungsarm. Viele Patienten reagieren überempfindlich und manchmal mit festem Kieferschluss. Bei diesen Patienten bedarf es einer gezielten Therapie, um diese Überempfindlichkeit abbauen zu können. Für alle Patienten mit Störungen im Mundbereich ist es notwendig, dass mindestens dreimal täglich eine Mund-Zahnpflege durchgeführt wird. Die Mundpflege sollte immer in gewohnter Weise und möglichst mit einer dem Patienten angenehmen Zahnbürste stattfinden. Günstig ist eine mittlere Zahnbürste mit kurzem Kopf oder eine elektrische Zahnbürste, wenn sie vom Patienten auch vorher schon benutzt wurde. Bei der Durchführung wird nicht mit Klemmen oder sonstigen harten Gegenständen in den Mund gegangen.

Die Mundhöhle wird in Quadranten aufgeteilt und – wenn das Zähneputzen für den Patienten übernommen wird – immer die gleiche Reihenfolge des Putzens eingehalten. Das Putzen der Zähne erfolgt von den Backenzähnen bis zu den Schneidezähnen und die Strichrichtung von Rot (Zahnfleisch) nach Weiß (Zähne). Damit werden am besten die Zahnzwischenräume gereinigt. Putzen die Patienten selbständig, sollte beobachtet werden ob sie die Zähne auch vollständig putzen. Wenn sie nur ungenau putzen, sollten sie entweder verbal angeleitet oder ihre Hand geführt werden (☞ Abb. 7.16).

Merke

Bei allen Patienten mit Störungen im Bereich des Mundes: 3mal täglich Zähen putzen!

Zahnpasta sollte zum Putzen nur dann verwendet werden, wenn die Patienten ihren Mund auch mit Wasser ausspülen können. Ist das Ausspülen nicht möglich und wird die Zahnpflege für die Patienten übernommen, sollten handelsübliche Mundspüllösungen verwendet werden.

Merke

Vorsicht mit desinfizierenden medizinischen Mundspüllösungen (z.B. Hexitidin haltige Lösungen)!

Sie dürfen nur kurzzeitig bei Entzündungen verwendet werden. Bei längerfristigen Anwendungen werden die Geschmacksknospen angegriffen. Vorsicht auch mit zitronenhaltigen Stäbchen, sie trocknen den Mund längerfristig aus. Bei Anwendung von Teesorten ist es immer angezeigt zu wissen, was der Betroffene vorher gemocht hat. Nicht jeder mag Pfefferminz- oder Kamillentee!

Die Durchführung der Zahnpflege sollte möglichst gewohnheitsmäßig am Waschbecken erfolgen. Bei schwerstbetroffenen Patienten kann die Zahnpflege auch im Bett stattfinden. Seitenlage oder die Sitzposition sind die günstigsten Ausgangsstellungen (☞ 7.4 *Mundpflege*).

Für sehr belegte Zungen gibt es handelsübliche Zungenreiniger, die gerade bei solchen Patienten zu empfehlen sind, bei denen keine orale Nahrungsaufnahme möglich ist.

Über die regelmäßige Mund- und Zahnpflege bekommen die Patienten eine deutliche Stimulation, die sich sehr auf Wachheit und Interesse auswirkt.

Weiterführende Literatur:

Gratz, Claudia / Müller, Doris: Die Therapie des Facio-Oralen Traktes bei neurologischen Patienten. Schultz-Kirchner Verlag, Idstein 2004.

Nusser-Müller-Busch, Ricki: Die Therapie des Facio-Oralen Traktes. Springer Verlag, Berlin 2004.

5.3.5 Sprache

Die Sprache bietet eine der wichtigsten Möglichkeiten der Kommunikation.

Diese beinhaltet:
- Sprechen
- Verstehen
- Lesen
- Schreiben
- Sprachmelodie
- Sprachrhythmus.

Ergänzt wird die verbale Kommunikation durch den nonverbalen Ausdruck. Hierzu gehört:
- Gestik
- Mimik.

Schon durch Gestik und Mimik allein ist eine einfache Kommunikation möglich. Dies können wir erleben, wenn wir in einem Land uns unbekannter Sprache sind. Mittels Gestik und Mimik können wir ein Brot oder ähnliches beim Bäcker einkaufen. Für komplexere Sachverhalte benötigen wir jedoch eine Übersetzung, wie z.B. in einer Apotheke zum Einkauf eines bestimmten Medikaments.

Sprachzentrum

Anatomisch gesehen liegt bei den meisten Menschen das Sprachzentrum in der linken Hirnhälfte. In der Literatur wird das Sprachzentrum in das Wernicke- und Broca-Zentrum eingeteilt. Im Wernicke-Zentrum werden unter anderem Worte oder Sätze verstanden und es leitet die Information zur weiteren Verarbeitung an andere Zentren. Das Broca-Zentrum ist zuständig dafür, passende Antworten inhaltlich und grammatikalisch richtig zu erstellen und an die Sprechwerkzeuge (z.B. Lippen, Zunge, Gaumen, Atmung usw.) weiterzuleiten.

Sind wir Zuhörer eines Vortrags, so ist es uns möglich die Sprache des Vortragenden zu hören und zu verstehen sowie dabei gleichzeitig die projizierten Bilder und Texte aufzunehmen, zu analysieren und parallel eine Zusammenfassung des Gehörten zu notieren. Das neuronale Netzwerk für Sprache hat Verbindung zu allen Anteilen des Gehirns, sowohl links als auch rechts.

Zusammenfassend gesagt, ist die linke Hirnhälfte mehr für die Sprachproduktion und den Satzbau (Verständnis und Ausdruck) zuständig, die rechte Hirnhälfte dagegen mehr für die Melodie und die emotionale Verarbeitung. So ist es möglich, dass ein Aphasiker, der sonst nicht spricht, fluchen oder Lieder singen kann. Die Erklärung hierfür liegt darin, dass emotional bedeutsame Wörter (z.B. Schimpfwörter) sowohl im rechten als auch im linken Gehirn gespeichert sind. Melodien, Rhythmen und Lieder sind in der Regel nur in der rechten Hirnhälfte angesiedelt. Liedtexte sind fest mit einer Melodie verknüpft. So ist es ist bspw. nicht möglich, die zweite Zeile eines Liedes laut zu singen, ohne zumindest die erste Zeile gedacht zu haben. Viele Aphasiker können freudig Lieder mit Texten singen, ohne dabei aber den Sinn zu verstehen.

Gebete werden ebenfalls bezogen auf ihren Rhythmus abgespeichert und können auch noch nach einer Schädigung des Sprachzentrums (der linken Gehirnhälfte) gesprochen werden, ohne dabei die wörtliche Bedeutung zu erfassen.

Sprachstörungen

Sprachstörungen bei einer erworbenen Hirnschädigung werden als Aphasien bezeichnet.

Aphasien lassen sich in verschiedene Formen unterteilen:
- Globale Aphasie
- Broca-Aphasie
- Wernicke-Aphasie
- Amnestische Aphasie.

Die einzelnen Aphasieformen können nie strikt voneinander getrennt betrachtet werden. Oft finden sich Überschneidungen in den einzelnen Störungsbereichen und unterschiedliche Schweregrade. Im Verlauf der Rückbildung der Hirnschädigungen kann eine bereits bestehende Form in eine andere übergehen. In der Akutphase haben Patienten mit einem ausgedehnten Arteria cerebri media Insult häufig eine schwere globale Aphasie. Ist diese rückläufig, kann sie sich zu einer Broca-Aphasie oder zu einer amnestischen Aphasie verändern.

Der Begriff Sprachverständnis beschreibt das abstrakte, nicht das situative Sprachverständnis. Im Pflegealltag wird im Allgemeinen das situative Sprachverständnis genutzt, indem z.B. einem Aphasiker eine Flasche gezeigt und dabei gefragt wird, ob er Durst habe. Viele Aphasiker verstehen situativ diese Frage und können adäquat mittels Mimik oder Gestik antworten. Wird einem Aphasiker hingegen ein komplizierter Sachverhalt erklärt – wie bspw. eine Untersuchung mit längerer Vorbereitung (z.B. Coloskopie) – so versteht er dies in der Regel nicht.

Bei einer globalen Aphasie ist oft nicht nur die Sprache betroffen, sondern auch die nonverbale Kommunikation (Mimik und Gestik). Patienten mit dieser Störung haben häufig das Problem, ihre Bedürfnisse in irgendeiner Form ausdrücken zu können. Es kann passieren, dass diese Patienten als inkontinent be-

	Globale Aphasie	Broca-Aphasie	Wernicke-Aphasie	Amnestische Aphasie
Sprachproduktion	Sprachautomatismen („do,do,do")	Verlangsamt	Überschießend, reden viel	Meist flüssig
Artikulation	Meist dysarthrisch[1]	Oft dysarthrisch	Redefluss	Normal
Wortwahl	Äußerst begrenztes Vokabular	Meist nur Substantive	Wortneuschöpfungen, oft vom Zielwort abweichend	Wortfindungsstörungen, Um- oder Beschreibungen
Satzbau	Einzelwörter	Telegrammstil	Satzverdrehungen	Normal
Melodie	Monoton	Mühsam	Normal	Normal
Sprachverständnis	Sehr schlecht	Leicht eingeschränkt	Stark gestört	Normal

Tab. 5.11: Aphasieformen.
[1] Dysarthrie ☞ 5.3.4

zeichnet werden, da sie nicht in der Lage sind zur Toilettentür zu zeigen, wenn sie einen Harndrang verspüren.

Durch die Sprachverständnisstörung kommt es oft zu Missverständnissen im Pflegealltag. Aufforderungen zur Handlung können nicht richtig verstanden werden und schnell entsteht der Eindruck, dass die Patienten die Mitarbeit verweigern. Dadurch wirken diese Patienten häufig unmotiviert.

Umgang mit Aphasikern

Im Umgang mit Aphasikern ist folgendes zu beachten:

- Kurze einfache Sätze (Subjekt, Prädikat, Objekt)
- Geschlossene Fragen stellen, die entweder mit „Ja" oder „Nein" beantwortet werden können
- Deutlich sprechen und den Betroffenen dabei ansehen
- Das Gesprochene durch Gestik und Mimik unterstreichen
- Dem Aphasiker Zeit lassen und ihn zum Sprechen ermutigen
- Nicht jedes Wort bewerten, sondern durch das Gesprochene versuchen den Sinn zu verstehen
- Den Aphasiker nicht ständig verbessern und ihn nicht nachsprechen lassen
- Aphasiker sind nicht unbedingt schwerhörig, es muss nicht zwangsläufig laut mit ihnen gesprochen werden

- Nur nach vorheriger Verabredung mit dem Aphasiker sprechen
- Ehrlich zurückmelden, wenn etwas nicht verstanden wurde
- Ein Patient mit einer Wernicke-Aphasie muss in seinem Redefluss gestoppt werden, da er seinen Gesprächspartner nicht verstehen kann solange er selbst spricht.

Der Verlust von Sprache bedeutet für einen Menschen eine sehr starke Beeinträchtigung, da ihm eine grundlegende Möglichkeit zur Kommunikation mit anderen Menschen genommen ist. Des Weiteren können Patienten mit einer Aphasie ihre privaten Anliegen nicht mehr für sich regeln, da sie ihre Probleme nicht verbal zum Ausdruck bringen können. Gerade finanzielle Angelegenheiten können nicht mehr in die Wege geleitet werden, was häufig zu einer gerichtlich bestimmten Betreuung dieser Patienten führt. Die Folgen dieser unfreiwilligen Unselbständigkeit können depressive Verstimmungen und Rückzug sein. Andere Patienten wiederum reagieren aggressiv, weil sie nicht verstanden werden. Die Aggressivität kann sich gegen sie selbst richten oder gegen ihre Gesprächspartner.

Beispiel

Angehörige fühlen sich oft sehr hilflos im Umgang mit den Betroffenen, da diese zum einen körperlich behindert sind und zum anderen die Möglichkeit für ein Gespräch miteinander fehlt. Schweigend sitzt der Besucher da, fühlt sich ohnmächtig und schlecht und hat kein Bedürfnis zu einem weiteren Besuch. Die Aufgabe der Pflegenden liegt darin Besucher zu ermutigen, dem Patienten geduldig zuzuhören und herauszufinden, was der Aphasiker mitteilen möchte. Letzteres stellt die Grundmotivation für weiteres Sprechen dar. Es ist wichtig die Angehörigen aufzuklären und ihnen die oben genannten Regeln nahezubringen. Sprachliche Fortschritte kann ein Aphasiker unbegrenzt machen, vorausgesetzt die Motivation zum Sprechen lernen bleibt erhalten.

Weiterführende Literatur:

Lutz, Luise: Das Schweigen verstehen. 3. Auflage, Springer Verlag, Berlin 2004.

5.3.6 Blase und Darm

Blase

Bei einem gesunden Menschen wird der Füllungsgrad der Blase durch die Dehnungsrezeptoren der Blasenwand registriert und über afferente Nervenfasern ins Stammhirn gemeldet; in der Folge kommt es zum Harndrang.

Bei einem Patienten mit einer zentralen Schädigung ist in der Früh- oder Schockphase oft die Versorgung mit einem transurethralen Dauerkatheter (DK) notwendig. Die Ursache für eine Inkontinenz nach Hirnläsionen ist meist im neuropsychologischen Bereich zu suchen. Nur bei Läsionen im Bereich der Stammganglien (pontines Miktionszentrum) kommt es zu einer Störung des

Blasenzentrums im Gehirn. Die nosokomiale Harnwegsinfektion ist dabei eine häufig auftretende Komplikation, die mit brennenden und krampfenden Schmerzen einhergeht. Aus unterschiedlichen Gründen (Schluckstörungen, Müdigkeit, kein Durstgefühl) trinken die Patienten zu wenig, die Blase wird zu wenig gespült. Aus diesem Grund ist immer sehr frühzeitig abzuwägen, ob der transurethrale DK nicht entfernt werden kann.

In der Anamnese des Patienten findet sich oft schon eine Drang-Inkontinenz (die Dehnungsrezeptoren melden frühzeitig eine gefüllte Blase, Betroffene müssen bis zu 5mal pro Stunde die Toilette aufsuchen), die jetzt durch den mangelnden Rumpftonus zusätzlich verstärkt wird. Die Beckenbodenmuskulatur ist noch schwächer geworden, sodass es beim Husten oder Niesen zu unkontrollierten Entleerungen der Blase kommt.

Auch neuropsychologische Ursachen (☞ 5.4) können bei Harninkontinenzen eine Rolle spielen:

- **Aufmerksamkeitsstörungen**: Der Patient kann seine Aufmerksamkeit nicht teilen. Ist er mit etwas beschäftigt, registriert er seine volle Blase nicht. Unter Umständen spürt er seine volle Blase, kann aber nicht mehr rechtzeitig darauf reagieren
- Bei **Planungsstörungen** vergisst der Patient einzuschätzen wie lange er unter Umständen benötigt, um zur Toilette zu gelangen (Klingeln, Transfer in den Rollstuhl, Transfer auf die Toilette)
- Patienten mit einem **Neglect** haben häufig das Problem die Klingel nicht zu finden und können sich nicht rechtzeitig melden
- Patienten mit **apraktischen** Störungen erkennen zwar die Klingel, können aber nicht deren Bedeutung zuordnen oder sie nicht bedienen.

In der Behandlung aller Harninkontinenzen, ist immer zuerst die Ursache zu suchen. Eine Harnwegsinfektion muss medikamentös behandelt werden. Als Prävention ist immer die frühestmögliche Entfernung des Dauerkatheters anzustreben.

Bei neuropsychologischen Ursachen hat sich ein frühzeitiges Toilettentraining, immer orientiert am Tagesrhythmus des Patienten, sehr bewährt. Viele Patienten sind beruhigter, wenn sie eine Schutzeinlage tragen können. Bei Männern kann evtl. auch ein Kondomurinal angelegt werden. Dies sollte aber nicht von einem durchzuführenden Toilettentraining abhalten.

Darm

Bezüglich der Darmentleerung erscheinen die Patienten häufig als stuhlinkontinent. In der Frühphase haben die Patienten mangels hypotoner Bauchmuskulatur nicht die Möglichkeit, über die Bauchpresse den Darm zu entleeren. Es bilden sich Kotsteine, in deren Folge es zu Darmirritationen mit vermehrter Peristaltik kommen kann, die dazu führt, dass die weichen Kotmassen um die Kotsteine heraus fließen und die Patienten den Stuhl nicht halten können. Es entsteht der Eindruck, der Patient leide unter Durchfall. Aus diesem Grund sollten immer Menge und Konsistenz des Stuhls hinterfragt werden. Symptomatisch zeigen die Patienten häufig einen hohen Blutdruck und eine Tachykardie, was sich bis zu Schwitzen und Bauchkrämpfen ausweiten kann. In der Behandlung ist es wichtig, dass die Patienten mit Hilfe von oraler und rektaler Medikation zum Abführen gebracht und die Kotsteine evtl. manuell ausgeräumt werden. Zumeist ist dann die Stuhlinkontinez mit einem medikamentös eingeleiteten Abführrhythmus schon behoben. Natürlich ist es wichtig, diese Symptomatik von echten Durchfällen abzugrenzen, welche durch Sondenkostunverträglichkeiten oder eine Infektion bedingt sein können.

Ein weiteres Problem bei der Darmentleerung kann ein zu hoher Tonus im Analsphinkter sein. Auch hier kann es zur flüssigen Darmentleerung mit evtl. Kotsteinen kommen. In der Behandlung ist es häufig nur notwendig, den Spinkterspasmus vor der Stuhlentleerung mit dem Finger zu lösen. Evtl. muss auch hier noch zusätzlich ein Klistier gegeben werden, um eine gründliche Darmentleerung zu initiieren.

Merke

Abführmittel werden nur in Absprache mit dem behandelnden Arzt und nur über einen möglichst kurzen Zeitraum verabreicht!

Beim Thema Inkontinenz sollten Patienten immer ganzheitlich betrachtet werden: Wie ist die Ernährung bzw. wie war sie vorher? Reicht die Flüssigkeitszufuhr? Wird die Intimsphäre bei der Darmentleerung gewahrt? Auch eine fremde Umgebung kann zu Irritationen führen.

Für die Patienten ist es wichtig, dass alle genannten Faktoren berücksichtigt werden und sich ein durchzuführendes Toilettentraining an bestehenden Gewohnheiten orientiert. Dazu gehört auch, dass die Patienten auf die Toilette geführt oder die schwer betroffenen Patienten auf einen Toilettenstuhl gesetzt werden, der aber ins Bad gefahren werden sollte.

Weiterführende Literatur:

Deetjen, P. / Speckmann, E.-J. / Hescheler, J.: Physiologie. 4.Auflage, Urban & Fischer Verlag, München 2004.
Pflege Heute. 3. Auflage, Urban & Fischer Verlag, München 2004.
Vohs, M. / Winter, J.: Fachpflege Rehabilitation. Urban & Fischer Verlag, München 1999.

5.4 Neuropsychologie

„Die klinische Neuropsychologie befasst sich mit Diagnose und Therapie der Folgen, die Hirnschädigungen auf Intellekt und Psyche des Menschen haben“ (Goldenberg, Georg, 2002)

Die Neuropsychologie ist ein noch sehr junges Fachgebiet. Sie entstand aufgrund der psychischen Auffälligkeiten, die Patienten nach einer Hirnschädigung zeigten, die aber nicht in das klassische Fachgebiet der Psychiatrie einzuordnen waren. In der Diagnosestellung und Behandlung wurde man den Patienten mit ihren vielfältigen Ausfällen und Auffälligkeiten nicht gerecht.

Es kann gesagt werden, dass es sich bei neuropsychologischen Störungen um erworbene Störungen handelt, die nach einer Hirnschädigung auftreten. Die Störungen sind behandelbar. Im Netzwerk „Gehirn“ sind die Hirnleistungsfähigkeiten stark vernetzt und mehrfach an unterschiedlichen Stellen abgespeichert. Ziel der Behandlung ist es, den Zugriff zu den intakten Speichern zu finden, um so dem Patienten Alltagsfunktionen wieder zu ermöglichen.

Es ist die Aufgabe des Neuropsychologen, den Patienten für eine genaue Diagnosestellung zu testen. Die Behandlung ist nur eine von vielen unterschiedlichen Maßnahmen zum Wohle des Patienten, hat aber Einfluss auf alle anderen Therapieverfahren. Im Vordergrund stehen für den Patienten immer die Ziele: Verbesserung der Motorik, pflegerische Selbständigkeit und soziale Wiedereingliederung.

Die neuropsychologischen Fähigkeiten sind die Fähigkeiten, die der Motorik einen Sinn geben. Eine körperliche Funktion setzt sich zusammen aus Motivation, Rückgriff auf Erfahrung, Erstellung neuer Handlungskonzepte und deren Planung sowie der dazu benötigten Motorik. Motorik ohne sinnmachende Fähigkeiten (neuropsychologische Fähigkeiten) wirkt auffällig und absurd. Die Motorik wird immer im Dienste einer Funktion eingesetzt.

Bei den neuropsychologischen Störungen handelt es sich einerseits um Wahrnehmungsstörungen in Bezug auf den eigenen Körper und in Bezug zur Umwelt. Andererseits kann es zu Hirnleistungsstörungen kommen, die Auswirkungen auf Handlungsplanungen und -ausführungen sowie auf Konzentration, Aufmerksamkeit und Gedächtnis haben. Exemplarisch werden im Folgenden nur einige Störungen aufgeführt, die eine große Bedeutung im pflegerischen Umgang mit den Patienten haben. Die in Kapitel 5.3.5 (*Sprache*) behandelte Aphasie gehört ebenfalls zu den häufig auftretenden Störungen.

Aufmerksamkeits- und Konzentrationsstörungen

Fast alle Patienten mit einer Hirnläsion zeigen Defizite im Bereich der Aufmerksamkeit und Konzentration. In der Frühphase nach einer Hirnschädigung handelt es sich um ein Problem der **allgemeinen Wachheit**. Die Patienten schlafen viel und reagieren nur mühsam auf verbale oder taktikle Ansprache, da die Geschwindigkeit der Informationsverarbeitung zu niedrig ist. Die Betroffenen sind nicht fähig Reize zu filtern, um Wichtiges von Unwichtigem zu unterscheiden. Werden sie einer Reizflut (verschiedene medizinische Gerätealarme, Gespräche im Raum, Radio, diffuses Anfassen, automatische Blutdruckmessungen etc.) ausgesetzt, so sind sie nicht fähig diese zuzuordnen und zu verarbeiten und reagieren einerseits mit Rückzug in sich selbst (sog. „Dornröschenschlaf") oder mit Unruhe und Schreien.

Im weiteren Verlauf der Rehabilitation stellt sich das Problem der **selektiven Aufmerksamkeit.** Die Patienten sind wach, aber bei Tätigkeiten, die mit ihnen durchgeführt werden oder die sie selber durchführen sehr schnell ablenkbar. Sie halten bei der Tätigkeit inne oder kommen nicht zum Ende, da sie ständig von anderen Dingen abgelenkt werden. Ein Beispiel ist das gemeinsame Essen mit anderen Patienten. Die Aufmerksamkeit wechselt laufend zwischen den einzelnen Reizen: Klappern des Geschirrs, Gespräche, neu hinzu kommender Patient usw. Der Patient kann seine Aufmerksamkeit nicht auf seine eigentliche Tätigkeit richten und isst nichts.

Patienten mit Aufmerksamkeitsstörungen zeigen immer auch eine Konzentrationsstörung, das heißt sie haben nicht die kognitive Ausdauer länger bei einer Aufgabe zu verweilen.

Apraxie

Die Apraxie ist eine Handlungsstörung, die auch unter dem Begriff der Dyspraxie bekannt ist. Dyspraxie trifft eher den Ausdruck einer Handlungsstörung, da meist Anteile einer Handlung durchgeführt werden können, eine völlige Handlungsunfähigkeit ist eher selten. Es gibt viele verschiedene Ausprägungen von Apraxien. Apraxien können auch den Mund- und Gesichtsbereich betreffen (☞ 5.3.4). Es soll aber hier nur die Ausprägung dargestellt werden, die pflegerische Konsequenzen nach sich zieht.

Ein typisches Beispiel aus dem Pflegealltag ist, dass ein Patient einen Handlungsablauf nicht mehr ausführen kann: Der Patient wirft während des Essens ein Butterstück in die Tasse oder er hält zum Bestreichen des Brotes die Klinge des Messers senkrecht statt waagrecht. Bei der Körperpflege sind die Patienten nicht in der Lage, den Waschlappen zum Körper zu führen, machen den Waschlappen nicht nass und „waschen" sich trocken. Der Rasierapparat wird beim Rasieren in den Mund genommen, ebenso das Rasierwasser.

Patienten können auch perseverieren, das heißt in Handlungen stecken bleiben und die letzte Sequenz dieser Handlung ständig wiederholen (Perseveration). Zum Beispiel bei der Körperpflege ständig die Brust und den Bauch waschen und nicht auch den Rest des Körpers.

Oft ist es so, dass im Rahmen einer Handlungsfolge eine Sequenz fehlschlägt und der Patient deswegen das Handlungsziel nicht erreicht. Im pflegerischen Alltag kommt es darauf an genau zu beurteilen, welche Handlungen nicht ausgeführt werden können, damit der Patient auch in diesem Bereich eine Unterstützung bekommt und ihm nicht der ganze Handlungsablauf abgenommen wird. Ist die Handlung des Patienten auffällig, sollte die Pflegende den Patienten führen und zwar solange bis er die Handlung alleine fortsetzen kann.

■ Agnosie

Agnosie heißt in der Übersetzung „Nichterkennen". In der Neuropsychologie ist damit gemeint, dass die Patienten bei intaktem Sehvermögen Gegenstände in ihrer Bedeutung nicht erkennen. Auch hier gibt es viele verschiedene Formen (z.B. werden nicht nur Gegenstände nicht erkannt sondern auch Bilder oder Gesichter). Im Pflegealltag kann fast nicht unterschieden werden, ob der Patient unter einer Apraxie oder einer Agnosie leidet. Es spielt bei der Unterstützung von Handlungsabläufen auch keine Rolle, wie die Störung im Einzelnen benannt ist. Ist die Handlung des Patienten auffällig, sollte die Pflegende den Patienten führen und zwar solange bis er die Handlung alleine fortsetzen kann.

■ Raumanalysestörungen

Die Raumanalysestörungen werden unterschieden in externe Störungen (umgebender Raum) und interne Störungen (eigener Körper). Zum visuell räumlichen Verstehen des externen Raumes bedarf es folgender Fähigkeiten: Einschätzung von Distanz, Winkel, Position, Parallelen, vertikalen und horizontalen Linien, Größenerfassung.

Patienten mit Störungen in diesem Bereich fallen auf, weil sie bspw. nicht einschätzen können, ob eine Person auf sie zukommt oder zum Nachbarbett geht. Oder sie können beim Rollstuhlfahren nicht abschätzen, ob sie durch einen Engpass kommen (Abstand Bett zu Schrank). Patienten können eine analoge Uhr nicht ablesen, da sie die Winkel der Zeiger zueinander nicht interpretieren können. Sie wissen nicht, ob der Rollstuhl nah genug bei der Toilette steht. Sie unterbrechen im Gespräch zusammenstehende Personen, da sie nicht erkennen können, dass diese Personen eine Gruppe bilden.

Interne Raumanalysestörungen zeigen sich dadurch, dass der Patient nicht weiß in welcher Position sich sein Körper befindet, ob er gerade oder schief sitzt, ob die Füße so positioniert sind, dass sie beim Aufstehen nicht umknicken bzw.

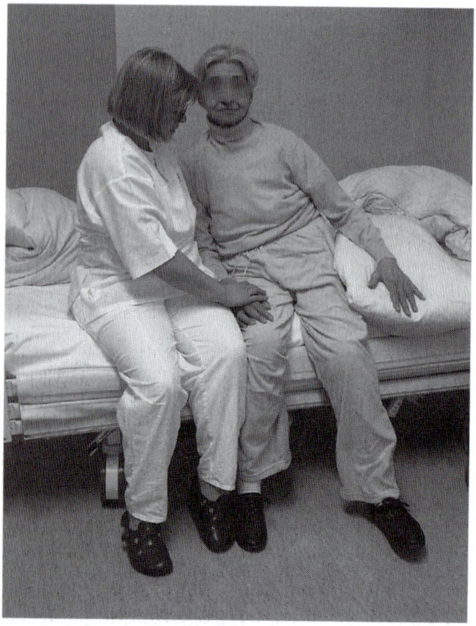

Abb. 5.12 a: Patientin mit Hemiparese rechts und drückender Tendenz nach rechts.

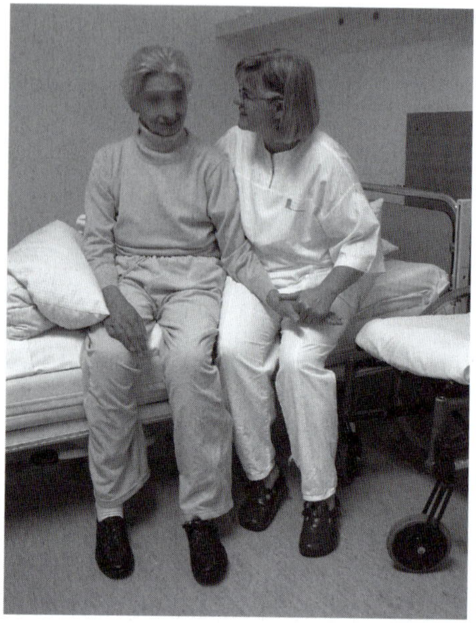

Abb. 5.12 b: Gleiche Patientin, korrigiert.

Gewicht übernehmen können. Er weiß nicht wie er den Arm bewegen muss, um in den Pulloverärmel zu schlüpfen oder wohin er das Gewicht verlagern muss, um das Gesäß zu heben.

Vielfach sind die Patienten in ihrer Körperwahrnehmung gestört und erleben ihre Körpermittelachse oder Körpervertikale an einer anderen Stelle als sie in der Realität ist.

Möchte die Pflegende die Position des Patienten korrigieren, so spürt sie einen Widerstand. Im Pflegealltag tritt dieses Phänomen sowohl bei rechtshirniger, als auch linkshirniger Schädigung auf. Ein großes Problem dieser Patienten ist eine Überaktivität der besseren Seite, wobei gleichzeitig die Schwierigkeit besteht, auf dieser Seite Unterstützungsfläche anzunehmen. Ziel muss es sein, die weniger betroffene Seite in ihrer Überaktivität zu hemmen. Dies gelingt erfahrungsgemäß gut, wenn für diese Seite sinnvolle Aufgaben körperraumbezogen gegeben werden. So sollte der Transfer (z.B. Bett-Rollstuhl) über die weniger betroffene Seite erfolgen, damit die Patienten Gewicht auf dieser Seite annehmen lernen und ihre Aktivität sinnvoll einsetzen. Als günstig hat sich dabei erwiesen, dass der Patient mit der Hand zum Rollstuhl auf der Unterstützungsfläche entlang gleitet und den Auftrag bekommt, sich mit dem Becken zur Hand zu bewegen (☞ Abb. 5.13 a, 5.13 b).

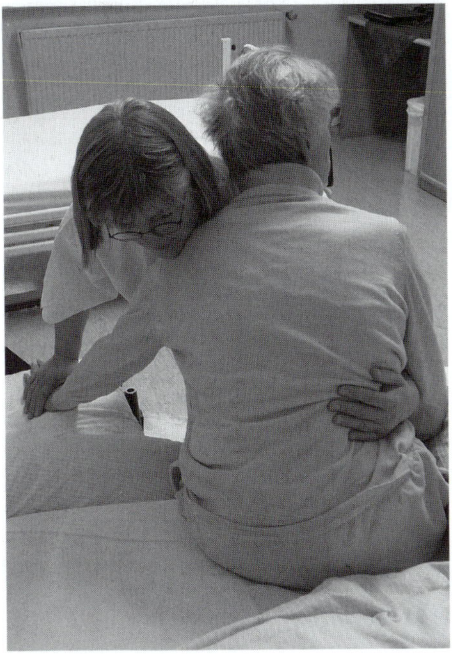

Abb. 5.13 a: Transfer bei nach rechts drückender Patientin.

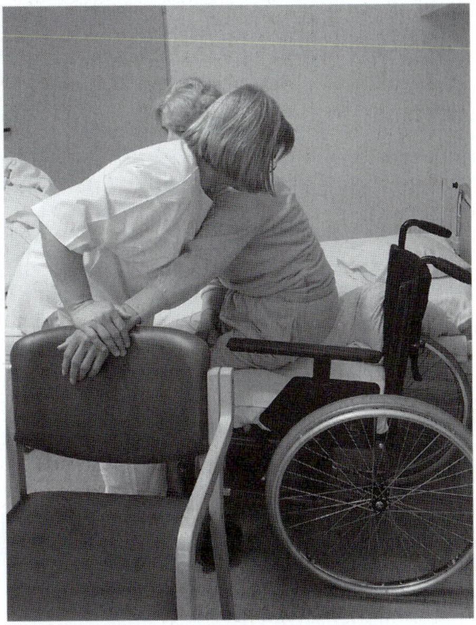

Abb. 5.13 b: Transfer bei gleicher Patientin mit links gebender Orientierung.

■ Neglect

Der Begriff „Neglect" bedeutet, dass eine Körperseite vernachlässigt wird. Es werden verschiedene Formen beschrieben, die in unterschiedlichen Schweregraden und Kombinationen vorkommen können. Dieses Vernachlässigungsphänomen betrifft den visuellen, akustischen und taktilen Bereich. Auch die innere Repräsentation sowohl des eigenen Körpers als auch des äußeren Raums ist unvollständig abgebildet. Die empfundene Körpermitte ist verschoben (☞ *Raumanalysestörung*).

Bei den Patienten ist auffällig, dass der Kopf von der betroffenen Seite weggedreht ist und auch die Augen in diese Richtung schauen. Auch wenn der Kopf gedreht wird, verharren die Augen in Blickrichtung zur besseren Seite. Es ist dem Patienten nicht möglich, den ihn umgebenden Raum ganz zu erforschen.

Der Patient wendet Menschen, die auf seiner mehrbetroffenen Seite stehen, keine Aufmerksamkeit zu. Er hört die Stimme, kann sie aber nicht einordnen und spricht in eine andere Richtung. Steht der Nachttisch auf der mehrbetroffenen Seite finden Neglect-Patienten nicht das Telefon wenn es klingelt oder sehen nicht das gefüllte Glas wenn sie Durst haben. Auch die Klingel auf der mehrbetroffenen Seite finden sie nicht. Beim Essen ist auffällig, dass nur die Hälfte der Mahlzeit gegessen wird. Bei der Körperpflege wird die mehrbetroffene Seite nicht gewaschen. Männer rasieren nur die Hälfte des Gesichts. Beim Rollstuhl fahren ecken Patienten immer wieder an Türrahmen an. Sollen Patienten ihren mehrbetroffenen Arm anheben, damit z.B. der Rollstuhltisch weggenommen werden kann, nehmen die Patienten den Arm der Pflegenden, in der Überzeugung, dass sie ihren eigenen Arm anheben.

Beim Transfer ist auffällig, dass sie eine falsche Wahrnehmung ihrer Körpermitte haben und ihr Gewicht nach einer Seite drücken (☞ *Raumanalysestörung*). Im Bett erscheinen die Patienten sehr unruhig. Lagerungsmaterialien werden aus dem Bett herausgeworfen, der Inhalt des Nachttisches wird im Bett verteilt und die Laken zerwühlt. Diese Patienten weisen oft Decubiti an Ellenbogen oder Ferse auf, die meist durch die Unruhe im Bett oder dem Rollstuhl durch Schürfwunden entstehen.

Durch die starke Unruhe dieser Patienten kommt es zu einem erhöhten Kalorienverbrauch, der in der Regel nicht gedeckt wird, da die Patienten beim Essen leicht ablenkbar sind oder auch nur die Hälfte des Essen wahrnehmen. Wie schon im Abschnitt über Blase und Darm erwähnt (☞ 5.3.6), sind die Patienten häufig inkontinent. Das Neglectphänomen ist im Anfangsstadium der Hirnschädigung oft kombiniert mit einer Anosognosie (Unfähigkeit, die eigene Erkrankung bzw. Funktionsausfälle wahrzunehmen). Die Patienten realisieren nicht, dass sie krank sind, versuchen wie gewohnt aus dem Bett zu steigen und fallen dabei. Gedanklich leben und erzählen sie aus ihrer Welt vor der Erkrankung. Auffällig ist, dass sie viel sprechen und für alle Misserfolge scheinbar plausible Erklärungen parat haben.

Neuropsychologische Probleme treten in der Regel kombiniert und nicht isoliert auf. Die Kummulation der Probleme führt bei Patienten zu stärkeren Verhaltensauffälligkeiten, welche für den Patienten große soziale Einschnitte bedeuten. Die Grundprinzipien im Umgang mit diesen Störungen im Pflegealltag ähneln einander. Auch hier ist es wieder wichtig, den Patienten individuell einzuschätzen und die für ihn entsprechenden Maßnahmen festzulegen.

Für die Angehörigen ist die veränderte Persönlichkeit der Patienten sehr belastend und oft auch unverständlich. Zu den bisher genannten Störungen kommen häufig noch psychische Störungen hinzu, z.B. eine Affektlabilität. Die Patienten weinen oder lachen aus heiterem Himmel und können dies auch nicht mehr alleine stoppen. Vielfach kommt es zum Streit zwischen ihnen und den Angehörigen oder diese schämen sich für das Verhalten. Dem Patienten selbst ist es auch peinlich, an unpassenden Stellen mit Lachen oder Weinen zu reagieren und dies ohne Hilfe (Ablenkung) von außen nicht stoppen zu können. Bei Unsicherheit, ob es sich um eine Affektlabilität handelt, kann man durchaus den Patienten befragen, ob sein Lachen oder Weinen mit seiner Stimmung übereinstimmt.

Die motorischen Ausfälle sind am Anfang der Erkrankung vordergründig auffällig. Die neuropsychologischen Probleme kommen erst zum Vorschein, wenn der Patient wacher wird. Diese Störungen erschweren die Rehabilitation erheblich, sind aber auch behandelbar. Die Erfahrung zeigt, dass gerade das Neglectphänomen innerhalb von Monaten deutlich rückläufig ist. Es ist wichtig, Angehörige über dieses Störungsbilder aufzuklären, damit sie Verständnis aufbringen und dem Patienten zur Seite stehen.

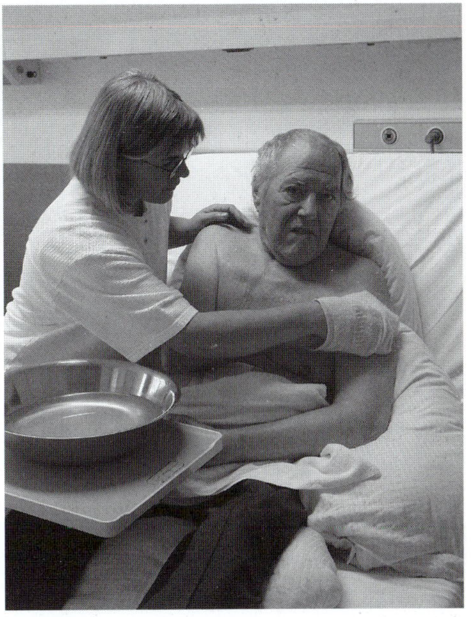

Abb. 5.14: Führen eines Patienten beim Waschen bei bestehender Neglectsymptomatik.

Umgang mit Patienten mit neuropsychologischen Störungen

- Bei Tätigkeiten mit dem Patienten ein ruhiges Umfeld schaffen
- Reize dosieren
- Eindeutige taktile Informationen geben
- Das Ziel der Bewegung deutlich machen
- Wenige, sehr exakte verbale Informationen geben
- Kleine Sequenzen planen und täglich wiederholen
- Ablaufstrukturen dokumentieren und beibehalten
- Bei Stocken eines Handlungsablaufs den weniger betroffenen Arm führen
- Aufmerksamkeit des Patienten halten
- Orientierung im Raum geben, z.B. mit einer festen Unterstützungsfläche
- Bei Wiederholungshandlungen den Patienten stoppen
- Bei enthemmtem Weinen den Patienten zur Handlung anhalten.

Weiterführende Literatur:
Goldenberg, Georg.: Neuropsychologie. 3. Auflage, Urban & Fischer Verlag, München 2002.
Prosiegel, Mario.: Neuropsychologische Störungen und ihre Rehabilitation. 3. Auflage, Pflaum Verlag, München 2002.
Thompson, R.F.: Das Gehirn. 3.Auflage, Spektrum Akademischer Verlag, Heidelberg 2001.
Springer, S. / Deutsch, G.: Linkes / Rechtes Gehirn, 4. Auflage, Spektrum Akademischer Verlag, Heidelberg 1998.

6 Bausteine für Bewegungsübergänge

In der Akutphase nach einer Hirnschädigung befindet sich das zentrale Nervensystem (ZNS) des Patienten in einer Art Chaos. Für diese Patienten ist es schwer, ihre veränderte Lebenssituation zu erfassen. Sie können nicht begreifen, dass Ihr Körper nicht mehr so eingesetzt werden kann wie vor der Erkrankung. Aus neurophysiologischer Sicht sind die Nervenbahnleitungen von den Rezeptoren bis zum Gehirn intakt, nur die Verarbeitung der Reize kann nicht mehr gesteuert werden. Wie schon im Kapitel 3 (☞ *Grundlagen der Neurophysiologie*) beschrieben, ist Bewegung entscheidend für die Erhaltung der muskulären Strukturen. Bewegung ermöglicht ein Wiedererkennen von Bewegungsmustern und ein Anknüpfen an immer noch vorhandene neuronale Sets. Durch Bewegung werden Muskeln und Nerven besser ernährt und mit Sauerstoff versorgt. Vor allem aber können durch Bewegung neue synaptische Verbindungen geschaffen bzw. alte erhalten werden. Auf diese Weise können wieder Verbindungen zwischen dem Kommando der Bewegung und dem Spüren der Bewegung geschaffen werden.

Die Frühphase bedeutet für die Patienten, dass sie zumeist passiv von einer Position in die andere gebracht werden. Die Lagerung des Patienten erfolgt vor dem Hintergrund, die Entstehung eines Dekubitus zu verhindern. Auch bei passiven Bewegungen registriert das Nervensystem der Patienten jede Bewegung und deren Qualität.

Ist beispielsweise die Qualität beim Bewegungsübergang „Drehen" nicht gut, so wird sich dies über das limbische (emotionale) System auch beim bewusstlosen Patienten einprägen. Sind die Schlüsselpunkte des Patienten zu Beginn des Drehvorgangs nicht zueinander ausgerichtet, muss die Pflegende bedeutend mehr Kraft für den Bewegungsübergang aufbringen. Durch dieses hohe Maß an Kraftaufwand, ist es der Pflegenden unmöglich zu spüren, wann der Patient am Ende seines Bewegungsausmaßes ist. Zur Erreichung des Ziels wird die Pflegende das Prinzip des Hebels nutzen. Für den Patienten bedeutet das, es wird an seinen muskulären Strukturen gerissen. Die Folge daraus sind Schmerzen. Das limbische System des Patienten lernt: Wenn so gedreht wird, muss mit Schmerz gerechnet werden. Folglich wird das ZNS als Vorausplanung für ähnliche Situationen veranlassen, dass Muskeln angespannt und festgehalten werden.

Das Bobath-Konzept anzuwenden, fängt schon in dieser Frühphase an. Es besteht die Chance, die Bewegungsübergänge analog Normaler Bewegung durchzuführen, auch wenn Patienten scheinbar noch keine Bewegung mitmachen können. So hat das ZNS des Patienten die Möglichkeit, ein für ihn bekanntes Bewegungsmuster zu erkennen und kann ggf. darauf reagieren und ein Kommando zum Mitmachen geben.

Mit dem Wissen um die Grundzüge der Normalen Bewegung können Patienten so bewegt werden, dass vor der Bewegung die Faktoren „Stellung der Schlüsselpunkte zueinander", „Beschaffenheit der Unterstützungsfläche" und „Stabilität geht vor Mobilität" beachtet werden, damit jede Bewegung dem Patienten erleichtert wird.

In diesem Abschnitt des Buches werden je nach Pflegetätigkeit – analog der Probleme und Fähigkeiten der Patienten – Möglichkeiten zu unterstützenden Bewegungsabläufen dargestellt (**Handlings**). Es soll deutlich gemacht werden, dass Bewegungsabläufe ähnlich sind. Es können nicht alle Möglichkeiten der Unterstützung dargestellt werden, da die Probleme der Patienten sehr individuell sind und sie daher auch individuelle Unterstützung brauchen. Bei den Bewegungssequenzen werden folgende **Prinzipien** berücksichtigt:

- Welcher Körperabschnitt muss stabilisiert werden, damit andere Körperabschnitte mobil werden können?
- Wie müssen die Körperabschnitte (Schlüsselpunkte) zueinander eingestellt werden?
- Wo muss ggf. die Unterstützungsfläche verändert werden?

Letztendlich ist immer dann die gegebene Unterstützung richtig, wenn die Patienten aktiv daran beteiligt sind und die Kompensationsstrategien nicht auf Kosten von starken assoziierten Reaktionen gehen. Auch bei Patienten, die schwerstbetroffen und vermeintlich keinerlei Aktivitäten zu spüren in der Lage sind, zeigen sich assoziierte Reaktionen, wenn die Unterstützung an falscher Stelle angesetzt wird.

Die folgenden Bewegungssequenzen sind jeweils mit wenig Unterstützung oder mehr Unterstützung, gegebenenfalls auch mit Hilfe einer zweiten Hilfsperson durchzuführen. Wie schon erwähnt, ist immer anhand der Problematik der Patienten das passende Angebot zu machen.

6.1 Bewegen innerhalb des Bettes

Wenn Patienten innerhalb des Bettes bewegt werden, erfolgen immer wiederkehrende Grundbausteine der Bewegung. Zu einem Grundbaustein der Bewegung im Bett gehört es, den Körper abschnittsweise zu bewegen. Damit die Bewegung ökonomisch durchgeführt werden kann, werden fast immer die Beine aufgestellt, um Becken und Gesäß anzuheben und sie entweder zur Seite oder nach oben oder unten zu verrutschen. In einer fließenden Bewegung folgt der

Oberkörper. Damit dieser leicht bewegt werden kann, wird der Kopf von der Unterlage gelöst. Da Patienten nach einer Hirnschädigung diese Möglichkeit der Bewegung nicht mehr haben, brauchen sie die Unterstützung an der mehrbetroffenen Seite. Es werden die Prinzipien der Normalen Bewegung angewandt (☞ Kapitel 4 *Normale Bewegung*). Ein Grundprinzip der Normalen Bewegung ist es, Körperabschnitte zueinander auszurichten. Bevor eine Bewegung durchgeführt werden kann, müssen Muskelanteile angespannt sein (Stabilität) damit andere Muskelanteile bewegt (Mobilität) werden können. Da die Patienten keinen angepassten Muskeltonus mehr haben, besteht die Hilfe unter anderem darin, eine stabilisierende Unterstützung zu geben, damit Bewegungen überhaupt durchgeführt werden können.

Die **Handlings** bauen sich immer so auf, dass analog einer Normalen Bewegung, erst die Unterstützung für eine Stabilität durchgeführt wird und danach die Hilfe für die Mobilität stattfindet. Die Handlings können sowohl aktiv als auch passiv mit den Patienten durchgeführt werden.

6.1.1 Patienten mit aktiven Bewegungsmöglichkeiten

■ Grundelement „Unterkörper bewegen"

Zum Bewegen in Rückenlage müssen zuerst die Schlüsselpunkte der Patienten ausgerichtet werden, damit ihnen die Bewegung leicht fällt.

Da das ZNS in Rückenlage die Tonusrichtung „Streckung" verrechnet, müssen die Schlüsselpunkte/-regionen der Patienten so angeordnet werden, dass der zentrale Schlüsselpunkt etwas tiefer liegt als die Schlüsselpunkte/-regionen des Schultergürtels (☞ Kapitel 4 *Normale Bewegung*). Hierfür werden zwei Kopfkissen (günstig sind gut gefüllte waschbare Federkissen) übereinander angeschrägt angeordnet, sodass die Kissen ein A bilden (sog. „A-Lagerung"). Die beiden oberen Enden liegen unter dem Kopf des Patienten. Die unteren Enden jeweils breit unter dem Schultergürtel. Die BWS des Patienten liegt nicht auf dem Kissen, sondern auf der Matratze. Zusätzlich wird noch ein kleines Kissen unter den Kopf des Patienten gelegt. Diese Lage bedeutet für die Patienten, dass der zentrale Schlüsselpunkt tiefer liegt und der Kopf eine Annäherung an das Sternum hat. Somit fällt es ihm leichter den Kopf anzuheben und gleichzeitig die Bauchmuskeln zu aktivieren. Bei fast allen Patienten ist diese Anordnung der Kissen nötig. Letztendlich ist es individuell über die Beobachtung der Bewegungsfähigkeit des Patienten entscheidend, wie viel oder wie wenig unterlagert werden muss.

Um Patienten zur Seite zu drehen und ein Hochrutschen oder Anheben des Gesäßes zum Hochziehen der Hose zu ermöglichen, werden zuerst die Beine aufgestellt. Die Pflegende sollte bei den Handlings möglichst an der mehrbe-

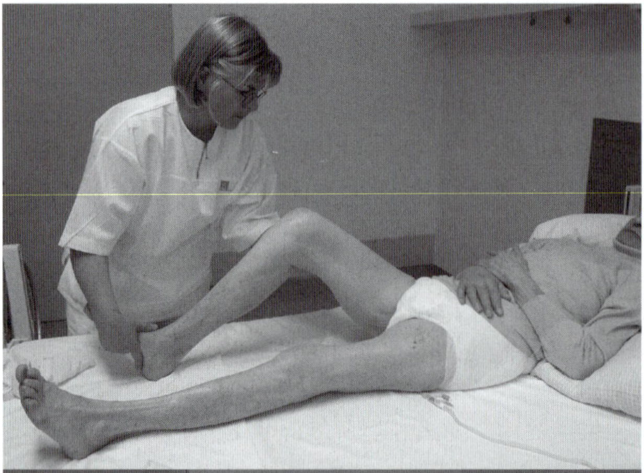

Abb. 6.1 a: Aufstellen eines mehrbetroffenen Beines.

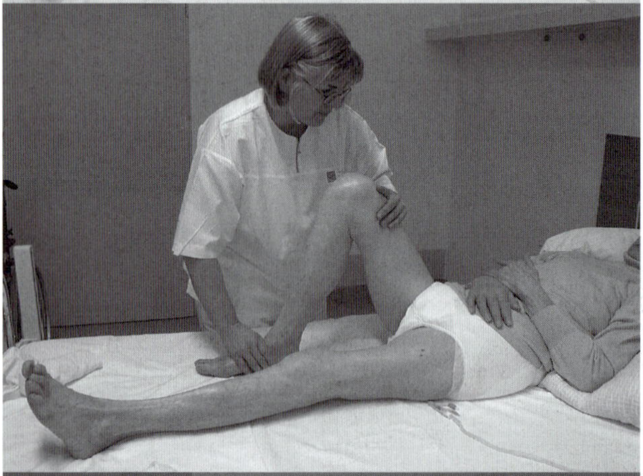

Abb. 6.1 b: Das Bein wird mit leichtem Druck auf die Matratze gestellt.

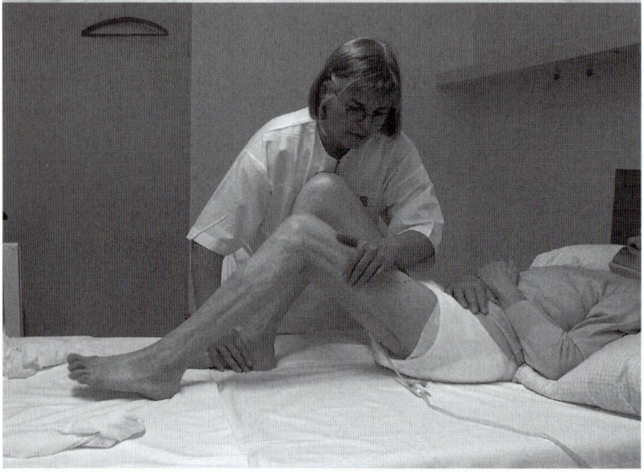

Abb. 6.1 c: Mit taktiler Information stellt die Patientin ihr weniger betroffenes Bein auf.

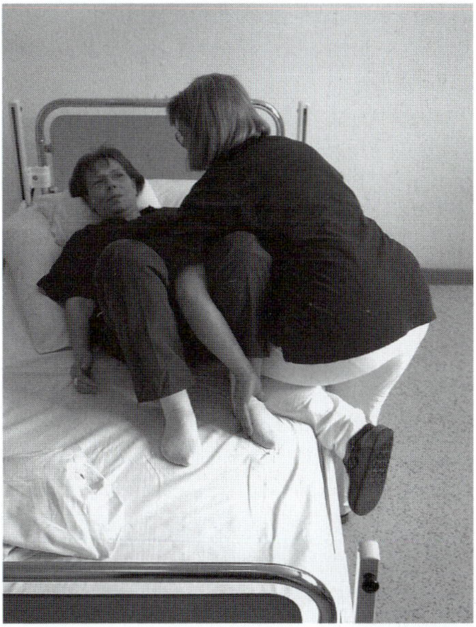

Abb. 6.1 d (links): Die Hand der Pflegenden stabilisiert den mehrbetroffenen Fuß.

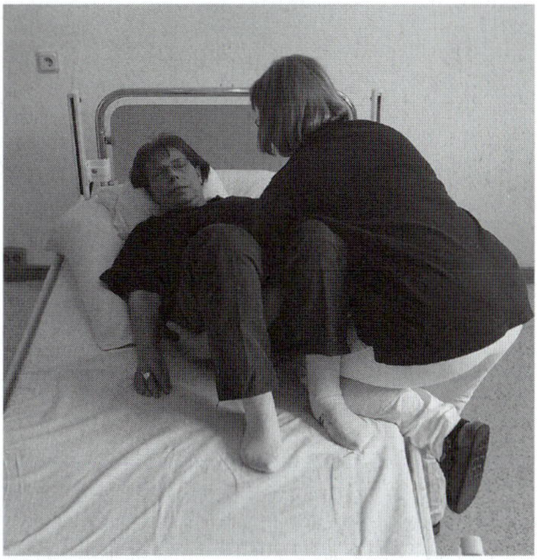

Abb. 6.1 e (oben): Durch Druck über die Achsel der Pflegenden bleibt das mehrbetroffene Bein stehen.

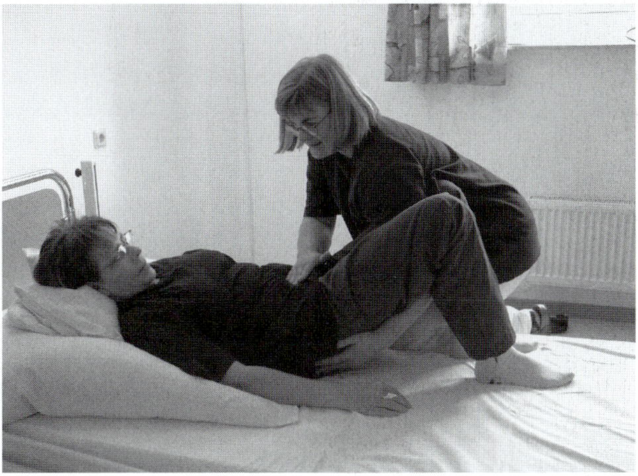

Abb. 6.1 f (links): Durch taktile Führung kippt die Patientin ihr Becken.

troffenen Seite des Patienten stehen. Es kommt auf die Reaktion des Patienten an, ob erst das mehrbetroffene Bein oder das weniger betroffene Bein aufgestellt wird. Im gezeigten Beispiel wird mit dem mehrbetroffenen Bein angefangen und die Patientin stellt ihr weniger betroffenes Bein dazu (☞ Abb. 6.1 a–c). Die Führung des mehrbetroffenen Beines wird über den Fuß aktiv eingeleitet, auch wenn die Patienten noch keine Muskelaktivität zeigen.

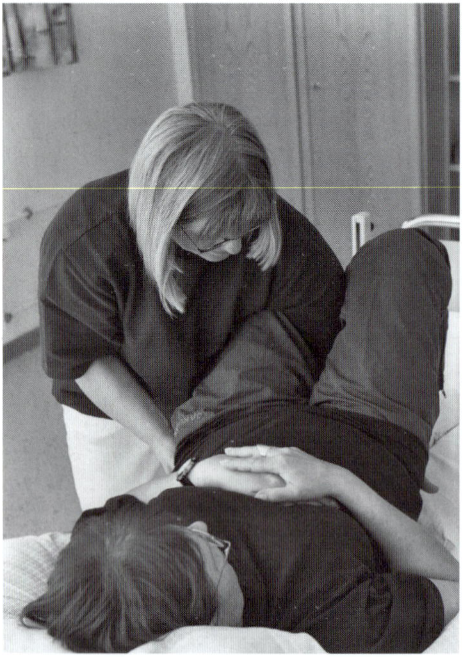

Abb. 6.1 g: Die Hände der Pflegenden liegen rechts und links auf dem Gesäßmuskel.

Wie in den Abbildungen 6.1 a-b gezeigt, wird von der Pflegenden der Fuß der Patientin angefasst und vom Vorfuß Richtung Körper leicht hochgezogen. Dabei ist darauf zu achten, dass die Fußaußenkante in Richtung Knie mit hochgezogen wird. Die zweite Hand der Pflegenden ist am äußeren Oberschenkel und führt das Bein mittig zur Hüfte. Das Bein wird soweit aufgestellt, dass der Fuß mit Unterstützung stehen bleiben kann. Dabei wird auf die Beweglichkeit des Kniegelenks geachtet. Sollten Patienten beim Anbeugen des Knies Schmerzen haben, so wird das Bein etwas weiter zurückgestellt. Steht das mehrbetroffene Bein, so kann der Patient das zweite Bein (☞ Abb. 6.1 c) dazu stellen. Damit das Becken angehoben werden kann, müssen die Füße hüftbreit nebeneinander stehen, um eine Basis zum Heben des Beckens zu gewährleisten. Das mehrbetroffene Bein wird von der Pflegenden mit der Achsel gestützt (☞ Abb. 6.1 e-g). Sollte das Bein der mehrbetroffenen Seite abrutschen, kann der Fuß der Patientin entweder mit dem Fuß, der Hand (☞ Abb. 6.1 d) oder dem Knie der Pflegenden gehalten werden. Für die Aktivität „Gesäß anheben" liegt eine Hand der Pflegenden am unteren Bauch des Patienten und gibt so den Impuls für „Becken Richtung Matratze kippen" (☞ Abb. 6.1 f). Die zweite Hand der Pflegenden ist an der Gesäßhälfte der weniger betroffenen Seite und zieht die Hand zu sich. Ist das Becken gekippt, wird auch die Hand, die vorher am Bauch lag, an die zweite Gesäßhälfte des Patienten gelegt. Beide Hände drücken etwas die Gesäßhälften des Patienten zusammen, damit der Impuls zum Anspannen und „Becken heben" gegeben wird (☞ Abb. 6.1 g). Dabei bewegt sich die Pflegende etwas nach hinten. Gleichzeitig mit der Impulsgabe über die Hände, wird der Patient aufgefordert sein Gesäß anzuheben. Ist das Gesäß ca. 1 cm von der Matratze gelöst, kann der Patient entweder das Becken zu der Pflegenden hin oder weg bewegen. Bei diesem Anheben des Beckens wird immer solange gewartet, bis der Patient die Aktivität durchführt. Ist diese aktive Variante nicht möglich, wird die passive Variante angewandt.

Grundelement „Oberkörper bewegen"

Für das seitliche Verlagern des Oberkörpers werden beide Beine angestellt und entweder zur Seite auf ein Kissen oder auf ein Knie der Pflegenden gelegt. Der Patient wird aufgefordert, den Kopf zu heben. Die Pflegende hilft mit beiden Händen am Schultergürtel, den Oberkörper weg von der Matratze zu bewegen (☞ Abb. 6.2) und kann den Impuls für das seitliche Verschieben entweder zu oder weg von der Pflegenden (☞ Film 10 „Drehen auf die mehrbetroffene Seite") geben. Das Bewegen des Beckens und des Oberkörpers geschieht in Etappen, da es Bewegungsgrenzen gibt, die beachtet werden müssen.

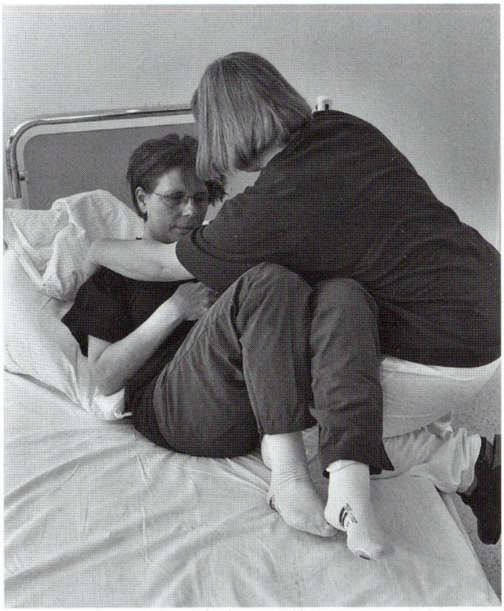

Abb. 6.2: Die Patientin versetzt seitlich ihren Oberkörper.

Grundelement „Drehen"

Drehen auf die mehrbetroffene Seite

Beim Drehen auf die mehrbetroffene Seite muss der Patient weit genug an die Bettkante bewegt werden, damit genügend Platz zum Drehen ist (☞ Film 10 „Drehen auf die mehrbetroffene Seite"). Das Drehen wird aktiv mit dem Patienten gestaltet, damit der Rumpf einen adäquaten Tonus aufbaut und die Patienten gut auf der Seite liegen können.

Durch das aktive Drehen und die richtige Mitführung des mehrbetroffenen Armes, wird die Muskulatur um das Schulterblatt aktiviert und die Schulter liegt schon so in Position, dass in der Regel keine Veränderung der Lage mehr stattfinden muss. Um die Drehung auf die Seite einzuleiten, ist es günstig wenn das Becken zum Abschluss bei der seitlichen Bewegung leicht in eine Drehung geführt wird. Der Weg zum Drehen ist damit schon eingeleitet und die Patienten haben es leichter, den Oberkörper in diese Richtung zu aktivieren. Zum Drehen werden die angewinkelten Beine des Patienten auf dem im Bett knienden Bein der Pflegenden abgelegt.

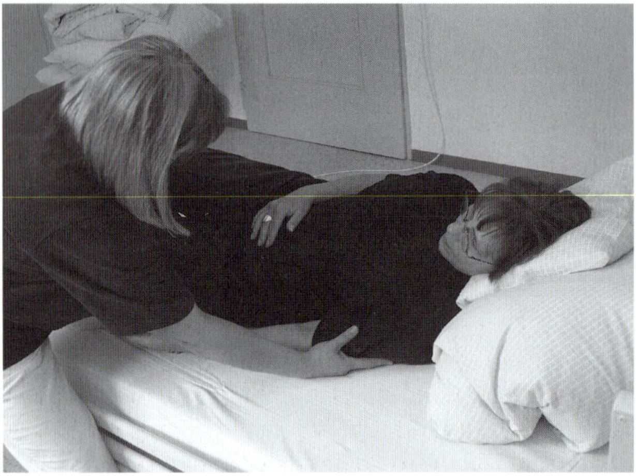

Abb. 6.3: Armführung bei der Drehung.

Das unter der Schulter liegende Kissen wird am unteren Ende herausgeholt und verbleibt nur unter dem Kopf. Der betroffene Arm des Patienten wird am Körper in eine leichte Außenrotation gedreht. Diese Armführung muss sehr vorsichtig geschehen. Die Hand der Pflegenden ist am äußeren Oberarm des Patienten (☞ Abb. 6.3). Jetzt wird der Patient aufgefordert den Kopf anzuheben und selbständig die Drehung durchzuführen. Beim Drehen wird der mehrbetroffene Arm in Abduktion mitgeführt und gleichzeitig „schleicht" sich die Pflegende mit ihrem Bein unter dem Patienten heraus, bis dieser komplett auf der Seite liegt (☞ Film 10). Das Kopfkissen des Patienten wird nachgezogen und gut unter den Kopf- und Halsbereich anmodelliert. Der mehrbetroffene Arm des Patienten wird wieder zum Halten an den Körper gegeben (☞ Abb. 6.4).

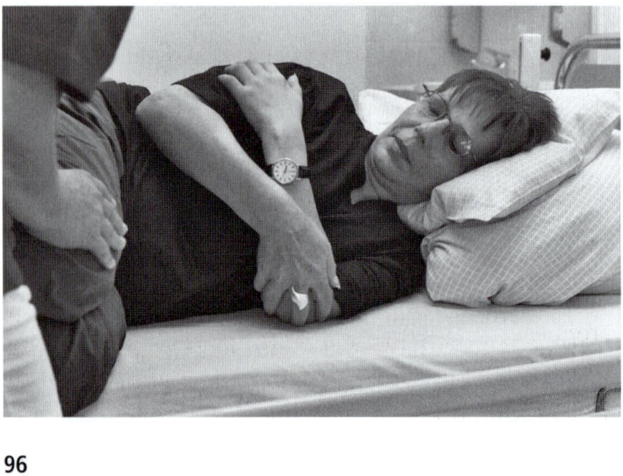

Abb. 6.4: Für das weitere Bewegen hält die Patientin ihren mehrbetroffenen Arm.

Drehen auf die weniger betroffene Seite

(Film 11 „Drehen auf die weniger betroffene Seite“) Beim Drehen auf die weniger betroffene Seite, wird der Patient mit Becken und Oberkörper aktiv zu der Pflegenden an die Bettkante gebracht.

Damit der Patient leicht in die Drehung eingeleitet werden kann, ist es auch hier günstig, wenn das Becken zum Schluss in Richtung der Pflegenden versetzt wird. Ist das Becken leicht gekippt, so fallen die angewinkelten Beine schon zur Seite. Die Beine werden auf einem Kissen seitlich abgelegt.

Beim Drehen des Oberkörpers muss auf den mehrbetroffenen Arm geachtet werden. Der Arm sollte während des Drehvorgangs nicht abduziert werden und die Hand darf nicht in Beugung abknickt auf der Matratze zum Liegen kommen. Damit die Armführung gut gelingt, sollte der Drehvorgang in kleinen Etappen erfolgen. Der Patient kann sich aktiv auf seiner weniger betroffenen Seite mitdrehen. Die Pflegende führt während der Drehung den mehrbetroffenen Arm. Liegt der Oberkörper des Patienten fast auf der Seite, wird das Kissen unter den Beinen herausgezogen und der Patient kommt komplett auf der Seite zum Liegen.

■ Grundelement „Auf der Seite liegend an die Bettkante bewegen“

Um eine gute Ausrichtung in einer länger beizubehaltenden Position zu erreichen oder ein „Drehen in Rückenlage“ durchführen zu können, muss der Patient sich jeweils an die Bettkante bewegen.

Die Ausgangsstellung ist „liegend auf der Seite“, egal ob auf der mehr oder weniger betroffenen Seite. Auf der Seite liegend wird nun der Patient noch näher an die rückwärtige Seite des Bettes bewegt. Beim Zurückholen oder zu sich holen des Patienten, wird der Körper wieder abschnittsweise bewegt. Mit dem Körperteil, der am weitesten von der Pflegenden weg liegt, wird begonnen.

Für das Zurückholen des Oberkörpers steht die Pflegende an der rückwärtigen Seite des Patienten. Eine Hand der Pflegenden legt sich an den Sternumbereich, die andere Hand gleitet unter die liegende Schulter. Beim Zurückbewegen hebt der Patient den Kopf, die Pflegende steht in Schrittstellung und bewegt den Oberkörper nach hinten (☞ Abb. 6.5). Für das Zurückbewegen des Unterkörpers bleiben beide Beine des Patienten angewinkelt. Beide Hände der Pflegenden gleiten unter das Becken und treffen sich am unten liegenden Beckenkamm des Patienten. Die Pflegende steht in Schrittstellung und verlagert ihr Gewicht in Richtung Fußboden. Bei dieser Rückwärtsbewegung gleitet der Patient mit zurück. Wenn Patienten auf ihrer mehrbetroffenen Seite liegen, ist es für sie sehr schwierig dabei aktiv mitzuhelfen. Patienten sollten dazu aufgefordert werden, ihren mehrbetroffenen Arm mitzuführen.

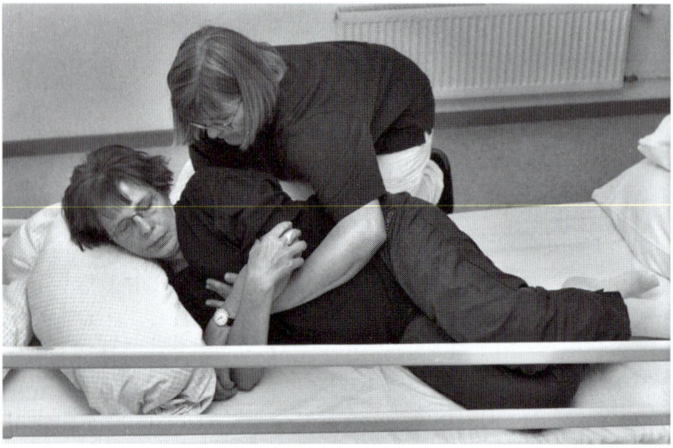

Abb. 6.5: Durch das Anheben des Kopfes erleichtert die Patientin das Zurückbewegen des Oberkörpers.

Wird der Patient zur Pflegenden hin bewegt, so legt die Pflegende einen Arm in beide Kniekehlen und die andere Hand an die unten liegende Gesäßhälfte. Wie bei der Rückwärtsbewegung stellt sich die Pflegende in Schrittstellung und bewegt ihren Körper in Richtung Boden. Beim Bewegen des Oberkörpers zu sich hin, wird eine Hand unter die unten liegende Schulter und die zweite Hand an die obere Schulter des Patienten gelegt. Der Patient wird aufgefordert, seinen Kopf zu heben. Die Pflegende bewegt sich in Schrittstellung nach hinten.

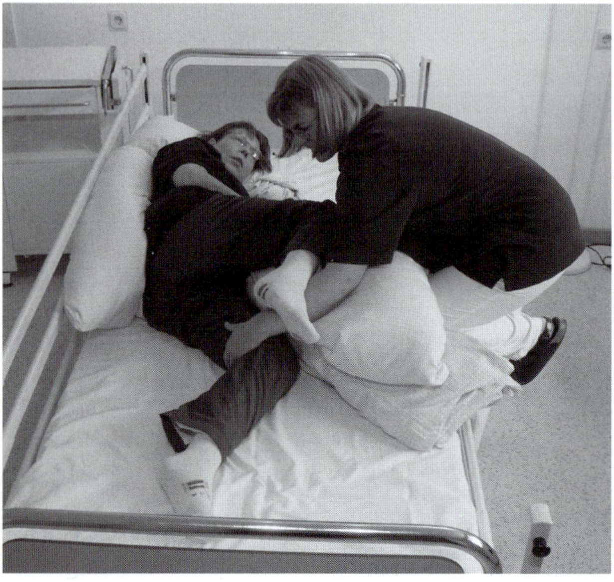

Abb. 6.6: Die Pflegende holt das unten liegende Bein in Beugung bis beide Beine übereinander liegen.

■ Grundelement „Hochbewegen im Bett"

(☞ Film 13 „Hochbewegen bei aktiven Patienten") Beim Hochbewegen des Patienten werden die lateralen Körperseiten abschnittsweise bewegt. Auf der weniger betroffenen Seite können sich die Patienten über ihren Fuß mit nach oben schieben. Die Beine des Patienten werden aufgestellt. Die Pflegende stabilisiert das mehrbetroffene Bein, ähnlich wie beim Anheben des Beckens. Nun wird der Oberkörper des Patienten über Rotation auf seine mehrbetroffene Seite verlagert, dabei wird er aufgefordert den Kopf anzuheben. Die Hand der Pflegenden liegt am Becken Nähe Sitzbeinhöcker und die andere Hand am Schultergürtel der weniger betroffenen Seite. Die Pflegende muss ihr Gewicht nach hinten verlagern und der Patient wird aufgefordert sich mit seinem besseren Fuß nach oben abzudrücken. Mit dieser Bewegung liegt die weniger betroffene Seite höher im Bett.

Die mehrbetroffene Seite des Patienten muss jetzt nur nachfolgen. Hierfür werden die angewinkelten Beine des Patienten weg von der Pflegenden auf einem Kissen abgelegt. Der Patient wird aufgefordert den Kopf zu heben. Der Oberkörper wird über Rotation auf seine bessere Seite verlagert. Damit wird die mehrbetroffene Seite frei und die Pflegende legt eine Hand auf den Schultergürtel, die andere an das Becken des Patienten und bewegt diese Seite nur so weit bis der Patient gerade liegt. Bei der jeweils frei liegenden Seite muss das in A-Lage angeordnete Kissen auf dieser Seite mit nach oben gelegt werden. Gerade beim Hochbewegen des Patienten ist es wichtig, die Kissen wie eingangs beschrieben anzuordnen.

6.1.2 Patienten mit wenig Rumpfstabilität

(☞ Film 14 „Hochbewegen bei passiven Patienten") Je hypotoner die Patienten sind, umso eher muss die Frage gestellt werden, ob diese Patienten mit zwei Pflegenden bewegt werden sollten. Wenn die Hilfestellung mit zwei Pflegenden stattfindet, sollten auf keinen Fall vier Hände etwas Unterschiedliches tun. Von Vorteil ist es, wenn der Bewegungsablauf für beide Pflegenden eingespielt ist. Wenn dies nicht der Fall ist, übernimmt eine Pflegende das Kommando. Grundsätzlich gilt bei der Durchführung der Bewegung, dass eine Pflegende für das Stabilisieren der Körperabschnitte zuständig ist, während die andere Pflegende die übrigen Körperabschnitte bewegt. Passives Bewegen kann auch mit einer Pflegenden durchgeführt werden, es werden dann Materialien wie Kissen, Decken oder Handtücher zur Stabilisierung benötigt.

Grundelement „Unterkörper bewegen"

Obwohl bei beidseitig betroffenen Patienten ein Aufstellen der Beine häufig nicht zu gewährleisten ist, werden trotzdem die Grundzüge der Normalen Bewegung genutzt.

Beim Bewegen mit zwei Pflegenden bietet es sich an, dass beide Beine des Patienten aufgestellt und stabilisiert werden, wie beim Anheben des Beckens. Die Arme der Pflegenden kreuzen unterhalb des Beckens jeweils zur gegenüber liegenden Gesäßhälfte (☞ Abb. 6.7 a, b).

Durch die Gewichtsverlagerung nach hinten, löst sich das Becken des Patienten von der Matratze und kann nach rechts oder links gebracht werden.

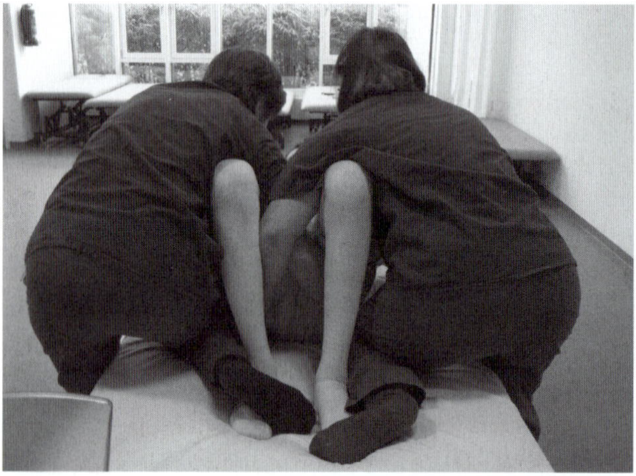

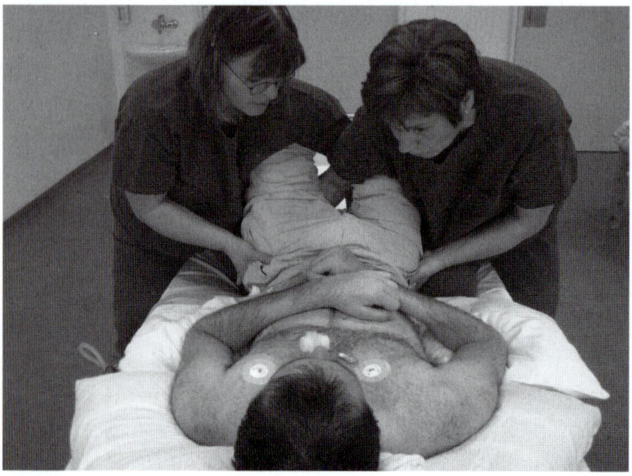

Abb. 6.7 a, b: Anheben des Beckens bei einem hypotonen Patienten.

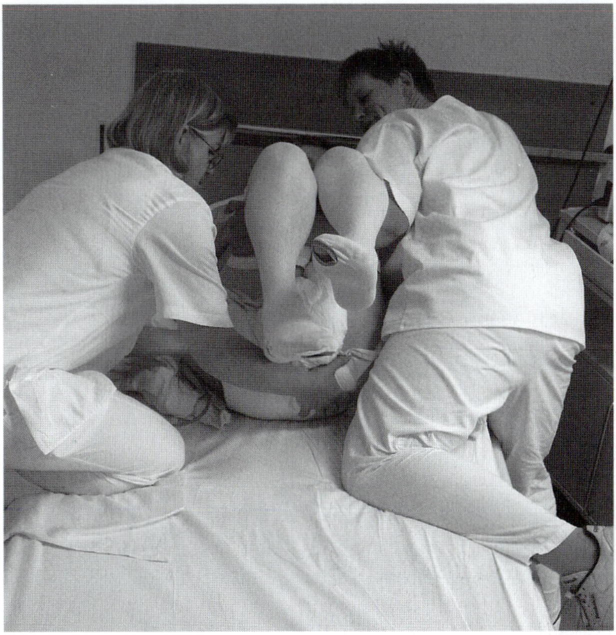

Abb. 6.8: Becken versetzen, wenn die Füße nicht auf der Matratze stehen können.

Ist es nicht möglich die Beine aufzustellen, werden die Beine angewinkelt Richtung Bauch des Patienten gebracht. Damit wird das Becken frei und kann nach rechts oder links verschoben werden (☞ 6.8).

Auf der Seite liegend kann der Patient – genau wie bei aktiveren Patienten beschrieben – nach hinten oder nach vorne bewegt werden. Bei der Verlagerung mit zwei Personen stabilisiert eine Pflegende die Lage und hilft etwas mit wenn der Patient bewegt wird. Dies kann von vorne an den Knien sein (☞ Abb. 6.9) oder auch am Becken.

■ Grundelement „Oberkörper bewegen"

Auch hier gilt das gleiche Prinzip wie bei den aktiven Bewegungsmöglichkeiten. Da aber die Patienten nicht den Kopf mit anheben können, müssen Kopf und Hals gut mit einem Kissen unterlagert sein. Beim Bewegen nach hinten achtet die zweite Person auf die Arme des Patienten.

■ Grundelement „Drehen"

Zum Drehen bei Patienten mit wenig Rumpfstabilität und ungenügender Kopfhaltung, wird das Becken schon in Richtung Drehung gebracht. Die angewinkelten Beine übernimmt die vor dem Patienten stehende Pflegende. Der unten

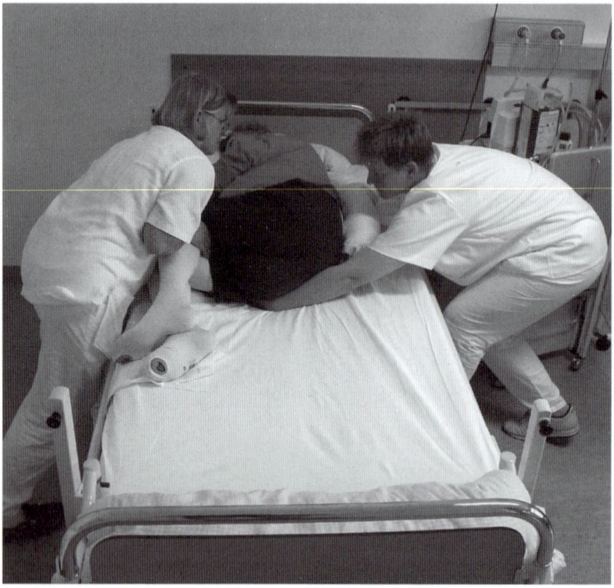

Abb. 6.9: Der Patient wird auf der Seite liegend nach hinten bewegen.

liegende Arm wird vorsichtig am Körper in eine Außenrotation gebracht. Die zweite Pflegende dreht den Oberkörper. Die vorne stehende Pflegende führt bei der Drehung den Arm in Abduktion mit und „schleicht" mit ihrem Bein unter den Beinen des Patienten heraus. Dabei wird das Kopfkissen gut unter Kopf- und Halsbereich nachgelegt.

6.2 Hochkommen zum Sitzen

Das Aufsetzen auf die Bettkante ist ein sehr wichtiger Bewegungsübergang zur Aktivierung der Bauchmuskulatur, die letztlich unter anderem für die Rumpfstabilität erforderlich ist. Je nach Problematik des Patienten, wird das Aufsetzen über seine mehr oder weniger betroffene Seite durchgeführt. Ziel sollte sein, dass Patienten, wenn sie beweglicher werden, über beide Seiten zum Sitzen kommen können. Dies würde unserem normalen Bewegungsmuster entsprechen. Häufig ist es aber ein weiter Weg bis dahin. Der Weg, der für die Patienten und die Pflegenden am leichtesten ist, ist in der Anfangsphase der richtige Weg. Wichtig dabei ist, dass im Pflegealltag alle Unterstützenden mit dem Patienten diesen Weg gehen (☞ 8.3 *Das interdisziplinäre Team*). Das Hochkommen zum Sitzen hat häufig einen therapeutischen Aspekt und es sollte sich dafür Zeit genommen werden. Auch bei Patienten, die keine Rumpfstabilität haben und mit zwei Pflegenden aufgesetzt werden, ist das

Ziel deren Aktivierung. Es kann schon von erheblicher Bedeutung sein, wenn die Patienten in der Lage sind ihren Kopf selbst zu halten. Ob die Schuhe schon im Bett angezogen werden ist abhängig davon, ob Patienten sicher auf der Bettkante sitzen können oder nicht. Geschieht das Aufsetzen mit zwei Hilfspersonen, können die Schuhe auch auf der Bettkante sitzend angezogen werden.

6.2.1 Patienten mit aktiven Bewegungsmöglichkeiten

■ Aufsetzen über die mehrbetroffene Seite

Für das Aufsetzen über die mehrbetroffene Seite wird das Becken des Patienten an den vorderen Rand der Bettkante gebracht. Der Oberkörper wird symmetrisch zum Becken und schräg im Bett platziert. Unter dem Oberkörper liegen die Kissen in Form eines As (*A-Lagerung*, ☞ 6.1.1). Damit der Kopf zuerst leicht angehoben werden kann, muss ein zusätzliches Kissen unter den Kopf gebracht werden. Das mehrbetroffene Bein wird mit einer Hand am Fuß und der anderen Hand am äußeren Oberschenkel aus dem Bett in Richtung Fußboden bewegt (☞ Abb. 6.10). Günstig ist es, wenn der Fuß den Boden auch erreicht. Das Bein wird am Oberschenkel in der Spur zur Hüfte korrigiert. Das weniger betroffene Bein bleibt noch aufgestellt auf der Matratze stehen. Dies ist notwendig, damit das Becken nach hinten gekippt bleibt.

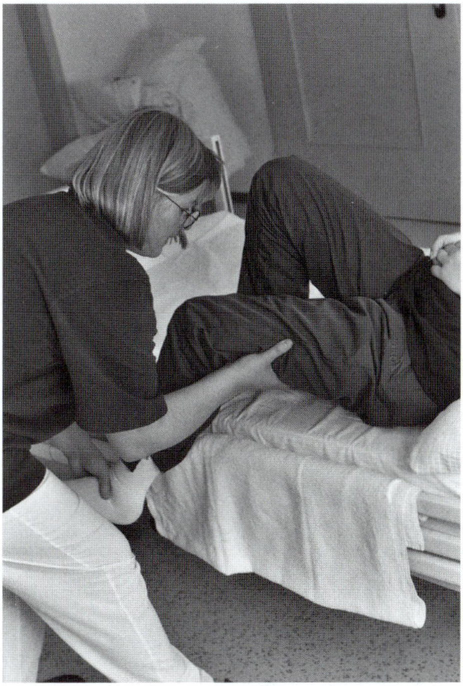

Abb. 6.10: Das mehrbetroffene Bein wird aktiv aus dem Bett gebracht.

Anschließend wird dem Patienten eine Bewegungseinleitung mit Hilfe am weniger betroffenen Schultergürtel gegeben. Der Patient wird aufgefordert seinen Kopf anzuheben und sich mit Spannung über die Bauchmuskulatur aufzusetzen. Es kann für den Patienten eine Hilfe sein, wenn sein Arm der weniger betroffenen Seite an den Schultergürtel der Pflegenden gelegt wird

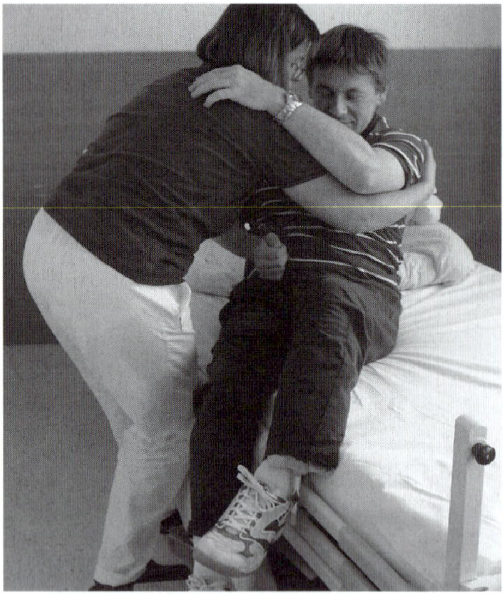

Abb. 6.11: Der Patient setzt sich mit Hilfe der Pflegenden auf die Bettkante.

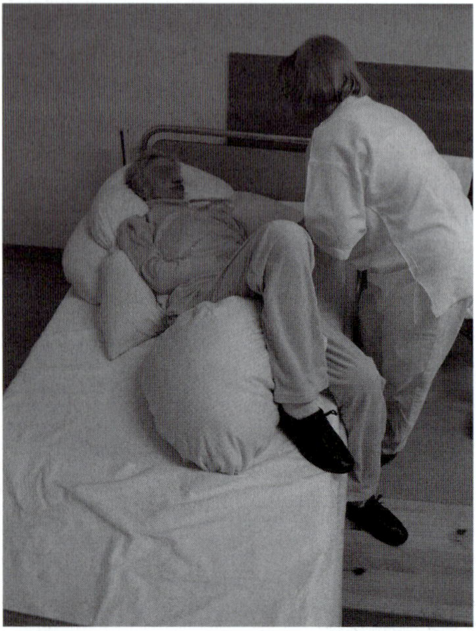

Abb. 6.12 a: Aufsetzen über die weniger betroffene Seite.

(☞ Abb. 6.11). Wichtig ist dabei jedoch, dass der Patient nicht an der Schulter der Pflegenden zieht. Während des Hochkommens muss der Patient das weniger betroffene Bein mit aus dem Bett nehmen (☞ Abb. 6.11). Bei dieser leicht rotierenden Bewegung muss sich die Pflegende mit nach hinten unten bewegen (☞ Film 15 „Hochkommen vom Liegen zum Sitzen über die mehrbetroffene Seite“).

Aufsetzen über die weniger betroffene Seite

Wenn Patienten die Tendenz haben, sich von ihrer weniger betroffenen Seite zur mehrbetroffenen Seite weg zu stoßen, kann es häufig leichter sein, das Hochkommen über die weniger betroffene Seite durchzuführen. Beim Hochkommen darf die Hilfe aber nicht am mehrbetroffenen Arm erfolgen, da dieser Arm sehr verletzbar ist. Die Ausgangsstellung erfolgt wie oben beschrieben (☞ *Aufsetzen über die mehrbetroffene Seite*). Wenn das mehrbetroffene Bein nicht stehen bleiben kann, muss es mit einem Kissen unterstützt werden wie bei der Patientin in der Abbildung gezeigt (☞ Abb. 6.12 a). Die Bewegung wird genau wie oben beschrieben eingeleitet. Während des Hochkommens muss das mehrbetroffene Bein aus dem Bett geführt werden. Auch hier ist beim Hochkommen wichtig, dass die Patienten die Bauchmuskeln aktivieren und sich nicht von der Pflegenden nach oben ziehen lassen (☞ Abb. 6.12 b-c).

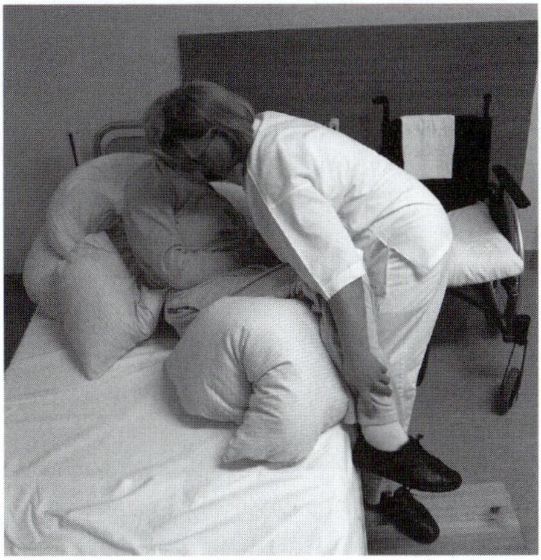

Abb. 6.12 b: Die Patientin stützt ihren Oberkörper auf den weniger betroffenen Arm während das mehrbetroffene Bein aus dem Bett geführt wird.

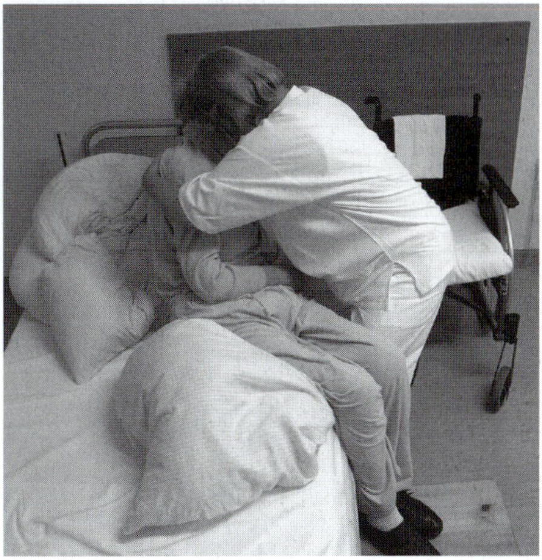

Abb. 6.12 c: Beim Aufsetzen wird auf den mehrbetroffenen Arm geachtet.

Wenn Patienten zum Aufsetzen die Hilfe von zwei Pflegenden brauchen, ist eine Pflegende hinter dem Patienten. Diese Pflegende hilft dem Patienten dabei, die Bauchmuskeln mehr anzuspannen, indem sie mit einer Hand den schrägen Bauchmuskeln Stabilität bietet und mit ihrem Körper die Rotation unterstützt. Die vor dem Patienten stehende Pflegekraft hilft dem Patienten, sich auf seinen weniger betroffenen Ellenbogen aufzustützen, geleitet beim Hochkommen das mehrbetroffene Bein aus dem Bett und führt anschließend den mehrbetroffenen Arm (☞ Abb. 6.13 a-b).

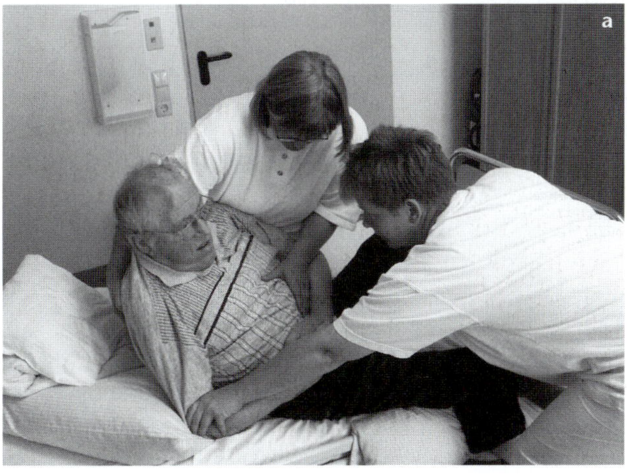

Abb. 6.13 a-b: Aufsetzen über die weniger betroffene Seite bei einem stark nach links drückenden Patienten.

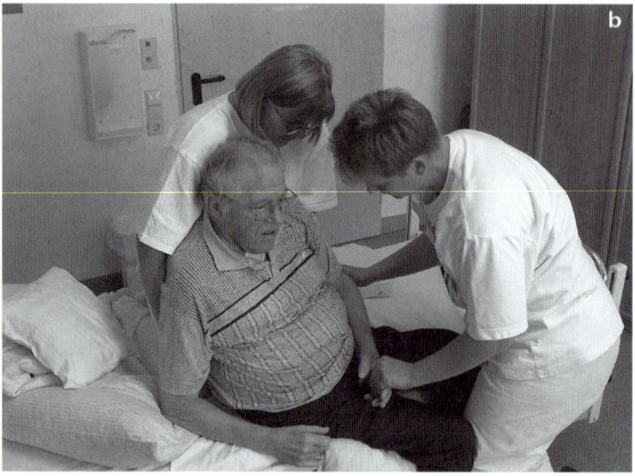

Abb. 6.13 a-b: Aufsetzen über die weniger betroffene Seite bei einem stark nach links drückenden Patienten.

6.2.2 Patienten mit wenig Rumpfstabilität

Bei Patienten mit fehlender Kopfkontrolle und instabilem Rumpf ist es besonders wichtig, sie zu zweit auf die Bettkante zu setzen (☞ Film 16 „Hochkommen vom Liegen zum Sitzen mit zwei Hilfspersonen").

Der Weg ist der Gleiche wie in 6.2.1 beschrieben. Zuerst wird das Becken bis fast an die Bettkante gebracht. Der Oberkörper des Patienten wird wieder symmetrisch zum Becken zugeordnet. Die Knie werden mit einem Kissen leicht in Beugung unterlagert. Die vordere Pflegende bringt den von sich weiter weg liegenden Schultergürtel in Beugung und unterstützt den Kopf dabei. Die zweite Pflegende kniet sich hinter den Patienten ins Bett und übernimmt dessen Oberkörper auf ihre Knie. Damit die Pflegende es leicht hat den Oberkörper zu übernehmen, hilft die vordere Pflegende, dabei den Rumpf des Patienten in Rotation zu bringen.

Im nächsten Schritt wird das am Bettrand liegende Bein aus dem Bett gebracht. Auch hier ist es gut, wenn der Fuß Bodenkontakt bekommt. Das zweite Bein wird dabei durch ein Kissen unterstützt aufgestellt. Die hinter dem Patienten kniende Pflegende ist jetzt für das Aufrichten des Oberkörpers zuständig. Dabei bringt sie den Rumpf über eine leichte Rotation nach oben. Wo vorher noch ihr eigenes Becken auf ihren Füßen geruht hat, muss sie beim Hochkommen ihr Becken mit dem Patienten nach vorne schieben, bis sie mit ihren Knien auf der Matratze steht. Die Unterschenkel und Füße verbleiben waagerecht auf der Matratze. Für diese Bewegung der Pflegenden müssen die Oberschenkel die Hauptarbeit leisten. Beim Hochbewegen des Patienten lässt die vorne stehende Pflegende das zweite Bein des Patienten aus dem Bett gleiten. Jetzt übernimmt sie den Patienten und richtet den Rumpf des Patienten auf. Beide Füße stehen dabei auf dem Boden. Nun kann im nächsten Schritt entweder der Sitz symmetrisch ausgerichtet oder der Transfer durchgeführt werden.

6.3 Transfer

Transfer ist das gängig gebrauchte Wort für das Umsetzen eines Patienten von einem Sitz zum anderen. Im Pflegealltag heißt das, den Patienten beim Umsetzen Hilfe zu geben, damit sie vom Bett zum Rollstuhl, vom Rollstuhl zum Stuhl oder zur Toilette und umgekehrt gelangen können.

Es gibt in der Regel zwei Arten des Transfers:

Hoher Transfer

Kann ein Patient gut stehen und sein Gewicht von einem Bein auf das andere verlagern und Schritte machen, wird ein „hoher Transfer" durchgeführt. Das heißt, die Patienten kommen zum Stehen und machen dann selbständig Schritte (☞ Abb. 6.15 a, b) für eine Drehung zur nächsten Sitzgelegenheit. Können Patienten keine Schritte machen, kann lediglich im Stehen ein Rollstuhl oder Stuhl ausgetauscht werden.

Tiefer Transfer

Sind die Patienten nicht in der Lage Schritte durchzuführen, wird ein sogenannter „tiefer Transfer" durchgeführt. Hierbei verlagern die Patienten ihren Oberkörper bis das Gesäß frei wird und versetzen in kleinen Etappen ihr Gesäß von einer Sitzfläche zur anderen (☞ Filme 3 bis 7 „Transfer"). Damit der Transfer sowohl für Patienten als auch Pflegende leicht ist, wird auch bei diesem Bewegungsübergang die Normale Bewegung berücksichtigt.

■ Normaler Bewegungsablauf

Für ein ökonomisches Aufstehen werden die Füße so in Position gebracht, dass die Zehen von oben betrachtet in einem Lot zu den Knien stehen. Die Beine stehen in der Spur der Hüfte. Das Becken richtet sich vor dem Aufstehen auf, d.h. es kippt nach vorne (anterior). Mit dem Vorkippen des Beckens richtet sich der ganze Rumpf auf und wird nach vorne gebracht. Von oben betrachtet heißt das, dass beide Schultern sich in etwa in Kniehöhe befinden. Ist der Oberkörper so weit nach vorne gebracht, hebt sich das Gesäß und das Gewicht des Körpers wird auf die Füße verlagert (☞ Film 3). Kommt der Mensch nun zum Stehen, wird der Körper über die Beine in die Senkrechte geschoben. Die Arme bleiben neben dem Körper und werden nur zum Schwungholen zu Hilfe genommen. Je tiefer die Sitzposition in einem Stuhl oder Sessel gelegen hat, desto mehr muss für das Hochkommen der Oberkörper nach vorne verlagert werden. Je mehr das Aufstehen von einer höheren Sitzfläche durchgeführt wird, desto leichter ist das Hochkommen. Dieser normale Bewegungsablauf ist immer Grundlage für eine Vorbereitung auf einen Transfer mit einem Patienten.

Über welche Seite und ob der Transfer mit einer oder zwei Hilfspersonen stattfindet, hängt von der individuellen Problematik des Patienten ab. Vor dem ersten Transfer sollten daher die Voraussetzungen, d.h. Fähigkeiten und Probleme der Patienten überprüft und erkannt werden.

Voraussetzungen für einen Transfer im Stand mit Schritten

- Beckenbeweglichkeit für die Aufrichtung des Rumpfes
- Ausreichend Tonus im mehrbetroffenen Bein für die Gewichtsübernahme
- Spielraum für die Kniekontrolle muss vorhanden sein
- Stabiles Sprunggelenk des mehrbetroffenen Fußes
- Gleichgewichtskontrolle.

Sind die meisten der genannten Voraussetzungen beim Patienten nicht gegeben, ist es besser einen tiefen Transfer durchzuführen. Bei einem tiefen Transfer verlagert sich das Gewicht auf das Bein, welches am nächsten zur Sitzgelegenheit steht. Bei der Entscheidung, ob ein tiefer Transfer über die mehr oder weniger betroffene Seite durchgeführt wird, gelten auch bestimmte Voraussetzungen, die bei einem Patienten vorliegen sollten.

Voraussetzungen für einen tiefen Transfer über die mehrbetroffene Seite

- Fuß der mehrbetroffenen Seite muss Bodenkontakt halten können
- Stabiles Sprunggelenk bei Gewichtsübernahme
- Genügend Tonus im mehrbetroffenen Bein, damit das Gewicht des Körpers getragen werden kann
- Körpermitte halten können
- Orientierung zur mehrbetroffenen Seite.

Sind die oben aufgeführten Voraussetzungen nicht erfüllt, so wird der Transfer über die weniger betroffene Seite durchgeführt. Gerade schwer betroffenen Patienten fällt es leichter, wenn der Transfer über ihre bessere Seite gestaltet wird.

Wird der Transfer mit zwei Hilfspersonen durchgeführt, sind die gleichen Kriterien zu beachten. Fehlt einem Patienten die Fähigkeit mit mindestens einem Fuß Bodenkontakt zu halten, so wird ein passiver Transfer mit einer kinästhetischen Variante über den Schoß einer Hilfsperson oder mit einem Lifter durchgeführt. Dies ist meist der Fall, wenn beide Füße und Fußgelenke verdreht kontrakt sind. In einer Rehabilitation mit regelmäßigen Transfers über die Füße ist es das Ziel, eine Fehlstellung der Füße zu vermeiden.

In den folgenden Abschnitten werden einige Möglichkeiten von Transfers aufgeführt und mit Patientenbeispielen verdeutlicht. Die Filme zeigen einen tiefen Transfer mit einer gesunden Person (☞ Film 3 „Transfer – Beispiel mit gesunder Person“) und anschließend Patientenbeispiele (☞ Filme 4-7).

Der Weg bis die Patienten weniger Hilfe oder Unterstützung brauchen, ist meist ein langer Weg. Probleme der Patienten im Alltag sind, dass das Becken kaum mehr Bewegungsspielraum hat und von festen muskulären Strukturen nur noch schwer in eine Richtung gehalten werden kann. Für einen leichten Transfer muss aber das Becken beweglich sein. Bei einem Becken, das zu weit nach hinten (posterior) gekippt bleibt, können die Patienten ihren Rumpf nicht aufrichten. Bei ungenügender Rumpfaufrichtung kann das Gesäß nicht von der Sitzfläche gehoben werden.

Steht das Becken zu weit vorne (anterior) ist der Rumpf häufig zu gestreckt und die Patienten ziehen sich nach oben und kommen zum Stehen. Stehen bereitet ihnen aber auch Mühe und es gelingt ihnen nicht, das Körpergewicht zu verlagern, um Schritte zu machen. Ohne eine Hilfsperson oder Halterung wären die Patienten nicht in der Lage zu stehen. Soll der Patient sich dann hinsetzen, gelingt ihm auch das nur mit einem Fallen. Zum Hinsetzen muss das Becken genügend Spielraum nach hinten haben.

Bei der Hilfestellung ist zu beachten, dass vor dem Transfer die Beckenbeweglichkeit gefördert wird, damit im letzten Schritt das Becken nach vorne gehalten werden kann. Danach erst wird der Oberkörper nach vorne verlagert.

6.3.1 Patienten mit aktiven Bewegungsmöglichkeiten

Haben Patienten aktive Möglichkeiten ihr Gewicht zu übernehmen, kann der Transfer mit einer Hilfsperson durchgeführt werden. Die oben genannten Voraussetzungen für einen Transfer über die mehr oder weniger betroffene Seite werden beim Patienten überprüft. Ob ein mehrbetroffenes Bein genügend Tonus hat, kann sowohl im Liegen als auch im Sitzen überprüft werden (☞ Filme 1 und 2 „Erkennen von sensomotorischen Fähigkeiten und Problemen im Liegen bzw. im Sitzen“).

Im Liegen ist entscheidend, ob das Bein selbständig oder mit nur geringer Hilfe aufgestellt werden kann. Sitzt ein Patient im Rollstuhl, so kann er aufgefordert werden das Bein angewinkelt anzuheben und/oder auszustrecken. Im nächsten Schritt wird die Beweglichkeit des Fußgelenks überprüft. Bei stabil gehaltenem Fußgelenk wird der Vorfuß des mehrbetroffenen Beins zum Patientenkörper hin bewegt. Im Vergleich wird auch der weniger betroffene Fuß bewegt. Ist eine deutliche Differenz festzustellen, wird geschaut ob die Beweglichkeit für einen Transfer über die mehrbetroffene Seite ausreicht. Die Fußspitze muss unter dem Knie liegen und die Ferse muss spätestens wenn das Gewicht auf die Füße kommt, zum Boden gelangen.

Der nächste Schritt ist die Überprüfung, ob der Patient beim nach vorne Verlagern des Oberkörpers gerade nach vorne kommen kann. Spürt die Pflegende ein Drücken zur mehrbetroffenen Seite, so ist zu beachten, dass der Patient über seine weniger betroffene Seite umgesetzt wird. Wenn Patienten mit diesem Drücken weiterhin über ihre mehrbetroffene Seite umgesetzt werden, haben sie es sehr schwer das Körpergewicht mittig zu halten und lernen als neues Bewegungsmuster „Schieben zur mehrbetroffenen Seite“. Damit ist keine gute Voraussetzung für das Stehen oder sogar Schritte machen gegeben.

Können die Patienten ihre Körpermitte halten und alle anderen Voraussetzungen sind gegeben, kann der Transfer über die mehrbetroffene Seite stattfinden (Film 6 „Transfer über die mehrbetroffene Seite“). Die Hilfestellung der Pflegenden ist sowohl über die mehrbetroffene als auch die weniger betroffene Seite die gleiche. Es ändert sich lediglich die Armhaltung des Patienten.

Transfer über die weniger betroffene Seite

(☞ Film 4 „Transfer über die weniger betroffene Seite – Unterstützung von vorne“). Der Transfer wird in zwei bis drei Etappen durchgeführt. Das hat den Vorteil, dass den Patienten Zeit für eine Aktivität gegeben wird. Die Pflegende braucht weniger Kraft einzusetzen und kann darauf achten, dass der Fuß des mehrbetroffenen Beines versetzt wird. Bei jedem Transfer muss der Patient genügend an den Rand vom Bett oder Rollstuhl gebracht werden; damit wird eine geringere Oberkörpervorlage für die Gewichtsübernahme erreicht. Die Füße des Patienten werden so gestellt, dass die Fußspitzen von oben betrachtet in Höhe der Knie stehen. Das Becken wird aufgerichtet, dabei fassen die Hände der Pflegenden rechts und links an den Rumpf, ungefähr in Höhe der unteren Rippenbögen.

Die Patientin ist weit genug an die Rollstuhlkante bewegt worden, indem ihr Oberkörper aufgerichtet nach vorne gebracht wurde. Dabei konnte die Patientin das Körpergewicht übernehmen und in zwei Etappen das Gesäß anheben und nach vorne bringen. Für den Transfer steht die Pflegende mit ihren Knien am weniger betroffenen Bein. Der mehrbetroffene Arm der Patientin verbleibt seitlich am Körper. Der eine Arm der Pflegenden legt sich um den wenigerbetroffenen Arm an den Rumpf, der andere Arm wird unterhalb des mehrbetroffenen Armes an den Rumpf gelegt. Die Patientin legt ihren besseren Arm an den Rücken der Pflegenden. Damit das Gesäß der Patientin hochkommen kann, verlagert die Pflegende ihr Gewicht Richtung Fußboden. Jetzt versetzt die Patientin ihr Gesäß um ca. 5 cm zum Bett. In zwei Etappen sitzt die Patientin auf dem Bett.

Transfer über die weniger betroffene Seite bei Patienten die zur mehrbetroffenen Seite drücken

Bei Patienten, die zu ihrer mehrbetroffenen Seite schieben und vielleicht noch zusätzlich einen Neglect (☞ 5.4) haben, ist es besonders wichtig, dass sie über ihre weniger betroffene Seite umgesetzt werden (☞ Abb. 5.13 a und b). Bei diesem Transfer ist es das Ziel, dass Patienten lernen Gewicht auf ihr besseres Bein zu übernehmen. Bei dem in Abb. 5.13 a und b gezeigten Transfer steht die Pflegende an der weniger betroffenen Seite am Knie der Patientin. Der mehrbetroffene Arm verbleibt seitlich am Körper. Damit die Patientin mehr Gewicht auf das bessere Bein übernimmt, wird ihr Arm zum Rollstuhl geführt. Das leitet eine Oberkörpervorlage ein und die Patientin drückt nicht mehr zur rechten Seite. Die Pflegende verlagert ihr Gewicht in Richtung Boden, damit die Patientin mit dem Oberkörper weiter nach vorne kommen kann. Der Transfer wird in drei Etappen durchgeführt. Nach jeder Etappe wird der mehrbetroffene Fuß nachgestellt. Sitzt die Patientin fast im Rollstuhl, steht ein Stuhl in der Nähe, damit sie zur Orientierung zu dieser Seite die Hand an die Stuhllehne bringen kann.

Transfer über die weniger betroffene Seite mit seitlicher Unterstützung

(☞ Film 5 „Transfer über die weniger betroffen Seite – Unterstützung seitlich") Bei diesem Transfer geht es um die Selbständigkeit des Patienten.

Ziel ist es, dass der Patient lernt sich ohne Hilfe vom Bett zum Rollstuhl umzusetzen. Die Hilfe der Pflegenden erfolgt seitlich an der mehrbetroffenen Seite. Der Patient muss zuerst an die Bettkante rutschen. Die Füße muss er selbständig ausrichten. Die Pflegende hilft mit einer Hand am Rumpf, sodass der Patient seinen Oberkörper weit genug nach vorne verlagert und das Körpergewicht auf die Beine bringt (☞ Abb. 6.14). Die andere Hand der Pflegenden liegt am Knie und gibt bei Verlagerung des Oberkörpers einen Schub in den Raum. Der Patient versetzt sein Gesäß in zwei bis drei Etappen, ohne dass er sich mit seinem besseren Arm zieht (auch wenn die linke Hand als Orientierung zum Rollstuhl dient).

Transfer über den Stand mit Schritten

Die in der Abbildung 6.15 a und b zu sehenden Patienten haben eine gute Standsicherheit. Sie brauchen Hilfe bei der Gewichtsübernahme auf das mehrbetroffene Bein damit sie einen Schritt machen können. Bei der Gewichtsübernahme bereitet die Tonusanpassung im Bein noch Mühe.

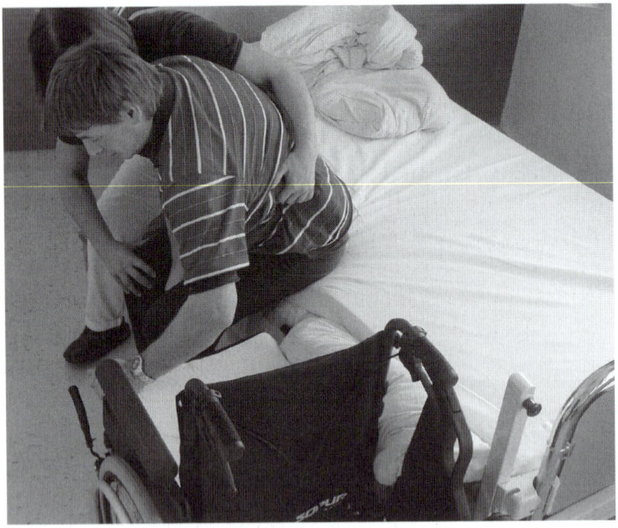

Abb. 6.14: Transfer über die weniger betroffene Seite mit seitlicher Unterstützung.

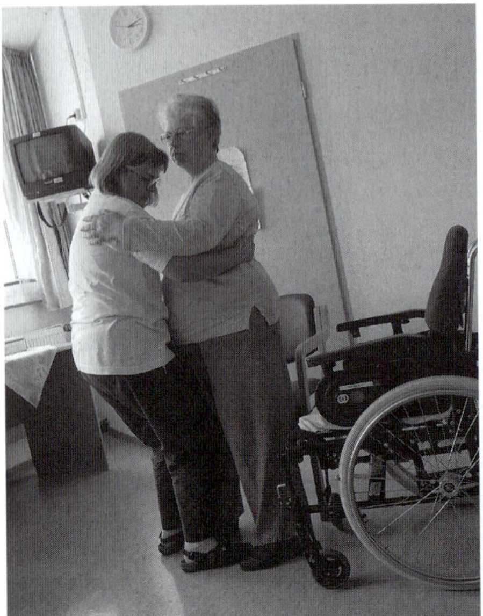

Abb. 6.15 a: Transfer im Stand mit Schritten.

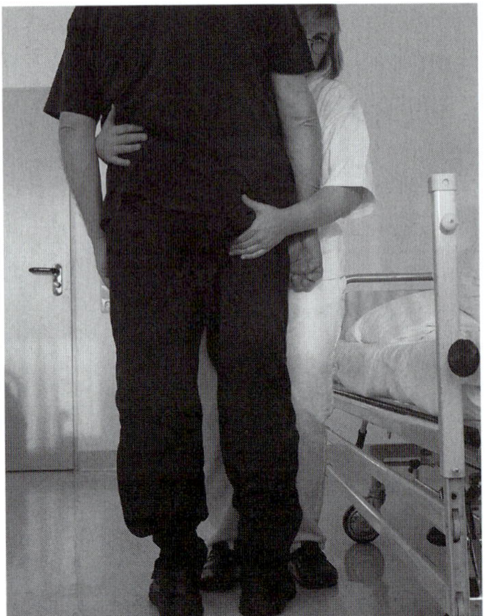

Abb. 6.15 b: Bei Gewichtsübernahme auf das rechte Bein wird das Bein des Patienten für Stabilität gesichert.

Die Pflegende steht an der mehrbetroffenen Seite der Patienten und hilft am Rumpf zum Aufstehen. Die Knie der Pflegenden sind zusammengebracht am Knie des mehrbetroffenen Beines der Patienten. Beim Stehen der Patienten greift die Pflegende mit ihrer linken Hand an den äußeren Oberschenkel und das Gesäß der Patienten (☞ Abb. 6.15 b). Der Gesäßmuskel wird zur Körpermitte gehalten. Wenn das Bein zuviel in Streckung gebracht wird, kann die Kleinfingerkante der Hand den Impuls nach vorne geben, sodass das Knie wieder etwas nach vorne gebracht wird. Bei der Gewichtsübernahme auf das mehrbetroffene Bein können die Patienten mit ihrem weniger betroffenen Bein einen Schritt machen. Danach verlagern die Patienten ihr Gewicht auf das weniger betroffene Bein und bringen ihr mehrbetroffenes Bein nach.

6.3.2 Patienten mit wenig Rumpfstabilität

Bei allen Patienten, die nicht für das etappenweise Versetzen ihr Gesäß anheben können, ist es nötig, dass der Transfer mit zwei Pflegenden durchgeführt wird (☞ Film 7 „Transfer mit zwei Hilfspersonen"). Die bisher dargelegten Grundprinzipien gelten auch für diesen Transfer. Bei diesen schwer betroffenen Patienten ist es leichter, den Transfer über die weniger betroffene Seite durchzuführen. Bei tetraplegischen Patienten wird die bessere Seite ausgewählt. Grundbedingung ist aber, dass der Fuß über den umgesetzt wird, den Bodenkontakt halten kann.

Der in den Abbildungen 6.16 a–c gezeigte Patient kompensiert mit seiner weniger betroffenen Seite sehr stark und drückt sich von dieser Seite weg. Da das Ziel beim Transfer ist, dass er mehr Gewicht auf die weniger betroffene Seite übernehmen kann, wird der Transfer über seine rechte Seite durchgeführt. Beim Sitzen auf der Bettkante kniet eine Pflegende hinter dem Patienten. Der rechte Arm des Patienten wird zum Rollstuhl geführt (☞ Abb. 6.16 a). Damit wird das Drücken zur linken Seite unterbro-

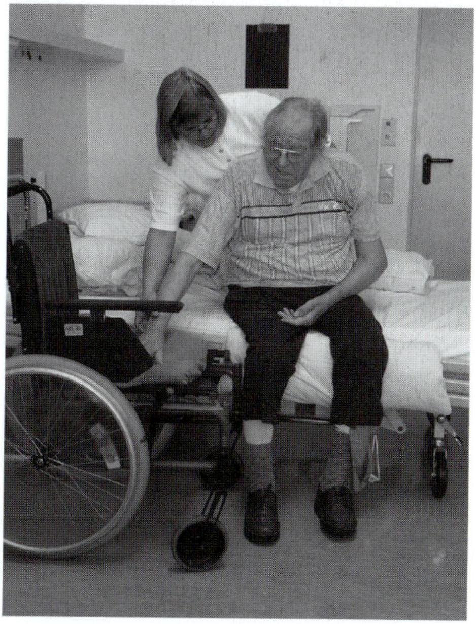

Abb. 6.16 a: Vor dem Transfer wird dem Patienten eine Richtungsorientierung zum Rollstuhl gegeben.

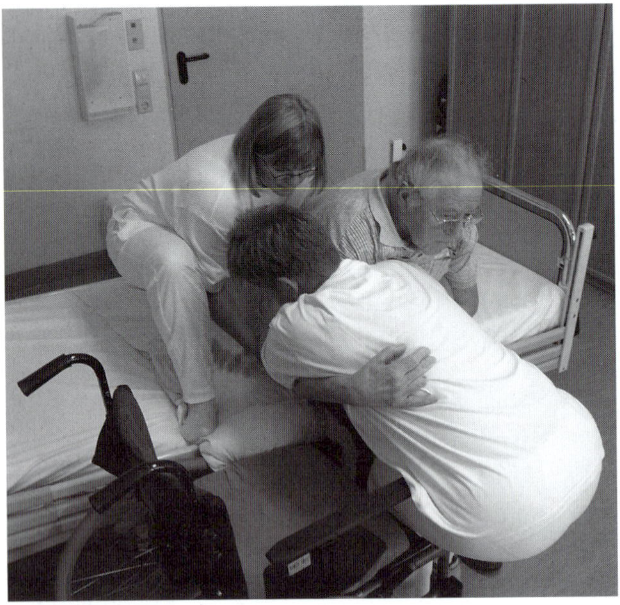

Abb. 6.16 b: Bei genügender Oberkörpervorlage kann das Gesäß des Patienten in 2 bis 3 Etappen versetzt werden.

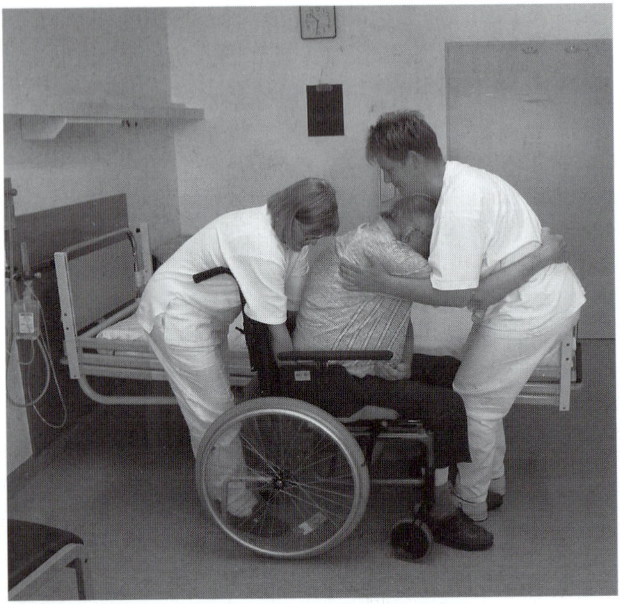

Abb. 6.16 c: Das Gesäß des Patienten wird bis an die Rückenlehne des Rollstuhles versetzt.

chen. Der linke Arm des Patienten verbleibt auf dem Schoß, da der Arm im Ellenbogengelenk sehr stark eingeschränkt ist. Die zweite Pflegende steht vor dem Patienten an seinem rechten Bein und ist mit ihren Händen am Rumpf. Der rechte Arm des Patienten liegt am Rücken der vorne stehenden Pflegenden.

Die hinter dem Patienten kniende Pflegende stellt ihr rechtes Bein auf, das andere Bein befindet sich hinter dem Patienten. Die vordere Pflegende verlagert ihr Gewicht Richtung Boden und nimmt dabei den Oberkörper des Patienten mit (☞ Abb. 6.16 b).

Sobald das Gesäß des Patienten frei wird, hilft die hinten stehende Pflegende es zu versetzen. Der Transfer wird in drei kleinen Etappen durchgeführt. Die hinter dem Patienten stehende Pflegende muss ihren Standort nach der zweiten Etappe wechseln. Die Hilfe erfolgt jetzt hinter dem Rollstuhl stehend (☞ Abb. 6.16 c).

Damit der Patient symmetrisch und weit genug im Rollstuhl sitzen kann, ist es ihm eine Hilfe, wenn ein Stuhl zur Orientierung nach vorne und zur Gewichtsverlagerung auf seiner rechten Seite steht. Die Pflegende vorne hilft dem Patienten, sein Körpergewicht auf die rechte Seite zu verlagern. Die linke Seite wird frei, um nach hinten bewegt zu werden. Hierfür greift die Pflegende um den Rücken des Patienten, hilft das Gewicht dort zu belassen und kann mit ihrer rechten Hand am seitlichen unteren Oberschenkel die linke Seite nach hinten schieben. Die hintere Pflegende hilft dabei und holt die Gesäßhälfte zu sich.

Beim Transfer aus oder in das Bett empfiehlt es sich, den Spalt zwischen Rollstuhl und Bett mit einem dünnen Kissen zu füllen. Dieses Kissen dient als Brücke für den Patienten, sodass er nie lange Unterstützungsfläche verliert und damit in kleinen Etappen das Becken versetzen kann.

Merke

Bei allen Transfers ist die individuelle Problematik der Patienten zu beachten!

Wenn ein Transfer sehr schwer mit dem Patienten durchführbar ist, sollte sofort gestoppt und die Ursache überprüft werden. Manchmal ist es nur ein Fuß, der wieder vom Patienten aus der Achse gestellt wurde oder die Patienten kommen nicht weit genug nach vorne. Das kann auch daran liegen, dass die Pflegende dem Oberkörper des Patienten zu wenig Spielraum läßt, um sein Gewicht zu verlagern.

Hat die Pflegende das Gefühl, ein Patient kann sein Gesäß nicht anheben, sollte sie sich immer eine zweite Hilfsperson zu Hilfe nehmen. Das können manchmal auch Angehörige sein, die angeleitet wurden. **Ein Transfer darf nie mit Heben und Tragen verbunden sein!** Dies würde bedeuten, dass die Patienten keine Chance haben, den Bewegungsablauf zu übernehmen und längerfristig selbständig durchzuführen. Der Weg, der am leichtesten ist, wird ausgewählt und für die nächste Zeit beibehalten. Verbessert sich der Patient, wird unter Umständen der nächst aktivierende gewählt. Sinnvoll ist es, wenn Patienten lernen, dass sie sich sowohl über die weniger betroffene Seite, als auch die mehrbetroffene Seite umsetzen können. Längerfristig spielt es immer eine Rolle, in welches Umfeld die Patienten entlassen werden. Das Ziel muss sein herauszufinden, wie Patienten sich über den leichtesten Weg umsetzen oder umgesetzt werden können.

6.4 Hineinlegen ins Bett

Genau wie das Hochkommen auf die Bettkante, ist das Hineinlegen ins Bett ein aktivierender Bewegungsübergang. Bei einem normalen Bewegungsablauf verhindern die Bauchmuskeln ein Fallen mit der Schwerkraft. Der Bewegungsablauf erfolgt harmonisch nacheinander.

Um sich ins Bett zu legen, wird sich zuerst auf das Bett gesetzt. Der Rumpf legt sich ab, danach folgt der Kopf, währenddessen werden die Beine nacheinander ins Bett geholt. Manche Menschen legen sich auch auf der Seite liegend ab, aber meist haben sie das erlernt, weil ein Rückenproblem besteht und die Rotation vermieden werden soll. Andere knien sich zuerst auf das Bett und krabbeln dann hinein. Besonders bei türkischen Mitbürgern ist das zu beobachten. Für einen Patienten ist es am leichtesten, wenn er sein bekanntes Bewegungsmuster ausführen kann. Für ein Hineinkrabbeln ins Bett fehlen ihm aber oft die Voraussetzungen, sodass ein Weg gewählt werden muss, der für alle Beteiligten der ökonomischste ist.

Um die Bauchmuskeln der Patienten zu aktivieren, werden sie schräg auf die Bettkante gesetzt. Wenn sich die mehrbetroffene Seite an der Bettkante befindet, können die Patienten ihr weniger betroffenes Bein selbständig ins Bett mitnehmen. Damit der Weg nicht zu weit ist und eine Überstreckung des Kopfes und Rumpfes vermieden wird, werden die Kissen wieder zu einem „A" platziert (*A-Lagerung*, ☞ 6.1.1). Günstig ist es, wenn über diese zwei Kissen noch ein Kissen für den Kopf gelegt wird. Die Kissen sollten so schräg platziert sein, wie die Landung des Patienten zu erwarten ist. Ziel ist, dass der zentrale Schlüsselpunkt auf der Matratze und rechter und linker Schultergürtel sowie der Kopf auf den Kissen zum Liegen kommen.

Haben die Patienten wenige Fähigkeiten den Bewegungsübergang zu übernehmen, muss der Weg mit zwei Hilfspersonen gewählt werden.

6.4.1 Patienten mit aktiven Bewegungsmöglichkeiten

Die Unterstützung durch die Pflegenden kann von vorne stehend oder am Rücken sitzend stattfinden. Beim Ablegen ist darauf zu achten, dass sich die Patienten nicht einfach fallen lassen, sondern sich während des Bewegungsübergangs selbständig halten, dabei ihr Bein mit ins Bett nehmen und den Kopf zuletzt ablegen.

Ablegen über die mehrbetroffene Seite mit seitlicher Unterstützung

Die in Abb 6.17 a-c zu sehende Patientin setzt sich mit Hilfe schräg ins Bett. Damit sie nicht zu knapp auf der Bettkante sitzt, wird ihr beim nach hinten Rutschen geholfen. Dabei verlagert die Patientin ihr Gewicht mit Hilfe jeweils auf eine Seite. Die Pflegende nimmt am äußeren Oberschenkel das Bein der Patientin (☞ Abb. 6.17 a) und schiebt es zurück. Am anderen Bein wird das gleiche Handling durchgeführt. Das rechte Bein sollte aber mehr nach hinten bewegt werden, damit das Becken asymmetrisch auf der Bettkante verbleibt. Jetzt wechselt die Pflegende ihre Stellung und setzt sich hinter die Patientin. Die Hände der Pflegenden liegen rechts und links am unteren Rumpf der Patientin.

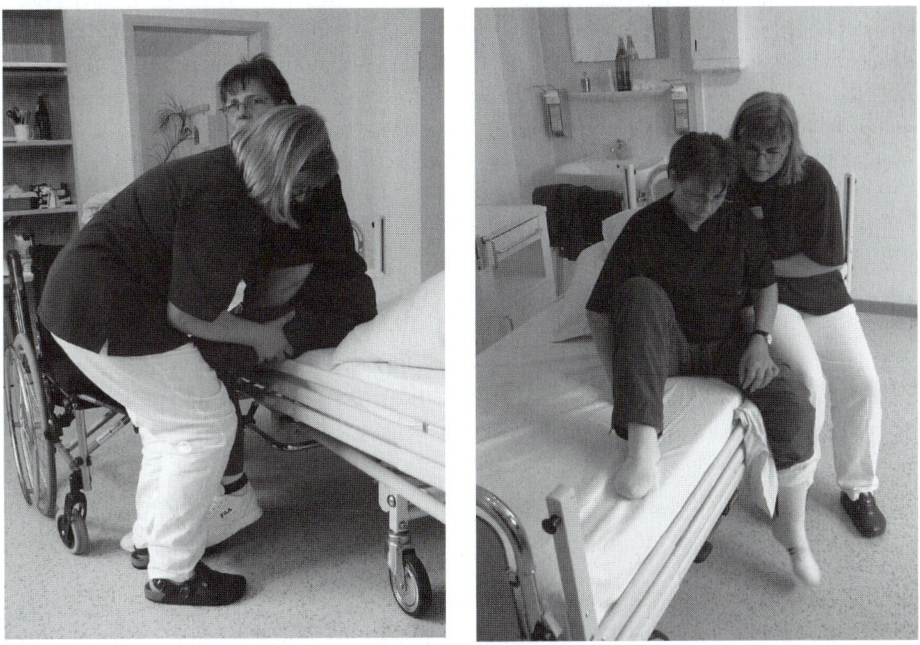

Abb. 6.17 a, b: Aktives Ablegen ins Bett mit seitlicher Unterstützung.

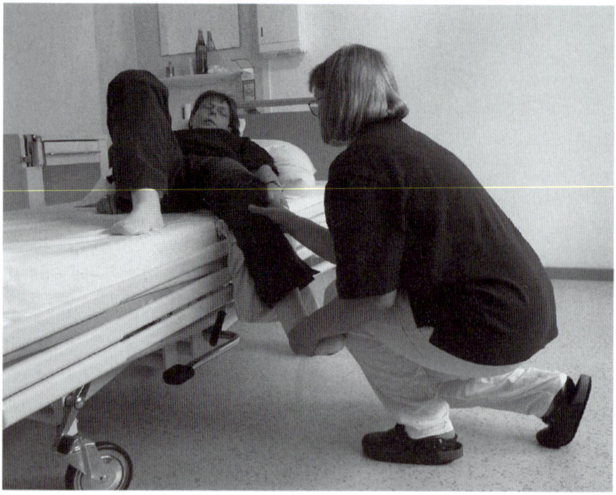

Abb. 6.17 c: Mit aktiver Beinführung nimmt die Patientin ihr mehrbetroffenes Bein ins Bett.

Die Patientin nimmt ihr weniger betroffenes Bein aufgestellt ins Bett (☞ Abb. 6.17 b). Die Hände der Pflegenden leiten die Bewegung „Beckenkippung nach hinten" und „Beugung im Rumpf" ein. Beim Ablegen der Patientin bewegt sich die Pflegende mit und verlässt seitlich das Bett, bis die Patientin zum Liegen gekommen ist. Anschließend leitet die Pflegende aktiv die Beinbewegung des mehrbetroffenen Beines über den Fuß ein. Die rechte Hand der Pflegenden bringt das Bein vom äußeren Oberschenkel in Adduktion, die linke Hand der Pflegenden bringt den Vorfuß zur Patientin hin und bewegt dabei die Fußaußenkante in Richtung Körpermitte (☞ Abb. 6.17 c). Sobald sich der Quadrizeps anspannt, wird die Patientin in der Bewegung nach oben begleitet. Die Pflegende richtet sich mit der Bewegung nach oben. Der Fuß wird neben den rechten Fuß auf die Matratze gestellt. Damit die Patientin wieder symmetrisch im Bett liegt – zum Liegen kommt – werden die Grundelemente „Unterkörper und Oberkörper im Bett bewegen" angewandt (☞ 6.1).

Ablegen ins Bett über die mehrbetroffene Seite mit Unterstützung von vorne

(☞ Film 8 „Hineinlegen ins Bett über die mehrbetroffene Seite") Die Patienten werden schräg auf die Bettkante gesetzt. Die Unterstützung erfolgt wie oben beschrieben. Jetzt stellt sich die Pflegende seitlich neben das mehrbetroffene Bein und hält mit ihrem Bein das paretische Bein des Patienten in der Spur der Hüfte. Die Hände der Pflegenden liegen seitlich am Thorax des Patienten und führen darüber den zentralen Schlüsselpunkt nach hinten. Während des Ablegens ist darauf zu achten, dass der Patient seinen Kopf zuletzt ablegt. Das weniger betroffene Bein nimmt der Patient während des Hinlegens mit ins Bett. Die Pflegende bewegt sich mit dem Patienten nach unten. Anschließend wird das mehrbetroffene Bein aktiv neben das auf der Matratze stehende Bein gestellt.

6.4.2 Patienten mit wenig Rumpfstabilität

Haben die Patienten noch ungenügenden Halt über ihre Rumpfmuskulatur oder haben bei dem Bewegungsübergang zu viel Streckung, macht es Sinn diese Patienten zu zweit ins Bett abzulegen. Der Bewegungsübergang gestaltet sich dann wesentlich leichter, sowohl für den Patienten, als auch für die Pflegenden. Haben Patienten keine Kopfkontrolle, ist es dringend notwendig diese Patienten zu zweit ins Bett abzulegen (☞ Film 9 „Hineinlegen ins Bett mit zwei Hilfspersonen").

Der Weg ins Bett findet wieder über die Seite des Patienten statt, über die er auch zum Sitzen hochgekommen ist. Auch hier muss der Patient schräg auf die Bettkante gesetzt werden. Der Patient hält sich mit seinem besseren Arm angewinkelt auf der Matratze. Die hinter ihm kniende Pflegende hilft ihm dabei (☞ Abb. 6.18 a) und hält den Oberkörper in leichter Beugung. Die vor dem Patienten stehende Pflegende bringt das mehrbetroffene Bein über eine aktivierende Bewegung nach (☞ Abb. 6.18 b) und stellt es auf die Matratze. Die hinter dem Patienten kniende Pflegende legt den Patienten mit seiner rechten Körperseite ab. Die rechte Hand der Pflegenden hat dabei an die rechte Seite des Rumpfes gewechselt und hält die seitlichen Bauchmuskeln etwas zusammen. Bei dieser ablegenden Bewegung hilft die vorne stehende Pflegende dem Patienten, sein rechtes Bein ins Bett zu stellen (☞ Abb. 6.18 b). Nachdem der Patient zum Liegen gekommen ist, werden die Kissen noch in „ A" Form unter dem Rücken des Patienten korrigiert (*A-Lagerung*, ☞ 6.1.1). Hierbei bewegt eine Pflegende den rechten Schultergürtel in Rotation in Richtung zur linken Hüfte. Der Patient wird aufgefordert, seinen Kopf dabei anzuheben (☞ Abb. 6.18 c).

6.5 Aktivierende Positionen

Aktivierende Positionen werden Ausgangsstellungen genannt, wenn in dieser Position eine Aktivität oder Funktion geschehen kann. Sinnvoll ist es, diese aktivierenden Positionen immer außerhalb des Bettes zu gestalten. Bei manchen Patienten, die noch Probleme mit der Rumpfstabilität haben, kann aber auch eine aktivierende Position im Langsitz im Bett erfolgen. Wenn Patienten mit ihren Armen oder mit einem Arm etwas durchführen, muss der Rumpf in Auf-

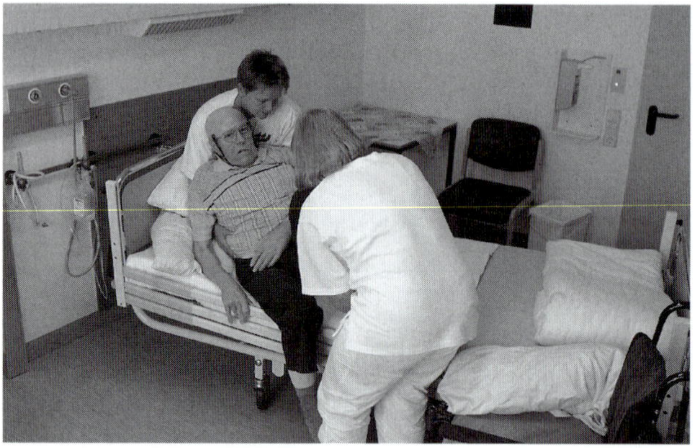

Abb. 6.18 a: Ablegen über die weniger betroffene Seite. Der Patient stützt sich mit seinem weniger betroffenen Arm.

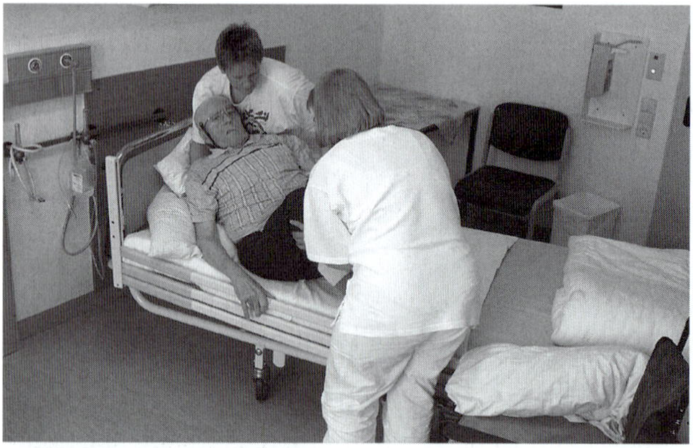

Abb. 6.18 b: Beim Hinlegen wird der Oberkörper in Beugung gebracht.

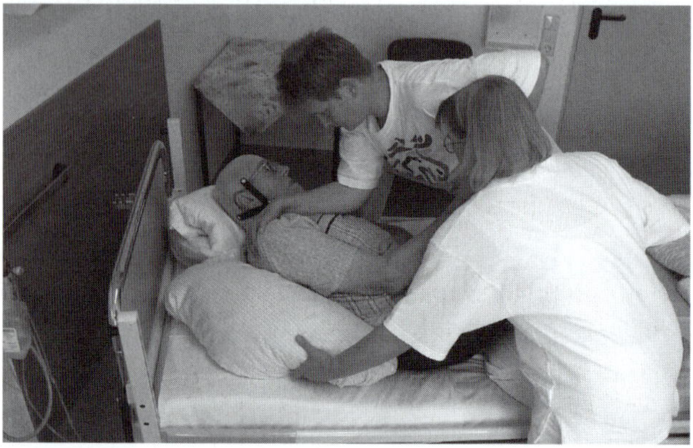

Abb. 6.18 c: Durch leichte Drehung des Oberkörpers werden die Kissen zu einem „A" platziert.

richtung sein. In dieser Aufrichtung kann der Arm leichter bewegt werden. Anhand von Beispielen werden verschiedene Sitzpositionen bei unterschiedlichen Fähigkeiten der Patienten gezeigt.

6.5.1 Patienten mit aktiven Bewegungsmöglichkeiten

Wenn sich Patienten außerhalb des Bettes befinden und Aktivitäten durchführen wie die Körperpflege vor dem Waschbecken oder am Tisch sitzen zum Essen, werden sie in eine aktivierende Sitzposition gebracht. Um die Arme frei für eine Aktivität nutzen zu können, muss der Rumpf in einer aufgerichteten Position sein.

Merke

Damit die Arme frei bewegt werden können, muss der Rumpf aufgerichtet sein!

Für diese Aufrichtung kippt das Becken nach vorne (anterior). Es ist wesentlich leichter diese aufgerichtete Position einzunehmen, wenn die Sitzfläche gerade und stabil ist. Ein normaler Stuhl hat diese Voraussetzungen. Für diese Sitzposition ist eine Rumpfstabiltät notwendig, damit die Aufrichtung auch gehalten werden kann.

Wie schon beim Transfer erläutert, ist häufig die Beckenbeweglichkeit der Patienten eingeschränkt. Diese aktivierende Position kann die Beckenbeweglichkeit fördern. Ein Sitzen im Rollstuhl über einen längeren Zeitraum bedeutet immer, dass das Becken nach hinten gekippt ist, da meistens die Rollstuhlkissen so geformt sind, dass die Patienten sich leichter an die Rückenlehne anpassen können. Bei Patienten, die eine Rumpfstabilität haben, ist zu beachten, dass sie zum Beispiel für die Körperpflege oder beim Essen in einen normalen Stuhl gesetzt werden. Jeder Transfer bedeutet Bewegung für die Patienten, welche letztendlich die Patienten insgesamt in ihrer Beweglichkeit fördert.

Merke

Die Sitzpositionen in einem normalen Stuhl fördern die Beweglichkeit der Patienten!

Ob ein Stuhl mit oder ohne Seitenlehne genutzt werden kann, ist abhängig von den individuellen Fähigkeiten jedes einzelnen Patienten. Sicherheit geht immer vor! Wenn die Aktivität beendet ist, können die Patienten wieder in den Rollstuhl gesetzt werden, da sie sich im Rollstuhl auch fortbewegen können.

Der Transfer in den Stuhl und wieder zurück, kann über den Stand und durch das Austauschen der Stühle erfolgen. Jede andere Art von Transfer ist aber auch möglich.

Wenn Patienten Aktivitäten im Sitzen durchführen, muss es leicht für sie sein, den Oberkörper vor und zurück zu bewegen. Zu beachten ist eine gute symmetrische Sitzbasis mit einem aufgerichteten Becken. Es hängt individuell von den Fähigkeiten der Patienten ab, wo und wie die Unterstützung für einen symmetrischen Sitz gegeben wird. Handtücher eignen sich sehr gut, um sie entweder unter einer Gesäßhälfte (☞ Abb. 7.1 b) oder zur Unterstützung bei der Beckenaufrichtung einzusetzen.

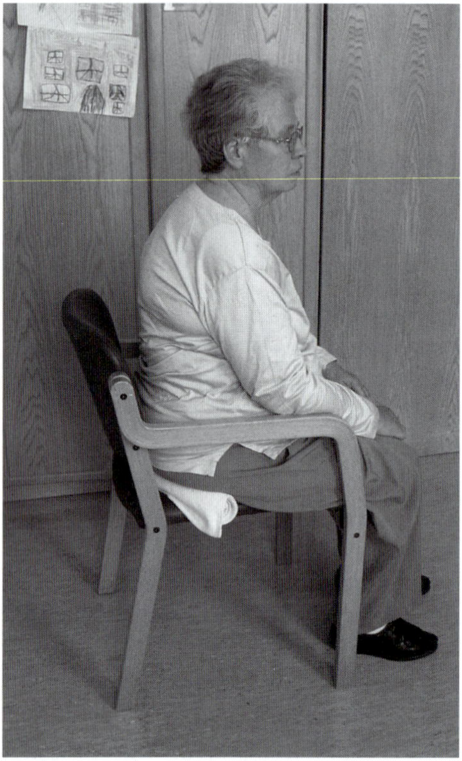

Abb. 6.19: Sitzposition in einem normalen Stuhl.

Die in Abbildung 6.19 zu sehende Patientin kann über einen längeren Zeitraum ihr Becken nicht aufgerichtet halten. Dies wird ihr erleichtert indem ihr ein aufgerolltes Handtuch direkt an das Gesäß „modelliert" wird. Vorher muss das Becken aufgerichtet werden und die Handtuchrolle wird direkt an die Sitzbeinhöcker gebracht. Diese Unterstützung ist bei ihr ausreichend, um gut an einem Tisch sitzen zu können. Der rechte Arm wird auf dem Tisch platziert (☞ Abb. 5.7 c).

6.5.2 Sitzpositionen bei Patienten mit wenig Rumpfstabilität

Haben Patienten noch wenige Möglichkeiten, eine längere Zeit außerhalb des Bettes zu verbringen, können sie auch im Bett in eine Sitzposition gebracht werden, in der es ihnen z.B. leichter fällt beim Essen die Hand zum Mund zu führen. Die Kopfhaltung kann über eine gute Sitzposition sehr verbessert werden. Für Patienten, die noch kreislaufinstabil sind, kann es eine den Kreislauf stabilisierende Position sein. Für einen aufrechten Sitz müssen die Patienten auf ihr Becken gesetzt werden. Es ist vorher notwendig, dass die Patienten mit dem Kopf bis an das Bettende gebracht werden, damit sich die Abknickung des hochgestellten Kopfteils direkt hinter

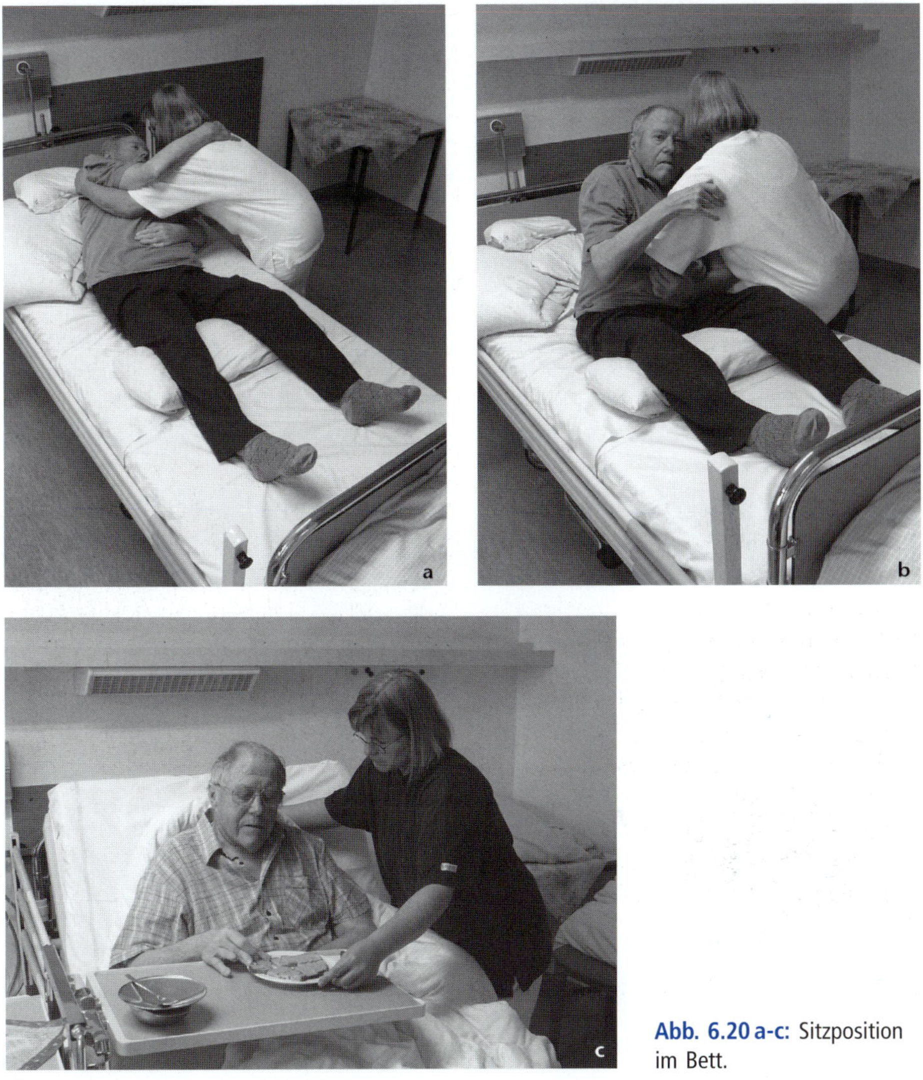

Abb. 6.20 a-c: Sitzposition im Bett.

dem Rücken befindet (Film 14 „Hochbewegen bei passiven Patienten"). Es ist günstig, wenn die Patienten zuerst hingesetzt werden und danach erst das Kopfteil nach oben gebracht wird. Das hat den Vorteil, dass die Patienten mit dem Hochbewegen nicht wieder herunter rutschen.

Der in Abbildung 6.20 a-c zu sehende Patient, wurde vor dem Hinsetzen im Bett nach oben bewegt.

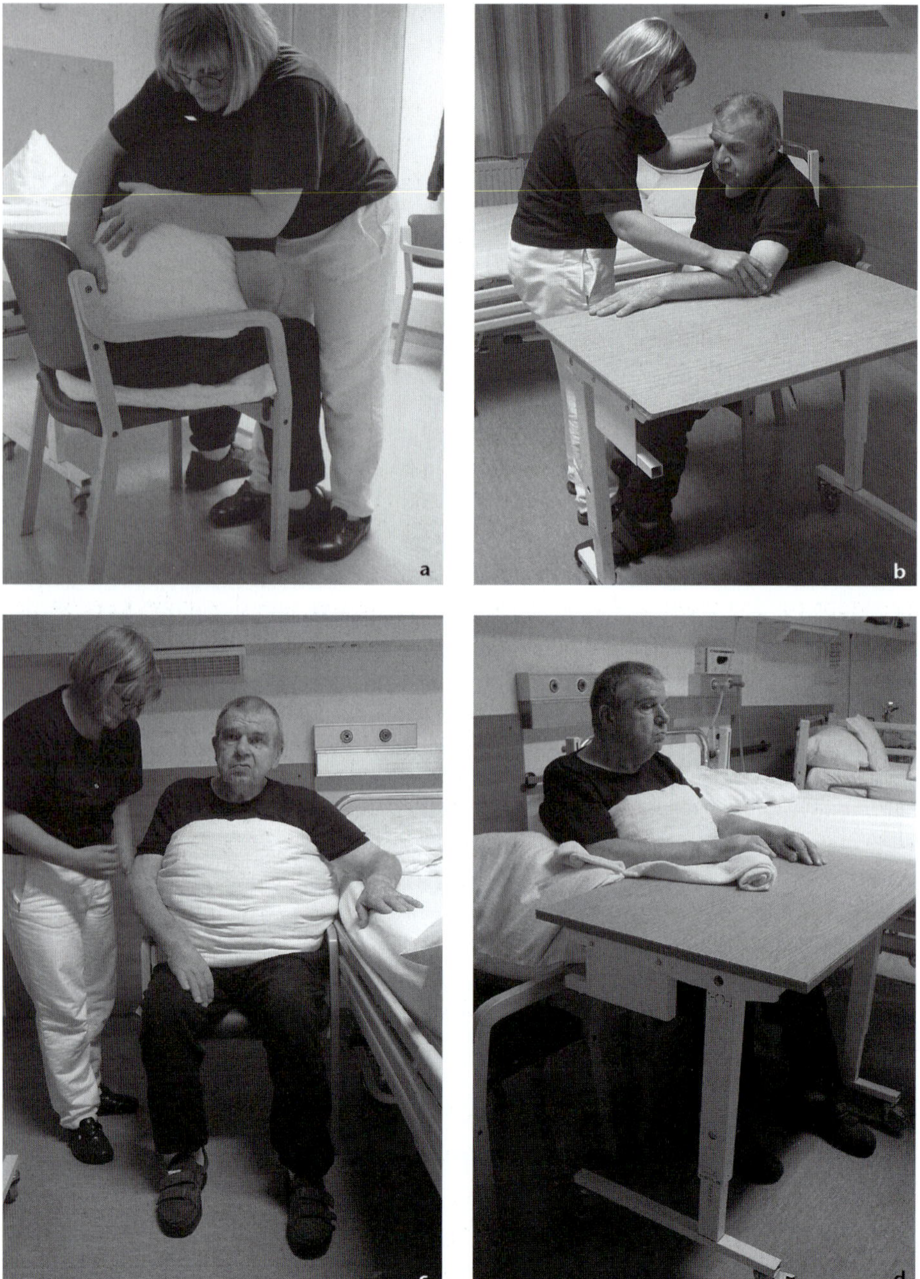

Abb. 6.21 a-d: Sitzposition auf einem Stuhl mit viel Unterstützung.

Die Beine werden etwas auseinander gebracht und mit einem Kissen im Bereich der Knie unterstützt. Die ischiokrurale Muskulatur (rückwertige Muskulatur vom Sitzbeinhöcker bis zum Unterschenkel) ist bei diesem Patienten nicht mehr dehnfähig. Das Kissen unter den Knien erleichtert ihm das Aufsetzen. Die Pflegende hilft dem Patienten über Rotation zum Hinsetzen (☞ Abb 6.20 a, b). Bevor die Bewegung durchgeführt wird, muss der Patient den Kopf anheben. Sitzt der Patient, so kann das Kopfteil von einer zweiten Pflegenden hochgestellt werden. Das Becken des Patienten wird innerhalb seiner Möglichkeiten in Aufrichtung gebracht. Die Kissen hinter dem Rücken werden durch eine lang gerollte Decke ersetzt. Die Decke umschließt rechts und links den gesamten Rumpf. Zusätzlich wird ein Kissen unter den mehrbetroffenen Arm gebracht, damit dieser eine Unterstützungsfläche hat (☞ Abb. 6.20 c). Unter den linken Trochanter wird ein Handtuch zur Unterstützung gebracht. Die Füße werden an den Fußsohlen mit einem Kissen unterstützt.

Bei Sitzpositionen außerhalb des Bettes brauchen Patienten, die noch wenig Rumpfstabilität haben, einen guten Halt um den Rumpf, damit sie sitzen können. Es ist sinnvoll, auch diese Patienten auf einen normalen Stuhl umzusetzen. Die Vorteile sind in 6.5.1 beschrieben.

Bei dem in den Abb. 6.21 a-d gezeigten Patienten, wird zur Förderung der Rumpfstabilität ein elastischer Bauchgurt gewickelt (ein Badehandtuch kann auch genutzt werden).

Da der Patient nach hinten drückt, wird ihm für die Orientierung nach links und vorne ein Therapietisch an die Seite gestellt, auf dem er seinen Arm ablegen kann (☞ Abb. 6.21 b). Jetzt wird dem Patienten noch zusätzlich eine längs gefaltete Bettdecke um den Rumpf gewickelt und das Becken wird für die Aufrichtung mit einem gerollten Badehandtuch unterstützt (☞ Abb. 6.21 c).

Da der Patient zu seiner rechten Seite schiebt, bekommt er das Bett als Orientierung an seine linke Seite. Der Therapietisch wird jetzt vor ihm platziert. Für seinen rechten Arm wird ein zusätzliches Kissen als Unterstützungsfläche gegeben, dieses wird wiederum mit einem zusätzlichen Stuhl gehalten, da im vorliegenden Fall zwischen den Patienten und die Stuhllehne kein Kissen mehr passte (☞ Abb. 6.21 d).

6.5.3 Sitzposition bei Patienten mit fehlender Rumpfstabilität und Kopfhaltung

Patienten, die im Sitzen ihren Kopf nicht halten können, fehlt als Voraussetzung dafür der Haltetonus des Rumpfes. Die Mobilisation außerhalb des Bettes bedarf großer Unterstützungsfläche. Der Rollstuhl dieser Patienten ist sehr variabel in seinen Verstellmöglichkeiten. Die Patienten werden aber häufig nur in einer nach hinten gekippten Position in diesen Rollstuhl gesetzt, da

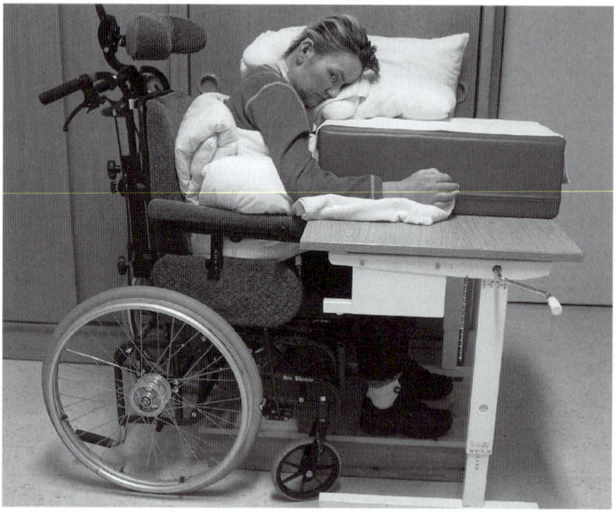

Abb. 6.22: Aufrechte Sitzposition bei beidseitig betroffener Patientin.

nur in dieser Stellung der Kopf abliegen kann. Diese Position bedeutet für die Patienten aber kaum einen Unterschied zum Liegen im Bett. Da im Schwerkraftfeld die Unterstützungsfläche im rückwärtigen Bereich des Körpers angeboten wird, ist die Auswirkung auf die Tonusverhältnisse wie bei der Rückenlage. Aus diesem Grund ist eine aufrechte Sitzposition (mit einer Kopfstellung nach vorne abgelegt) eine Alternative zu allen anderen Sitzpositionen. Diese Sitzposition kann im Tagesrhythmus der Patienten für eine gute Stunde eingeplant werden.

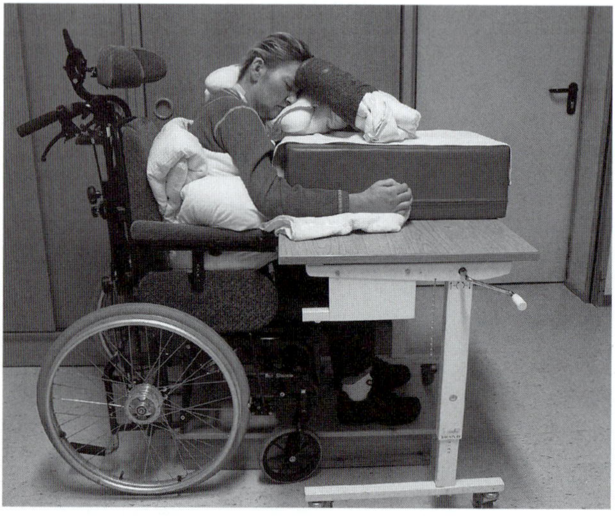

Abb. 6.23: Sitzposition mit zusätzlich stabilisiertem Kopf.

Die in Abb. 6.22 zu sehende Patientin wird mit ihrem Gesäß weit nach hinten in den Rollstuhl gesetzt. Da der Rollstuhl für ihre Beinhöhe nicht passend ist, wird eine Fußkiste als Erhöhung unter die Füße gestellt. Der Oberkörper wird aufgerichtet, d.h. dass das Becken in Aufrichtung ist und sie auf ihren Sitzhöckern sitzt. Auch hier wird zur Unterstützung eine Handtuchrolle um das Gesäß „anmodelliert". Der gesamte Rumpf ist mit einer Decke stabilisiert. Vorher wurde ein Badelaken um den Rumpf gewickelt. Der Oberkörper wird leicht nach vorne bewegt und auf dem stabilen Lagerungswürfel, welcher wiederum auf einem Ergotherapie-Tisch liegt, abgelegt. Damit der Lagerungswürfel nicht abrutscht, ist er mit einer Antirutschfolie gesichert. Damit die Arme rechts und links neben dem Würfel liegen können, ist an beiden Seiten ein zusätzliches Kissen angebracht. Die Arme liegen neben dem Würfel, so als würden sie diesen halten. Der Kopf liegt zur der Seite ab, zu der hin die Patientin eine leichtere Drehung vollziehen kann. Kissen und ein seitliches Nackenhörnchen sichern den Kopf. Die Wand an dieser Seite stabilisiert das Ganze. Die Trachealkanüle liegt frei. Da die Patientin ab und zu hustet und der Kopf seitlich in Beugung fällt, wird er zusätzlich mit einem in einen Strumpf gerollten Bettbezug an der Stirn gesichert (☞ Abb. 6.23). In dieser Position zeigt die Patientin beim Husten keine assoziierten Reaktionen, was als Ziel in verschiedenen Lagerungen oberste Priorität hat.

7 Integration der Bewegungsübergänge bei den ATL

Einen Patienten zu pflegen und dabei aktivierend rund um die Uhr zu unterstützen, bedeutet, ihn bei allen Aktivitäten des täglichen Lebens (ATL) zu begleiten. Je schwerer ein Patient betroffen ist, desto mehr Hilfestellung benötigt er. Das höchste Ziel sollte bei jeder Hilfestellung immer sein, den Patienten in seiner Selbständigkeit zu fördern. Um dies zu erreichen, muss dem Patienten die Möglichkeit gegeben werden etwas selbständig zu tun – nur so kann er Fortschritte machen.

Die große Herausforderung und Professionalität der Pflegenden besteht darin, zu erkennen, in welchen Ausgangsstellungen die Patienten etwas selbständig tun können. Und muss in einigen Fällen trotzdem noch viel Hilfestellung geleistet werden, so lässt sich der Patienten in einer angepassten Ausgangsstellung leichter bewegen.

In den folgenden Unterkapiteln werden für ausgewählte Aktivitäten, die rund um die Uhr mit den Patienten durchgeführt werden, verschiedene Ausgangsstellungen und die daraus folgenden Bewegungsfähigkeiten gezeigt. Hierbei wurde bewusst auf eine strenge Gliederung anhand der Nomenklatur der ATL verzichtet, da einige Probleme verschiedene ATL betreffen.

Auch in diesem Kapitel können nur Anregungen gegeben werden, letztendlich kommt es bei jedem einzelnen Patienten darauf an, wie er auf einzelne Maßnahmen reagiert.

7.1 Körperpflege

Gerade während der Unterstützung bei der Körperpflege können Bewegungen der Patienten sehr gut integriert werden. Häufig ist es sogar so, dass die Patienten spontan eigene Bewegungen durchführen, da sie auf einmal eine Handlung nachvollziehen können. Patienten mit Hirnschädigungen sind sehr oft bewegungsarm und können bestimmte Funktionen nicht mehr durchführen, da sie nicht verstehen, was sie tun sollen. Ist aber die Tätigkeit für sie erkennbar, ist auf einmal die Bewegung möglich, die sie vorher nicht ausführen konnten.

Beispiel

Ein Patient sitzt vor dem Waschbecken und wird gebeten sich zu waschen. Der Patient schaut die Waschutensilien an und weiß nicht, was er machen soll. Er wird mehrmals dazu aufgefordert. Ein häufiges Bild in solch einem Kontext ist, dass Patienten unruhig werden und sich vielleicht sogar vom Waschbecken weg drücken. Werden die Patienten dann in die Handlung eingeführt, werden Sequenzen der Handlung von ihnen erkannt und sie führen diese dann selbständig durch. Wo vorher die Bewegung nicht möglich war (z.B. den Oberkörper nach vorne zu verlagern), ist sie jetzt im Zuge der Handlung „mit der Hand zum Wasserhahn greifen" auf einmal möglich.

Die Selbständigkeit eines Patienten zu fördern, heißt immer an den Grenzen seiner Möglichkeiten zu arbeiten. Das heißt **der Patient sollte weder unter- noch überfordert werden**. Voraussetzung dafür ist eine genaue Analyse der Fähigkeiten und Hauptprobleme des Patienten. Die Fähigkeiten des Patienten werden in der Handlung genutzt und eine nächste Zielsetzung muss sein, diese Fähigkeiten zu erweitern.

Für die Durchführung der Körperpflege sind sowohl die motorischen als auch die neuropsychologischen Fähigkeiten eines Patienten ausschlaggebend. Die Grundvoraussetzung für jede Tätigkeit ist die Stabilität des Rumpfes. Ist der Rumpf stabil, können die Arme leichter gehoben werden. Je weniger die Patienten die Voraussetzungen dafür haben, desto mehr müssen sie von außen für die Rumpfstabilität unterstützt werden.

Bei der Entscheidung für eine bestimmte Ausgangsstellung kommt es auf die individuellen Tonusverhältnisse des Patienten an.

Damit die Körperpflege vor dem Waschbecken stattfinden kann, müssen folgende Voraussetzungen beim Betroffenen gegeben sein.

Für das Sitzen:
- Kreislaufstabilität
- Kopfkontrolle
- Rumpfhaltung im Sitzen
- Beckenbeweglichkeit nach vorne (anterior)
- Kontakthalten der Füße zum Boden
- Beweglichkeit mindestens eines Armes
- Gewisse Aufmerksamkeit.

Für das Stehen zusätzliche Voraussetzungen:
- Gleichgewichtskontrolle
- Genügend Tonus mit Kniekontrolle im mehrbetroffenen Bein
- Stabiles Sprunggelenk des mehrbetroffenen Beines.

Sollten die Voraussetzungen für das Sitzen nicht gegeben sein, so ist es günstiger die Körperpflege im Bett durchzuführen.

Im Nachfolgenden werden verschiedene Ausgangsstellungen dargestellt und beschrieben.

7.1.1 Patienten mit aktiven Bewegungsmöglichkeiten

Bei Patienten, die frei und stabil sitzen können, wird die Körperpflege vor dem Waschbecken durchgeführt. Ist das Stehen möglich, so kann die gesamte Körperpflege vor dem Waschbecken stattfinden. Ist das Stehen noch sehr unsicher, so können sich die Patienten den Unterkörper in Seitenlage im Bett waschen.

Damit der Rumpf beweglich ist, muss das Sitzen sicher und stabil sein. Die Stabilität bieten die Füße, die gut auf dem Boden stehen können sowie der symmetrische Sitz auf dem Becken. Diese Voraussetzungen sind auch für das Duschen im Sitzen notwendig. Die Sitzfläche sollte gerade und fest sein. Dafür eignen sich Stühle und Hocker. Die Höhe sollte an die Beinlänge der Patienten

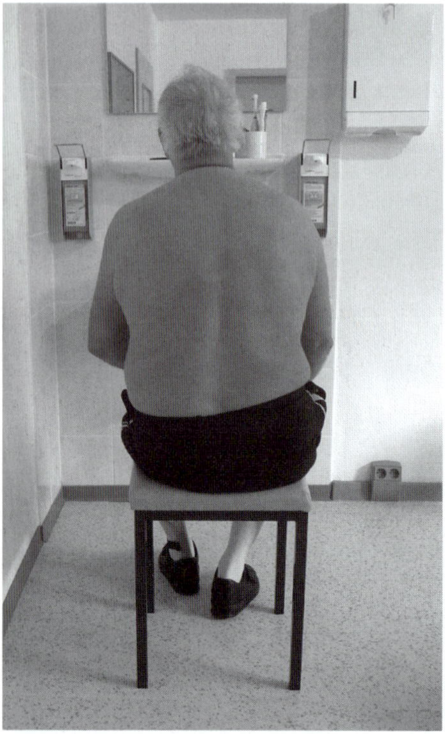

Abb. 7.1 a: Hypotoner Gesäßmuskel links im Sitzen.

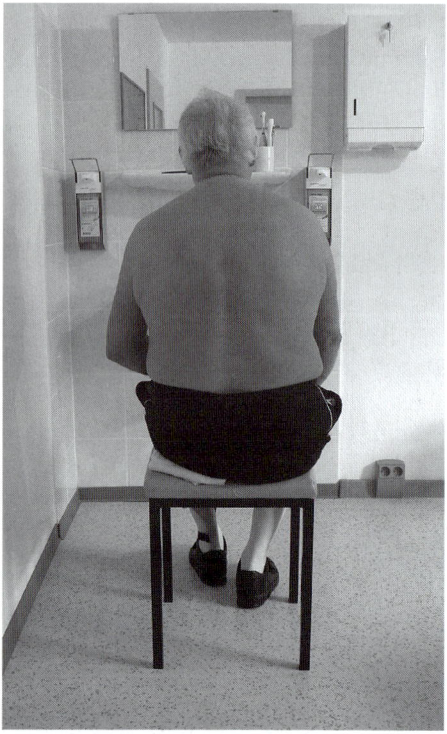

Abb. 7.1 b: Ausgleich durch ein Handtuch für einen symmetrischen Sitz.

angepasst sein. Ist ein Stuhl für einen Patienten zu niedrig, kann das Becken nicht genügend aufgerichtet werden. Ist der Stuhl zu hoch, passen die Füße nicht mehr auf den Boden. Ob ein Stuhl mit oder ohne Seitenlehne günstig ist, hängt wiederum von der Rumpfstabilität des Patienten ab. Damit das Becken der Patienten aufgerichtet bleiben kann, kann eine Handtuchrolle zur Unterstützung unter das Gesäß modelliert werden. (☞ Abb. 6.19).

Der in Abb. 7.1 bis 7.3 zu sehende Patient hat eine gute Rumpfstabilität, aber sein Gesäßmuskel auf der linken Seite hat zu wenig Tonus beim Sitzen. Sein Becken ist beim Sitzen asymmetrisch, die linke Seite steht tiefer als die rechte (☞ Abb. 7.1 a). Durch ein gefaltetes Handtuch unter der linken Gesäßhälfte wird die Sitzposition symmetrisch (☞ Abb. 7.1 b). Durch die symmetrische Basis ist keine Rumpfseite verkürzt und es kann sich ein gleichmäßiger Tonus aufbauen.

Die Füße stehen auf dem Boden. Da das rechte Bein zu assoziierten Reaktionen neigt, muss der Patient auf seine Fußstellung aufmerksam gemacht werden, damit er sie gegebenenfalls korrigieren kann. Der linke Arm ist in Beugung sehr fest am Körper und bei der Unterstützung hilft die Pflegende, den Arm nahe Schultergelenk in Außenrotation zu unterstützen (☞ Abb. 7.2). Da die Hand in Beugung zieht, muss auch hier dem Patienten beim Öffnen der Hand geholfen werden. Nun kann er mit seiner rechten Hand unter fließendem Wasser seine linke Hand waschen (☞ Abb. 7.2). Der Patient verlagert dabei seinen Oberkörper in Richtung Waschbecken. Bei dieser Bewegung wird die ischiocrurale Muskulatur gedehnt, die wiederum einen Einfluß auf die Beinstellung hat. Durch die Vorbereitung des Beckens in Aufrichtung beim Sitzen und die folgende Bewegungen, kann der Patient leichter aufstehen und auch stehen bleiben.

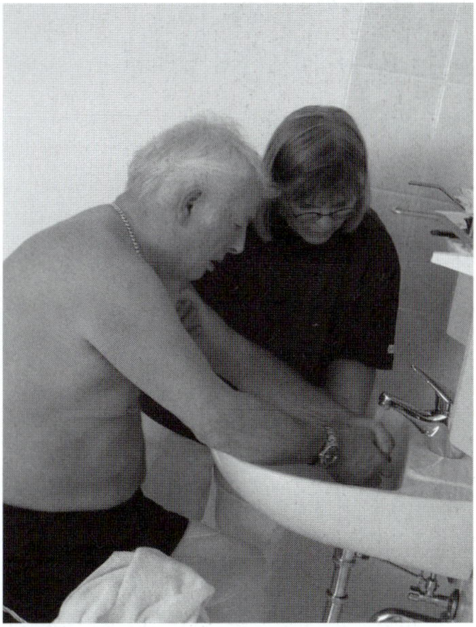

Abb. 7.2: Armführung in Außenrotation bei hypertonem Arm, damit der Patient seine Hand waschen kann.

Das Stehen vor dem Waschbecken hat einen positiven Einfluß auf die Hüftstreckung, da der Patient sehr viel Zeit sitzend in seinem Rollstuhl verbringt. Kurze Sequenzen im Stehen sind für seine Selbständigkeit förderlich. Da aber der Patient während er eine Handlung durchführt, beim Stehen assoziierte Reaktionen sowohl im Arm als auch im Bein zeigt, ist es für ihn zusätzlich wichtig, dass er durch die Pflegende an seinem Becken gehalten wird (☞ Abb. 7.3). Der Schwerpunkt bei der Unterstützung liegt darin, dass er das Körpergewicht auf beiden Beinen gleichmäßig verteilt belässt. Verlagert er sein Gewicht auf rechts, bewegt sich sein Fuß von der Ferse beginnend vom Boden und anschließend das Knie nach vorne. Das Bein zeigt dann einen Beugetonus. Höchstes Ziel für ihn ist es, eine Handlung im Stehen durchzuführen und gleichzeitig dabei auf seinen Stand auf beiden Füßen zu achten.

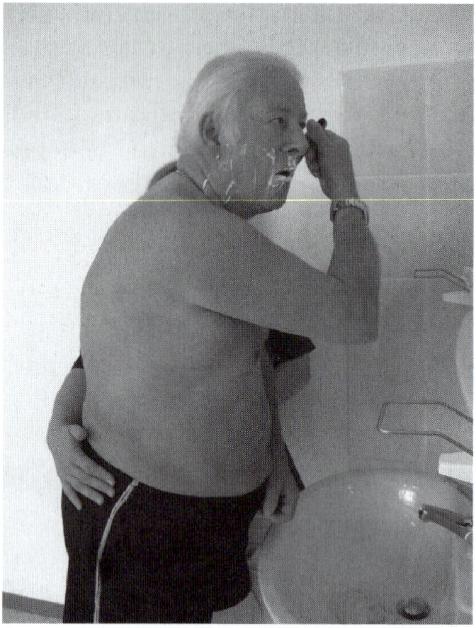

Abb. 7.3: Unterstützung im Stehen zur Gewichtsübernahme auf das mehrbetroffene Bein.

7.1.2 Patienten mit wenig Rumpfstabilität

Haben die Patienten noch keinen freien Sitz oder es ist für sie sehr anstrengend das Becken in Aufrichtung zu halten, ist es für sie sehr viel leichter, wenn sie mit großer Unterstützungsfläche im Bett die Körperpflege durchführen können. Die Ausgangsstellung im Bett ist die sitzende Position. Die Erfahrung zeigt, dass die Patienten in dieser Ausgangsstellung wesentlich mehr selbst tun können, als vor dem Waschbecken. Je nach Bedarf oder darauffolgender Position kann entschieden werden, ob Gesäß und Genitalbereich des Patienten vorher oder nachher in Seitenlage gewaschen werden.

■ Patientenbeispiel Hr. F.

Herr F. hält seinen rechten Arm stark am Körper fixiert. Im Sitzen ist es ihm kaum möglich seinen Rumpf aufzurichten, da er eine sehr verkürzte ischiocrurale Muskulatur sowohl rechts als auch links hat. Ziel für Herrn F. ist es, dass er beim Waschen den rechten Arm vom Körper lösen und für die Handlung frei nutzen kann (In Kapitel 6 wurde in den Abbildungen 6.13 a-b gezeigt, wie Hr. F. im Bett aufgesetzt wird. Der Unterkörper wurde ihm zuvor in Seitenlage gewaschen).

Vor dem Aufsetzen wird der Patient weit genug zum Kopfteil bewegt. Die Knie werden mit einem Kissen unterlagert. Für die stabile Sitzhaltung wird ihm eine lang gerollte Decke um seinen Rumpf fest angebracht. Die Decke endet am Becken an den beiden Trochanteren. Ein zusätzliches Kissen an der linken Seite gibt dem mehrbetroffenen Arm unter dem Ellenbogen eine Unterstützung, sodass das Schultergelenk unterstützt ist. Die Waschschüssel wird so für ihn platziert, dass er mit seiner rechten Hand gut hineinlangen kann. Beim Überstreifen des Waschhandschuhs wird ihm geholfen. Jetzt kann Hr. F. sich soweit waschen wie er Bewegungsausmaß hat (☞ Abb. 7.4 a). Beim Waschen der rechten Hand wird ihm das rechte Handgelenk stabilisierend gehalten. Zur Integration seines linken Armes wird er dazu aufgefordert, diesen Bereich intensiv zu waschen.

Der linke Arm zieht sehr stark in die Innenrotation. Damit er auch die Achselhöhle und die Innenseite des Armes waschen kann, wechselt die Pflegende unterstützend an seine linke Seite. Der linke Arm wird nah an der Achselhöhle und am Handgelenk gehalten, die Hand der Pflegenden bringt dabei den Arm in

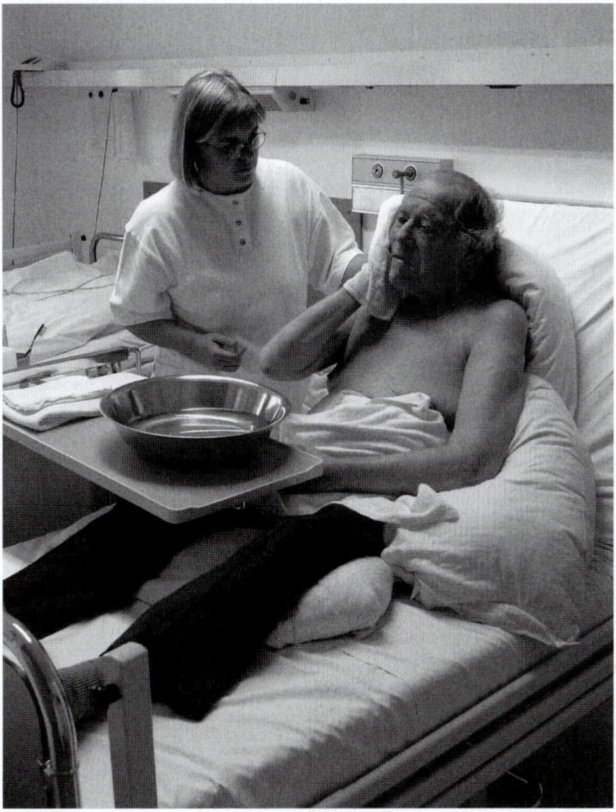

Abb. 7.4 a: Mit Stabilität des Rumpfes kann der Patient sein Gesicht waschen.

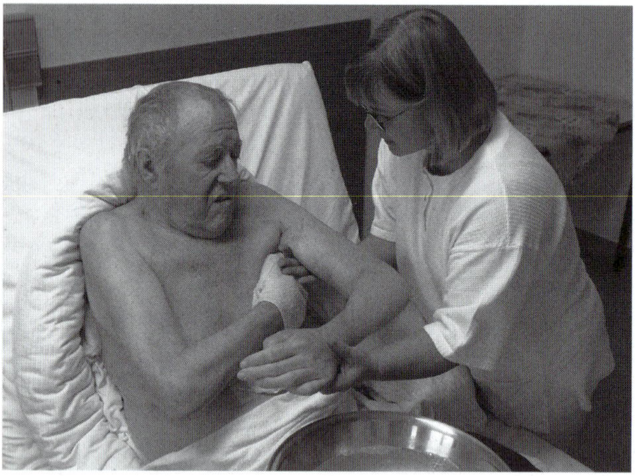

Abb. 7.4 b: Der zur Innenrotation neigende Arm wird unterstützt, damit der Patient seine Achselhöhle waschen kann.

eine leichte Außenrotation und nach vorne (☞ Abb. 7. 4 b). Jetzt kann Hr. F. mit seiner rechten Hand die Achselhöhle und den Arm waschen. Auch hierbei wird der Patient explizit dazu aufgefordert, da er eine starke Vernachlässigung der linken Seite im Alltag zeigt. Für das Waschen des Rückens werden bewusst die Rotationsbewegungen des Patienten genutzt. Hr. F. wird aufgefordert, seine rechte Hand zum linken Knie zu bringen (☞ Abb. 7.5). Damit er von der Rückenlehne nach vorne kommen kann, wird die Bewegung über den Schultergürtel eingeleitet. Durch diese Bewegung verlängert Hr. F. seine rechte Rumpfseite, die sonst immer kurz gehalten wird. Beim Benutzen des Deos hält Hr. F.

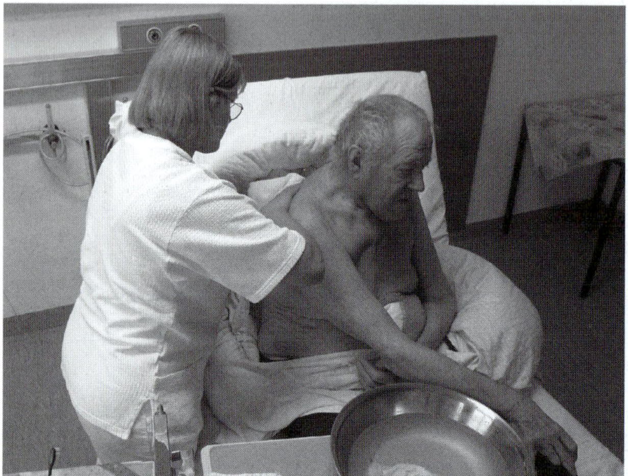

Abb. 7.5: Der Patient bewegt über Rotation seinen Oberkörper damit der Rücken frei zum Waschen wird.

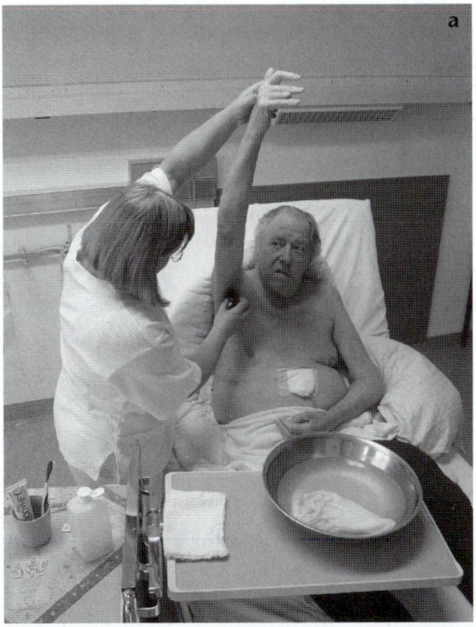

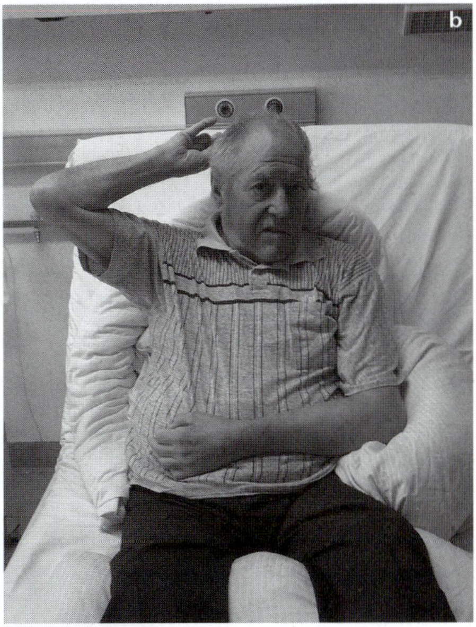

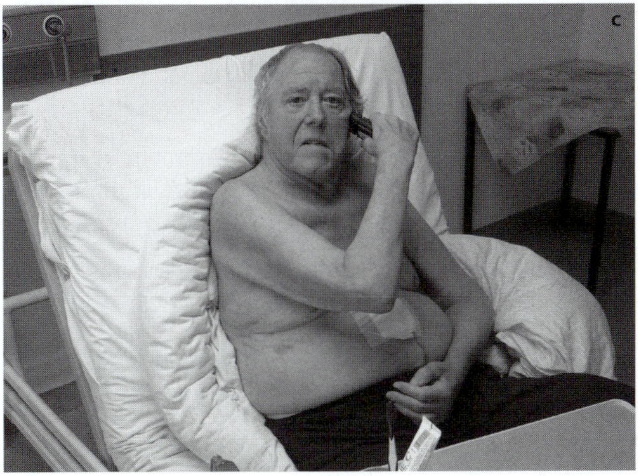

Abb. 7.6 a-c: Der sonst am Körper gehaltene rechte Arm ist in der stabilisierenden Sitzposition frei und kann vom Patienten frei eingesetzt werden.

seinen rechten Arm weit nach oben, da dies eine Bewegung des Armes erfordert, die er sonst sehr schwer durchführen kann (☞ 7.6 a). Wenn der rechte Arm viel für Bewegungen benutzt wurde, kann Hr. F. sich sogar selbständig seine linke Gesichtshälfte rasieren (☞ Abb. 7.6 b) und den Arm alleine nach oben bewegen um sich die Haare zu kämmen (☞ Abb. 7.6 c). Nach dieser bewegungsintegrierten Körperpflege kann Hr. F. viel leichter auf die Bettkante gesetzt werden und beim Transfer drückt er nicht mehr so stark zu seiner linken Seite.

7.1.3 Patienten mit wenig Rumpfstabilität und fehlender Kopfhaltung

Bei Patienten, die ihren Kopf nicht halten können und bei denen der Rumpf keinen adäquaten Tonus aufbauen kann, ist es üblich, die Körperpflege zumeist liegend in Rückenlage durchzuführen.

Werden die Patienten auf dem Rücken liegend gewaschen, bedeutet das für die Verrechnung des zentralen Nervensystems eine Tonusanpassung in Richtung Streckung (☞ Kapitel 4.3 *Schlüsselpunkte*). Wenn z.B. die Arme des Patienten angehoben werden, wird die Rückenmuskulatur mehr angespannt und der Körper (vor allem der Kopf) drückt sich in die Matratze. Ein anderer Aspekt, der gegen eine Rückenlage beim Waschen spricht ist, dass der Patient schwerer bewegt werden kann, wenn ihm bspw. der Rücken und das Gesäß gewaschen werden. Der Patient wird dann häufig im Ganzen gegen das normale Bewegungsmuster gedreht.

Einen Patienten zu waschen, bedeutet nicht nur ihn aus hygienischen Gründen zu säubern, sondern ihm über die Waschungen sehr viel Stimulus über sein größtes Organ – die Haut – zu geben. Wenn nun noch zusätzlich Bewegungen mit der Waschung verbunden werden, wird der größtmögliche Stimulus für Muskeln und Nerven gegeben. So ist die primäre Frage bei den im Wachkoma befindlichen Patienten, in welcher Ausgangsstellung und ob mit einer oder zwei Pflegenden die Körperpflege durchgeführt werden kann.

Die Körperpflege kann gut als therapeutische Handlung im interdisziplinären Team (☞ 8.3) erfolgen. So kann zu zweit mit einem Ergo- oder Physiotherapeuten und einer Pflegenden die Körperpflege und das Ankleiden durchgeführt werden.

Im nachfolgenden Beispiel werden sowohl die Körperpflege mit zwei Personen, als auch die Unterstützung mit einer Pflegenden dargestellt.

■ Patientenbeispiel Hr. L.: Körperpflege mit zwei Pflegenden

Da Hr. L. auf seiner linken Seite lag und das Gesäß gesäubert werden musste, wurde zuerst der Unterkörper gewaschen. Der Oberkörper wurde dafür in der Seitenlage stabilisierend korrigiert. Der Rücken ist mit einer gerollten Decke hinterlagert. Vor dem seitlichen Rumpf ist ein Kissen fest angebracht. Die Beine bleiben in einer angewinkelten Position, da diese Lage dem Körper am meisten Stabilität gibt. Eine Pflegende ist für das Halten und Stabilisieren der einzelnen Körperteile zuständig, während die andere das Waschen übernimmt. Das Waschen erfolgt mit je einem Waschhandschuh mit beiden Händen, die Waschrichtung erfolgt in zum Körper hin streichenden Bewegungen.

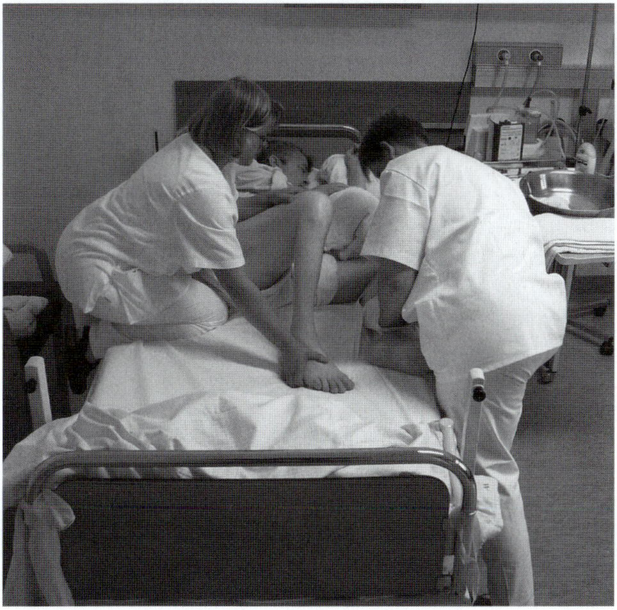

Abb. 7.7: Während die Beine gewaschen werden, sorgt eine Person für die Stabilität des Patienten.

In Abb. 7.7 wäscht die vor dem Patienten stehende Pflegende das unten liegende Bein. Das oben liegende Bein wird von der hinten stehenden Pflegenden stabilisierend gehalten. Wird das obere Bein gewaschen, kann das unten liegende Bein angewinkelt liegen bleiben. Die hinter dem Patienten stehende Pflegende stabilisiert das Becken während die vorne stehende Pflegende das Bein wäscht. Nach dem Waschen wird der Patient angezogen und auf den Rücken gedreht.

Der Schwerpunkt beim Waschen des Oberkörpers liegt darin, dass der Patient für das Waschen des Gesichts geführt und für den Rest des Oberkörpers in leichten Rotationsbewegungen so geleitet wird, als würde er sich selber zur linken oder rechten Seite bewegen. Da der Tonus bei Herrn L. insgesamt sehr hypoton ist, muss besonders das Schultergelenk beim Hochnehmen des Armes geschützt werden. Eine Pflegende befindet sich hinter dem Patienten, eine zweite Pflegende ist für Anreichungen und das Waschen des vorderen Bereichs zuständig.

Die Pflegende kniet hinter dem Patienten; zur Erleichterung des Kniens hat sie sich zwischen hintere Oberschenkel und Waden ein festes Kissen gelegt. Der Patient ruht auf Oberschenkeln und Bauch der Pflegenden. Unter seinen Kopf ist ein zusätzliches Kissen gebracht (☞ Abb. 7.8 a). Muss der Patient mehr in Aufrichtung gebracht werden, so muss die Pflegende sich auf ihren Knien bewegen. Das erfordert viel Spannung in Oberschenkel- und Gesäßmuskulatur der Pflegenden. Unter die Arme des Patienten wird jeweils ein Kissen

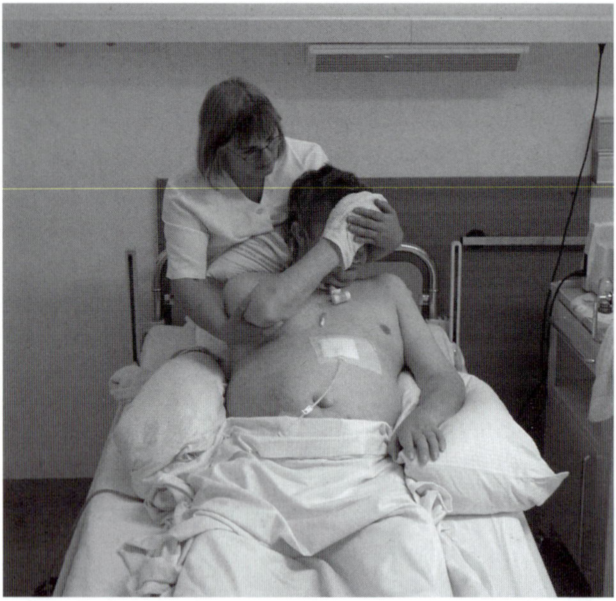

Abb. 7.8 a: Mit der Armführung durch die Pflegende erfährt der Patient ein selbständiges Waschen des Gesichtes.

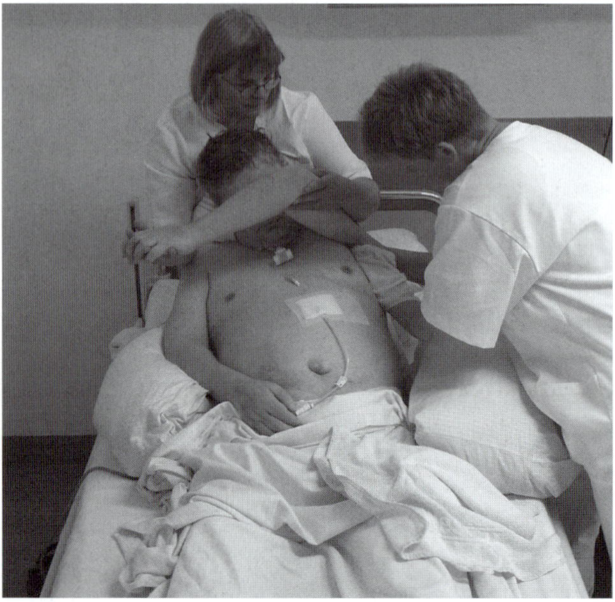

Abb. 7.8 b: Das Waschen des Oberkörpers findet mit Anbahnung von Bewegung des Patienten statt.

zur Unterstützung gebracht. Beim Waschen des Gesichts (☞ Abb. 7.8 a) wird dem Patienten ein Waschhandschuh über die Hand gestreift. Die Hand der Pflegenden ist auf der Patientenhand und führt diese. Die andere Hand unterstützt sehr nah am Schultergelenk den Arm und führt ihn in der Bewegung zum Gesicht des Patienten. Nun wird dem Patienten in einer führenden Bewegung das Gesicht gewaschen. Nach dem Waschen des Gesichts übernimmt die vorne stehende Pflegende das Waschen. Die hinten knieende Pflegende ist für die Bewegung zuständig. Damit das Handgelenk stabil bleibt, faltet die Pflegende ihre eine Hand in die Hand des Patienten, die andere Hand unterstützt beim Hochheben des Armes den gesamten Arm (☞ Abb. 7.8 b). Der Rumpf wird dabei etwas auf die Seite verlagert. Das Ankleiden ist in Kapitel 7.2.2 dargestellt.

Patientenbeispiel Fr. B.: Körperpflege mit einer Pflegenden

Bei Fr. B., die unter einem apallischen Syndrom leidet, wird in der Regel die Körperpflege auf der Seite liegend durchgeführt, da sie in dieser Stellung weniger hustet. Weiterhin besteht der Vorteil, dass die Bewegungen in dieser Stellung leichter durchgeführt werden können und die Patientin für das Waschen des Gesichts gut geführt werden kann. Die Unterstützung in dieser Ausgangsstellung kann gut mit einer Hilfsperson erfolgen.

Die Patientin wird auf die Seite gelagert. Im Rücken ist sowohl ein gerolltes Handtuch als auch eine gerollte Decke fest an den Körper gebracht. Die Beine liegen in einer angewinkelten Position. Der vordere Rumpf ist mit einem Kissen unterstützt. Der Kopf ist im Hals und Nackenbereich gut unterstützt, sodass die Patientin den Ablauf mit verfolgen kann. Die Pflegende kniet mit einem Bein am Rücken der Patientin, so fällt es ihr leichter, die rechte Hand der Patientin und den Arm in der Bewegung zu führen. Die Pflegende streift einen Waschhandschuh über die Hand der Patientin und legt ihre rechte Hand im Waschhandschuh auf diese Hand. Die linke Hand der Pflegenden stabilisiert die Schulter. Beim Waschen wird die Hand der Patientin zum Gesicht geführt (☞ Abb. 7.9 a).

Der Rest des Körpers wird von der Pflegenden gewaschen. Dabei wird immer berücksichtigt, dass der gesamte Vorgang für die Patientin nachvollziehbar ist, und dass immer wenn ein Körperteil bewegt wird, der restliche Körper stabil liegen bleibt (☞ Abb. 7.9 b). Werden die Hände gewaschen, muss das Handgelenk stabil gehalten werden.

Um den Rücken zu waschen, wird die hintere Decke etwas entfernt, sodass es leicht ist die rückwärtigen Körperanteile zu versorgen. Damit die unten liegende Rumpfseite gewaschen werden kann, wird die Patientin mit dem Oberkörper leicht nach vorne oder nach hinten gedreht. Wird der Unterkörper gewaschen, muss die Pflegende ihre Position nach vorne wechseln.

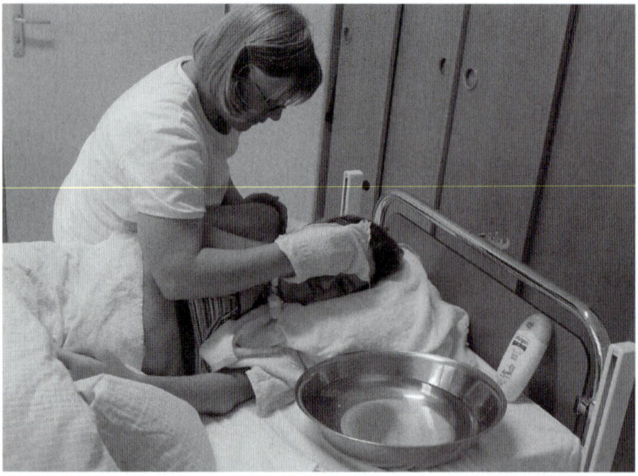

Abb. 7.9 a: Bei stabilsierend gehaltener Schulter, wird die Hand der Patientin geführt um das Gesicht zu waschen.

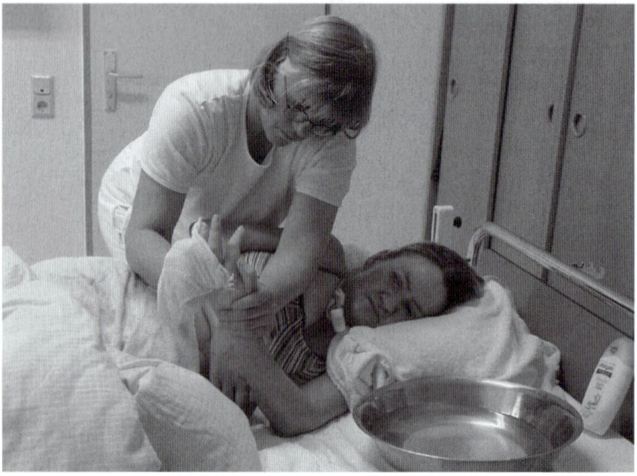

Abb. 7.9 b: Zum Waschen der Hand wird das Handgelenk stabilisierend gehalten.

Beim Waschen der Beine wird den Füßen besondere Aufmerksamkeit gewidmet, da sie sehr viele Spürinformationen bekommen sollen. Über das Bewegen der vielen kleinen Gelenke im Fuß wird das vestibuläre System angeregt. Dies wiederum ist für den Haltungstonus und das Gleichgewicht förderlich. Der Fuß wird mit zwei Waschhandschuhen in die Hand genommen und beim Waschen durchbewegt. Wobei immer eine Hand stabilisierend hält, während die andere bewegt (☞ Abb. 7.10.a). Das obere Bein liegt auf einer Decke. Anschließend wird mit beiden Händen hochgleitend das Bein gewaschen. Während das obere Bein gewaschen wird, bleibt das untere angewinkelt liegen (☞ Abb. 7.10 b). Der Genitalbereich wird zum Schluss gewaschen. Dabei liegt das obere Bein auf der Decke.

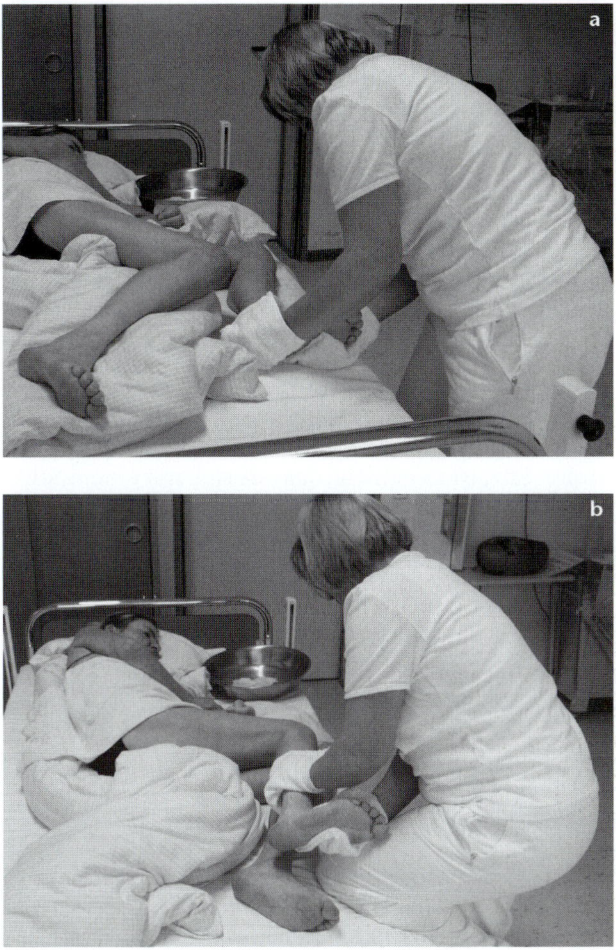

Abb. 7.10 a, b: Die Füße werden mit zwei Waschhandschuhen gewaschen, damit der Fuß mehr Information erhält.

7.2 An- und Auskleiden

Wie bei der Körperpflege, so orientiert sich auch die Unterstützung beim An- und Auskleiden der Patienten an der Normalen Bewegung und den Faktoren, die Bewegung erleichtern. Auch hierbei kommt es auf die individuellen Voraussetzungen der Patienten an. Wie sind ihre Tonusverhältnisse? In welcher Ausgangsstellung können sie sich An- und Auskleiden?

Können die Patienten nicht stehen, muss der Unterkörper im Bett angekleidet werden. Haben die Patienten einen freien Sitz und ist eine kurze Stehsequenz mit Unterstützung möglich, so kann das Ankleiden des Unterkörpers im Sitzen durchgeführt werden. Für das Hochziehen der Hose stellen sie sich hin. Für Patienten, die eine gute Rumpfstabilität haben, sollte das Stehen immer wieder bei den Aktivitäten Waschen und Kleiden mit einbezogen werden. Stehen fördert die Patienten in ihrer Selbständigkeit, da es das Gleichgewicht schult und einen Haltungstonus aufbaut. Haben Patienten aber noch große Schwierigkeiten mit dem Sitzen, ist die Handlung sowohl für den Patienten, als auch für die Pflegenden zu überfordernd und anstrengend.

Beim Anziehen des Oberteils liegt der Schwerpunkt grundsätzlich im Schutz des Armes und es wird darauf geachtet, dass keine Verletzungen im Schultergelenk stattfinden.

7.2.1 Aktivieren von Patienten

Haben die Patienten einen freien Sitz, ist es günstig, dass sie sich auf einem Stuhl oder Hocker sitzend anziehen. Die Füße müssen Bodenkontakt haben, damit sich der Oberkörper bewegen kann. Ziel für aktivere Patienten ist es, dass sie lernen trotz der Lähmung eines Armes das Kleidungsstück anziehen zu können. Je nach Problematik der Patienten müssen sie anfangs angeleitet und unterstützt werden. Häufig ist es für Patienten schwierig, Kleidungsstücke zu sortieren und in die richtigen Öffnungen hineinzufinden. Beim Ankleiden eines T-Shirtes, Pullovers, einer Jacke o.ä. Kleidungsstücken, ist es wichtig immer mit dem mehrbetroffenen Arm des Patienten anzufangen. Beim Auskleiden gilt dies umgekehrt.

■ Unterstützung beim Ankleiden eines T-Shirts

Der in den Abb. 7.11 a–d zu sehende Patient hat ein subluxiertes Schultergelenk und eine hypotone Muskulatur im gesamten Arm. Weiterhin hat er die Tendenz, seine linke Seite zu vernachlässigen. Er braucht noch Hilfe bei der Anordnung der Kleidungsstücke. Bei der Hilfe ist der Armschutz am wichtigsten. Der Patient sitzt auf einem Stuhl. Es wird ihm das T-Shirt so auf den Schoß gelegt, dass er erkennen kann, in welches Armloch er mit seinem linken Arm zuerst hinein muss.

Die Pflegende hat eine Hand in der Achselhöhle des Patienten und bringt so den Oberarmkopf näher zur Gelenkpfanne. Die zweite Hand befindet sich am Handgelenk (☞ Abb. 7.11 a). Der Patient kann nun das T-Shirt über seinen linken Arm nach oben ziehen. Das T-Shirt muss über den Ellenbogen gebracht werden (☞ Abb. 7.11 b). Nun bringt der Patient sein T-Shirt bis an den Kopf und schlüpft mit diesem hindurch. Die Pflegende muss bei dieser Bewegung den linken Arm mit nach oben bringen. Dabei wechselt sie ihre Hand an den Ellenbogen des mehrbetroffenen Armes (☞ Abb. 7.11 c). Der Arm darf

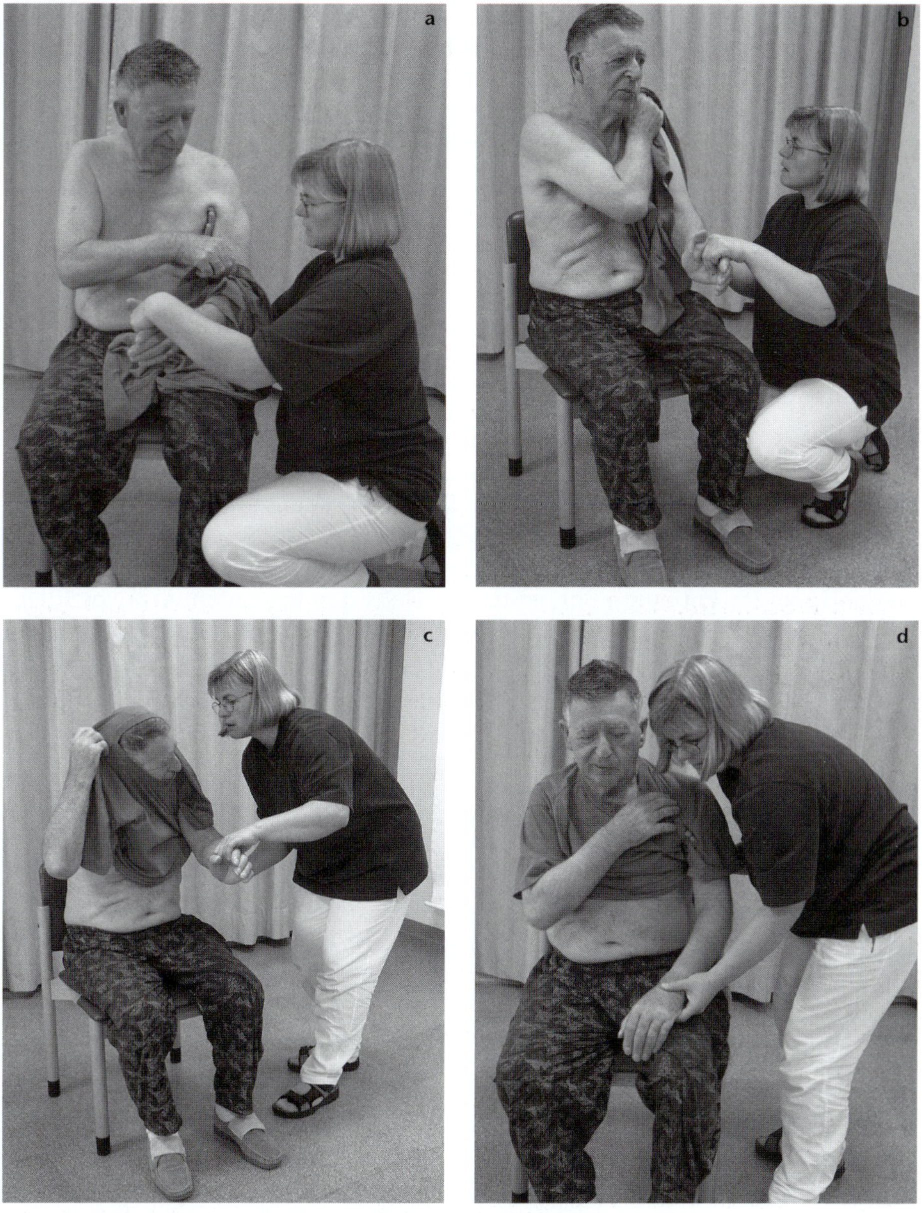

Abb. 7.11 a-d: Armschutz eines hypotonen Armes beim Ankleiden.

dabei aber nicht mehr als 40 Grad nach oben bewegt werden! Ist der Patient mit dem Kopf durch den Halsausschnitt geschlüpft, nimmt er seinen weniger betroffenen Arm in das zweite Armloch. Zum Schluß wird das T-Shirt noch gerichtet, die Pflegende hält dabei weiterhin den mehrbetroffenen Arm, damit der Patient auch an seiner linken Seite das T-Shirt nach unten ziehen kann (☞ Abb. 7.11 d).

7.2.2 Patienten mit wenig Rumpfstabilität

Patienten, die nicht sitzen können und keine Kopfhaltung haben, werden im Bett angekleidet. Zum Ankleiden des Oberkörpers empfiehlt sich die Seitenlage, da die Armführung in dieser Position weniger Verletzungsgefahr birgt. In einem Film wird die Durchführung mit zwei Pflegepersonen dargestellt (☞ Film 12 „Anziehen von T-Shirt in Seitenlage").

Eine weitere Möglichkeit zu zweit, ist das Anziehen in erhöhter Rückenlage. Ziel beim Anziehen im Bett ist es (genauso wie bei der Körperwäsche), die Bewegungen des Patienten zu integrieren. Die hinter dem Patienten kniende Pflegende übernimmt den Armschutz und die Rotationsbewegung, während die vorne stehende Pflegende das Kleidungsstück überzieht. Zusätzliche Kissen an der Seite des Patienten unterstützen jeweils den liegenden Arm am Ellenbogen (☞ 7.12 a, b). Beim Ankleiden des Unterkörpers wird der Patient in ein mit Kissen angeordnetes „A" gelegt (*A-Lagerung*, ☞ 6.1.1). Da die Arme bei diesem Patienten zu tief auf der Matratze liegen würden, muss unter den Ellenbogen zusätzlich ein Kissen gelegt werden.

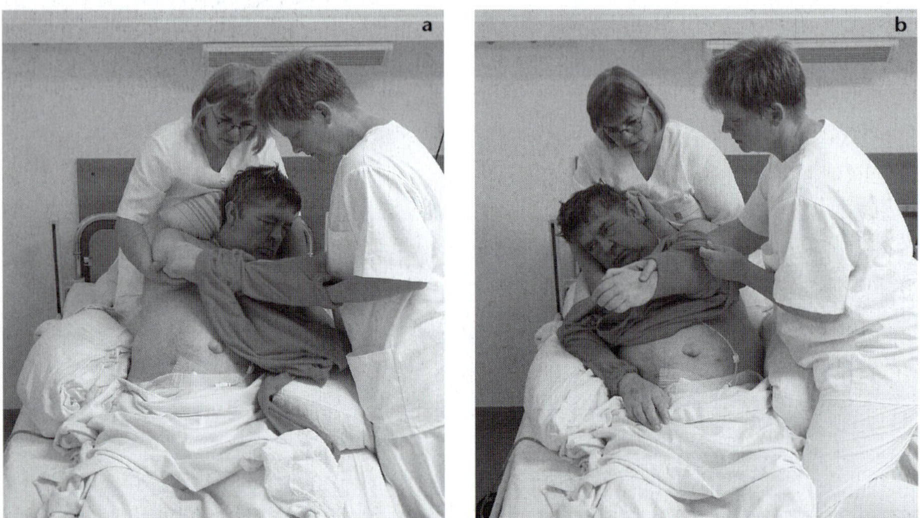

Abb. 7.12. a-b: Anziehen des Oberkörpers im Bett durch zwei Pflegende.

Werden den Patienten Antithrombosestrümpfe, Strümpfe oder Hosen angezogen, wird das jeweilige Bein aufgestellt. Die Pflegende sitzt auf dem Bett und stabilisiert das Knie des Patienten mit ihrem hinteren Schultergürtel. So sind beide Hände der Pflegenden frei. Jetzt kann der Strumpf über den Fuß gestreift werden (☞ Abb. 7.13 a). Beim Hochziehen des Strumpfes wird mit einer Hand der Fuß gehalten, während die andere Hand den Strumpf nach oben bis zum Knie zieht (☞ Abb. 7.13 b). Jetzt wechselt die Pflegende ihre Position und dreht

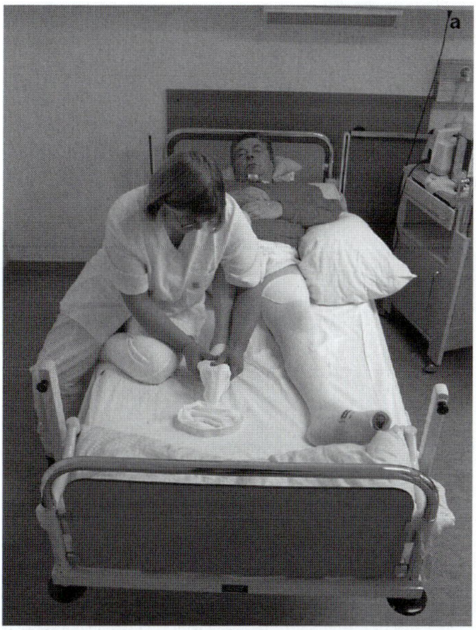

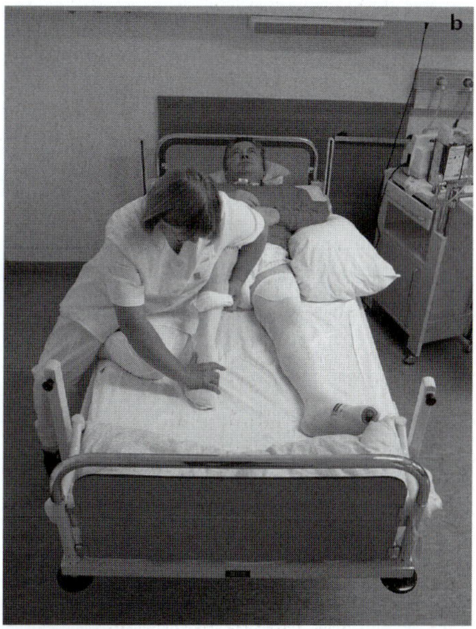

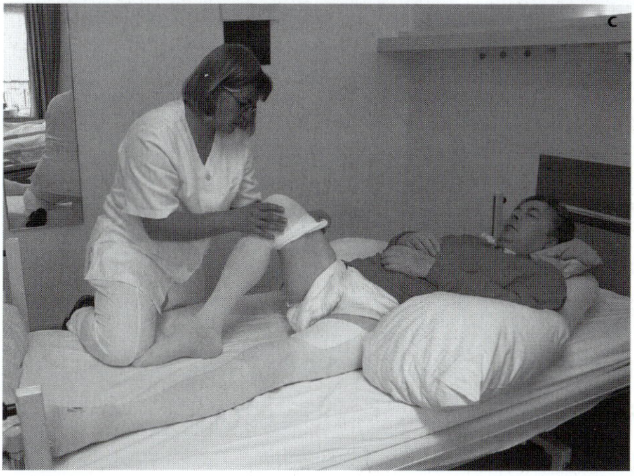

Abb. 7.13 a-d: Integration von Bewegungen des Beines während des Anziehens eines Antithrombosestrumpfes.

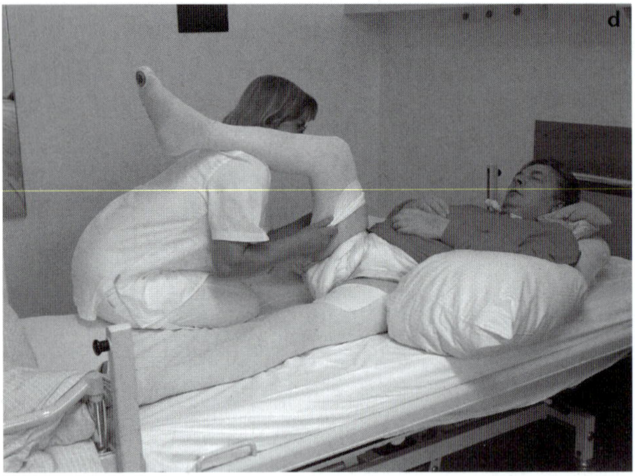

Abb. 7.13 a-d: Integration von Bewegungen des Beines während des Anziehens eines Antithrombosestrumpfes.

sich zum Patienten. Der Fuß des Patienten wird am Wegrutschen gehindert (☞ Abb.7.13 c). Beide Hände der Pflegenden sind frei, um den Strumpf nach oben ziehen zu können. Damit der Strumpf in der Kniekehle des Patienten keine Falten schlägt, nimmt die Pflegende das Bein des Patienten auf ihre Schulter (☞ Abb. 7.13 d). Mit dem Hochnehmen des Beines wird die Hüftbeweglichkeit gefördert und der ischiocruralen Muskulatur Länge gegeben.

7.3 Essen und Trinken

Wenn abgeklärt ist, dass Patienten Nahrung oral zu sich nehmen können, erfolgt das Essensangebot immer in aufrechter Sitzposition. Die Gefahr des Verschluckens ist in dieser Position erheblich gemindert. Ob die Patienten in einem Speiseraum gemeinsam mit anderen Patienten das Essen einnehmen oder nicht, hängt immer von ihren neuropsychologischen Fähigkeiten ab. Sind die Patienten sehr ablenkbar und die Aufmerksamkeitsspanne ist gemindert, so ist es manchmal günstiger, wenn die Patienten in einem ruhigeren Raum das Essen einnehmen. Ist die Nahrungsaufnahme zusehends normaler, so ist es für die Patienten geselliger, wenn sie gemeinsam mit anderen essen.

Aktivere Patienten sitzen möglichst in einem normalen Stuhl. Bei Patienten, die in einem Rollstuhl sitzen, müssen die Füße auf dem Boden stehen. Diese Voraussetzung muss in einem Rollstuhl gewährleistet sein! Wie bei der in Kapitel 6.5 gezeigten aktiven Sitzposition wird das Becken aufgerichtet und mit einer Handtuchrolle unterstützt (☞ Abb. 6.19). Der mehrbetroffene Arm wird mit dem Unterarm auf dem Tisch platziert (☞ Abb. 5.7 c). Damit der Arm nicht abrutscht, wird ein zusätzliches Kissen unter den Ellenbogen in Höhe des

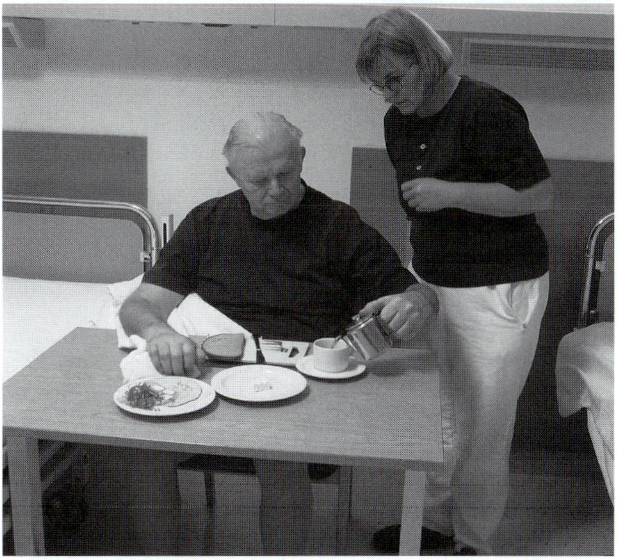

Abb. 7.14: Der Patient sitzt in aufrechter Sitzposition und der Arm sowie die zur Beugung neigende Hand können unterstützt abliegen.

Tisches gegeben. Ist die Hand hypoton, so wird sie in dorsaler Extension mit einem gerollten Handtuch gelagert (☞ Abb. 7.14). Zeigen sich bei einem mehrbetroffenen Arm hypertone Züge der Muskulatur, so muss individuell abgeschätzt werden, wie ein Arm vom Ellenbogen unterstützt gelagert werden kann.

Die Begleitung beim Essen richtet sich nach individuellen Bedürfnissen. Ein Einhänderbrett erleichtert den Patienten das Bestreichen eines Brotes mit einer Hand. Eine Nagelwand des Brettes verhindert ein Wegrutschen des Brotes oder Brötchens. In vielen Reha-Kliniken leiten Ergotherapeuten in einem Frühstückstraining die Patienten beim Zubereiten ihres Brotes an.

Sind Patienten noch nicht sehr belastbar und können nur maximal zweimal für kürzere Zeiten außerhalb des Bettes sitzen, kann es eine Alternative sein, dass eine Mahlzeit im Langsitz im Bett eingenommen wird. Haben Patienten eine Handlungsstörung (Apraxie) werden sie in der Handlung geführt (☞ Abb. 7.15). Die Begleitung richtet sich individuell nach der Störung. Manchmal sind nur einzelne Sequenzen – der Patient kann das Messer nicht richtig halten, um die Butter auf das Brot zu streichen – nicht möglich. Andere Sequenzen, wie die Hand zum Mund zu führen, können die Patienten dann wieder ohne Probleme ausführen.

Es hilft den Patienten nicht weiter, wenn ihnen alles abgenommen wird. Es ist aber auch zu beachten, wann ein Patient überfordert ist und wo gegebenenfalls Handlungen übernommen werden müssen!

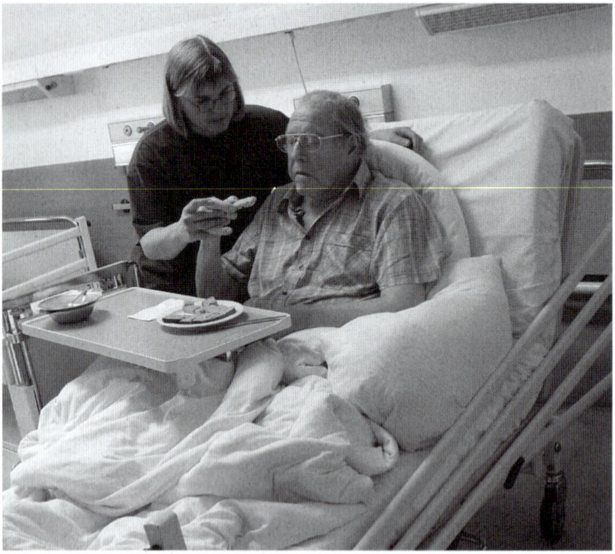

Abb. 7.15: Der Langsitz ermöglicht dem Patienten eine aufrechte Sitzposition um essen zu können.

7.4 Mundpflege

Die regelmäßige Mundpflege gehört zu den täglichen pflegerischen Aufgaben bei Patienten, die Probleme mit der selbständigen Durchführung haben. Hierbei ist die allgemeine Mundpflege, die lediglich eine Unterstützung des Patienten beinhaltet, von der speziellen Mundpflege zu unterscheiden, die auch die Soor- und Parotitisprophylaxe sowie Pflegemaßnahmen bei Erkrankungen der Mundhöhle beinhaltet. Gerade bei Patienten, die unter einer Facialisparese leiden ist zu empfehlen, die Essensreste nach jeder Mahlzeit aus dem Mund auszuspülen. Ein anschließendes Zähneputzen reinigt noch die Zahnzwischenräume. Dürfen Patienten aufgrund einer Schluckstörung keine Nahrung oral zu sich nehmen, bedarf es zur Erhaltung der Mundflora einer gründlichen Reinigung der Zähne. Je nach Problematik der Patienten ist die Ausgangsstellung so zu wählen, dass die Gefahr des Verschluckens gemindert ist.

7.4.1 Patienten, die ihren Mund ausspülen können

Gewöhnlich werden die Zähne am Waschbecken geputzt (☞ Abb. 7.16). Damit die Patienten ihren Oberkörper zum Waschbecken bewegen können, brauchen die Füße Bodenkontakt. Für die Beckenaufrichtung ist es sinnvoll, eine kleine Handtuchrolle unter das Becken zu geben. Je nach individueller Problematik, werden die Patienten bei der Vorbereitung geführt. Mit einer Hand die Zahnpastatube zu öffnen, bedarf schon viel Geschick. Genauso die Zahnpasta mit einer Hand auf die Zahnbürste zu bringen. Wenn die Patienten ihre Zähne putzen, braucht der Arm mit dem geputzt wird Bewegungsfreiheit. Ist der Arm auf dem Waschbecken abgestützt und die Patienten bewegen ihren Kopf hin und her, ist die Position des Patienten zu ändern. Der Patient muss mehr in Aufrichtung gebracht werden, evt. muss der Rumpf mit einem Bein der Pflegenden stabilisiert werden (☞ Abb. 7.16). Gegebenenfalls ist der Patient beim Putzen zu führen (☞ Abb. 7.16). Manche Patienten brauchen auch nur eine Korrektur beim Halten der Zahnbürste.

Brauchen die Patienten beim Ausspülen Unterstützung, so kann die Pflegende mit Daumen und Zeigefinger die Wangen leicht zusammendrücken und so das Ausspucken erleichtern (☞ Abb. 7.17).

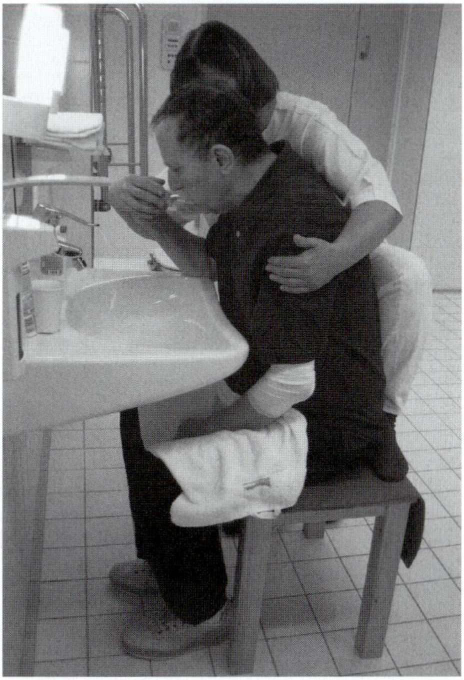

Abb. 7.16: Der Patient wird in aufrechter Sitzhaltung unterstützt, damit er seinen Oberkörper zum Waschbecken neigen kann.

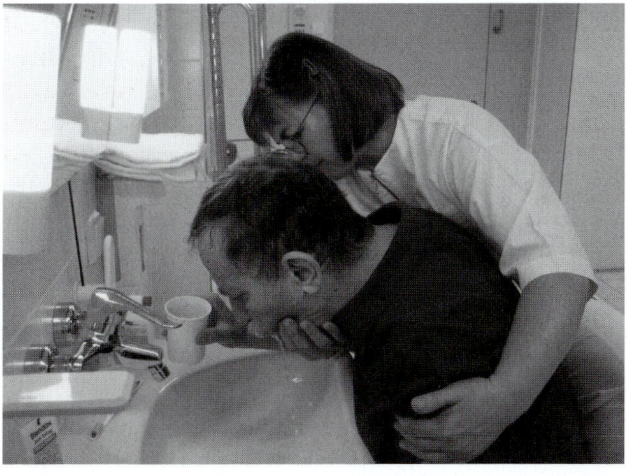

Abb. 7.17: Das Ausspülen wird dem Patienten erleichtert, indem die Pflegende mit ihrem Zeigefinger und Daumen die Wangen vom Kiefergelenk bis zum Mund ausstreicht.

7.4.2 Patienten mit Schluckstörungen

Gerade in der Frühphase einer Hirnschädigung, haben Patienten sehr oft zusätzlich zu den Schluckstörungen Probleme damit den Mund auszuspülen. Bei diesen Patienten wird die Zahnpflege mit sehr wenig Zahnpasta und einer Zahnbürste durchgeführt. Anschließend wird mit einer Kompresse der Mund ausgewischt.

Merke

Ist der Patient ansprechbar, wird er vor dem Auswischen der Mundhöhle mit dem Zeigefinder nach seinem Einverständnis gefragt. In vielen Fällen ist der Zugang über den Mundbereich allerdings zur speziellen Stimulation wichtig.

Der in Abb. 7.18 zu sehende beatmete Patient, ist im Bett in einen Langsitz gebracht worden. Der Patient ist wach und kann den Mund öffnen. Die Zähne werden ihm geputzt. Das Putzen erfolgt bei jedem Zahn von rot (Zahnfleisch) nach weiß (Zähne). Anschließend wird ihm im gleichen Rhythmus mit einer mehrfach fest um den kleinen Finger gewickelten feuchten Kompresse der Mund ausgewischt. Die Kompresse wird mehrmals erneuert. Da der Patient den Mund gut offen halten kann, werden zum Schluss zur Stimulation der Gaumen und die Zunge abgewischt (☞ Abb. 7.19). Hierbei wird sehr vorsichtig vorgegangen, um beim Patienten keinen Würgereiz auszulösen.

Um Beläge von der Zunge zu lösen, gibt es handelsübliche Zungenreiniger. Durch die Stimulation im Mund wird der Speichelfluss angeregt und die Patienten bewegen ihre Zunge anschließend mehr. Damit der Speichel nicht in die Trachea gelangt, ist es günstig wenn Patienten noch eine Weile im Langsitz verbleiben.

Bei Tätigkeiten im Mund immer darauf achten, dass der Patient nicht aus Versehen zubeißt!

7.4.3 Patienten mit eingeschränkter Kieferbewegung

Beidseitig betroffene Patienten mit schweren Hirnschädigungen und fehlender Kopfhaltung sind oftmals im Kiefer und Mundbereich sehr verkrampft. Der Kiefermuskel ist einer der stärksten Muskel des Körpers. Manche Patienten zeigen im Mundbereich assoziierte Reaktionen und der Mund ist fest verschlossen. Bei manchen Patienten ist der Tonus so hoch, dass sie sich unwillkürliche Verletzungen im Innern des Mundes zufügen. Sie beißen sich auf die Zunge, Wangen oder Lippen. Für diese Patienten ist es enorm wichtig, dass die passende Ausgangstellung für die Mundhygiene gefunden wird und man sich die Frage stellt, in welcher Position der Tonus im Kiefer-Mundbereich am ehesten beein-

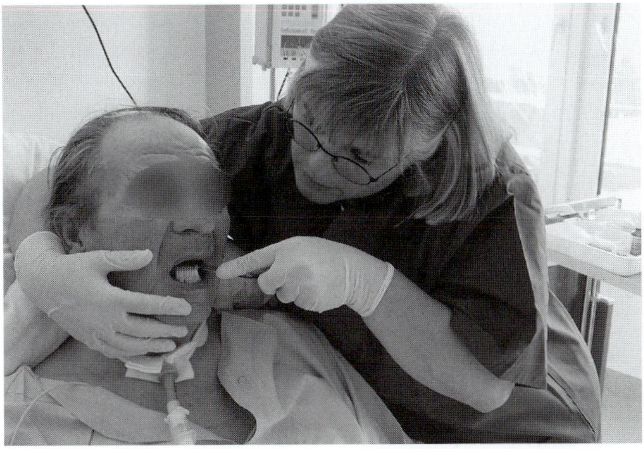

Abb. 7.18: Der Patient öffnet selbständig seinen Mund und die Pflegende führt die Zahnpflege durch.

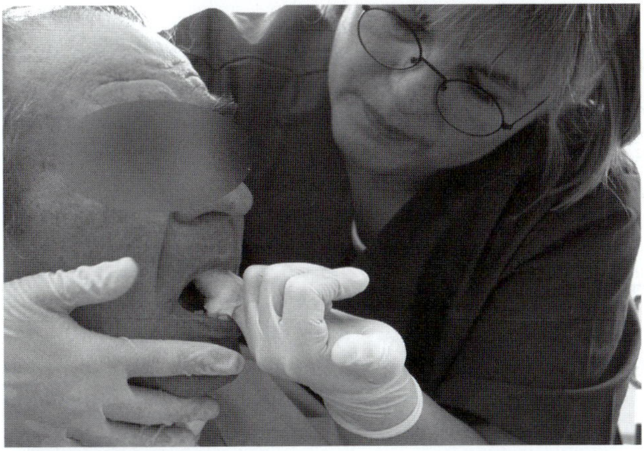

Abb. 7.19: Der Patient kann den Mund gut offen halten und es wird ihm mit einer um den Finger gewickelten Kompresse der Gaumen ausgewischt.

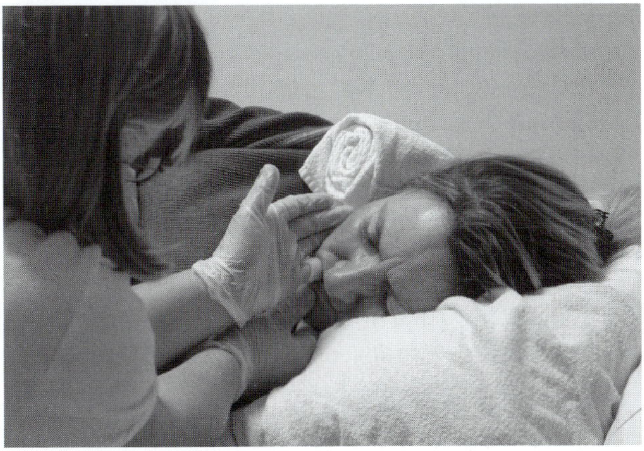

Abb. 7.20: Stimulation des Mundbereichs vor der Zahnpflege.

flusst werden kann. Bei manchen Patienten lässt der Tonus in aufgerichteter Position nach, bei anderen in Seitenlage. Auch bei diesen Patienten wird die Mundhygiene mit einer Zahnbürste durchgeführt. Es sollte allerdings keine Zahnpasta verwendet werden, da die Patienten ihren Mund nicht ausspülen können. Außerdem sollte keine mit einem Tupfer umwickelte Klemme verwendet werden. Die Klemmen sind zu starr und können im Mund noch zusätzliche Verletzungen verursachen. Wenn Patienten den Kiefer abrupt fest schließen, können sogar Zähne geschädigt werden. Auch Watteträger sind nicht zu empfehlen, da sie keine genauen Informationen im Mund geben. Zeigen die Patienten eine starke Beißreaktionen, so ist als interdisziplinäres Ziel zu setzen, dass vorrangig der Mundbereich desensibilisiert wird. Eine F.O.T.T® (Facio-Orale-Trakt-Therapie) muss durchgeführt werden. Da alle Berufsgruppen diese spezielle Fortbildung haben können, ist eine Absprache zu treffen, wer die Therapie im Einzelfall durchführt.

Die in Abb. 7.20 gezeigte Patientin konnte ihren Mund am leichtesten in Seitenlage öffnen. Schwerpunkt bei dieser Patientin war es, dass sie über eine vorherige Stimulation im Mund diesen für das Zähneputzen leichter öffnen konnte.

Die Patientin liegt gut stabilisiert in Seitenlage, der Halsbereich ist gut unterstützt, der Kopf liegt etwas höher. Bevor die Pflegende mit der Reinigung des Mundes beginnt, wird die Hand der Patientin an das Gesicht geführt, damit sie vorbereitet ist. Die Hand der Pflegenden berührt zuerst die äußeren Wangen nacheinander, danach den Bereich oberhalb der Oberlippe und unterhalb der Unterlippe. Nach diesen klaren Berührungen wird mit einer um den kleinen Finger gewickelten Kompresse in den Mund gegangen. Wichtig ist, dass der Finger nicht zwischen den Zähnen eingeführt wird, da bei Patienten mit einer starken Beißreaktion die Gefahr besteht, dass die Pflegende gebissen wird. Der kleine Finger wird am äußeren Zahnfleisch entlang bis an die Backenzähne eingeführt und mit einer deutlichen Streichbewegung am äußeren Zahnfleisch entlang bis zu den Vorderzähnen bewegt (☞ Abb. 7.20). Dies wiederholt sich an der unteren Zahnreihe und auf der anderen Seite. Danach werden die Zähne geputzt; hierbei wird keine Zahnpasta verwendet! Zum Öffnen des Mundes nimmt die Pflegende das Kinn der Patientin zwischen ihren Zeigefinger und Daumen. Jetzt kann die Zahnbürste in den Mund gebracht werden. Sollten Patienten zubeißen wenn die Zahnbürste zwischen den Zahnreihen ist, darf auf keinen Fall versucht werden, die Zahnbürste aus dem Mund herauszureißen! Die Pflegende wartet bis die Reaktion nachlässt und korrigiert gegebenenfalls die Position des Kopfes. Danach putzt sie vorsichtig weiter. Die Beißreaktionen lassen mit regelmäßiger Stimulation im Mundbereich – d.h. bei mindestens zweimal täglichem Rhythmus – nach.

7.5 Bequeme Positionen zum Ruhen und Schlafen

Patienten mit Lähmungen können sich nicht mehr völlig selbständig drehen, wie sie das vor ihrer Hirnschädigung tun konnten. In der Frühphase verbringen die Patienten noch die meiste Zeit im Bett. Aber auch wenn sie schon wieder aktiver sind, sind die Ruhepausen für diese Patienten äußerst wichtig. Die Patienten sollten schon im Bett möglichst viele Positionen erfahren. Die Vorteile bestehen darin, dass es weniger zu Muskelverkürzungen kommt und die Patienten über veränderte Lagen andere Bewegungserfahrungen machen. Egal in welcher Position die Patienten bewegt werden, ist es immer das größte Ziel, dass Patienten gut und stabil liegen und es für sie bequem ist. Die Schlüsselregionen sollten so zueinander ausgerichtet sein, dass Patienten sich in der jeweiligen Lage leicht bewegen können, ohne dass an einzelnen Körperabschnitten zu viel Tonus aufgebaut werden muss. Wie häufig eine Position gewechselt wird, ist abhängig von jedem einzelnen Patienten. Es gibt immer Positionen, in denen Patienten lieber liegen, diese Lage kann dann häufiger gewählt werden. Patienten mit neuropsychologischen Störungen, insbesondere mit einer Wahrnehmungsstörung in Bezug auf ihren eigenen Körper, sind sehr unruhig und wühlen mit ihren Kissen oder werfen sie sogar aus dem Bett. Bei diesen Patienten muss eine Nachkorrektur häufiger erfolgen. Sie brauchen viel Stabilität, damit sie sich bewegen können, ohne dass sie vielleicht gefährdend auf ihrem mehrbetroffenen Arm liegen. Bei diesen Patienten darf das Vorhaben nicht aufgegeben werden, sie immer wieder in eine stabile Lage zu bringen. Die Erfahrung zeigt, dass sich die Situation verändert und sie in zwei bis drei Wochen ruhiger werden.

Je weniger Eigenbewegungen ein Patient durchführen kann, desto aufmerksamer müssen die Pflegenden sein. Die Lagerungsfrequenz muss beachtet werden, sie ist abhängig von den Hautverhältnissen des Patienten. Auch wenn uns Patienten nicht sagen können ob sie gut liegen oder *noch* gut liegen, gibt es Eindrücke, die zu berücksichtigen sind. Maßgeblich sind der Gesichtsausdruck, eine Tonuserhöhung, Schwitzen oder eine höhere Puls- oder Atemfrequenz – alles Hinweise darauf, dass ein Patient unbequem liegt.

Um eine gute Position zu erreichen, entscheidet der Weg zu der Position, die gesamte Bewegung dahin, ob ein Patient liegen kann oder nicht. **Der Weg ist das Ziel!**

Nachfolgend werden die einzelnen Positionen innerhalb des Bettes anhand von verschiedenen Patientenbeispielen gezeigt.

7.5.1 Seitenlage auf der mehrbetroffenen Seite

Beim Liegen auf der mehrbetroffenen Seite, sind insbesondere die Schulter und die Hüfte zu berücksichtigen. Je stärker ein Patient unter Hüft- oder Schulterschmerzen leidet, desto weniger kann er darauf liegen. Die Lage muss dann so angepasst sein, dass die Patienten bequem und schmerzfrei liegen können. Ein weiteres Problem besteht darin, dass die unten liegende Seite wegen hypotoner Muskulatur keinen Gegenhalt für Mobilität bietet. Besonderes Ziel in dieser Lage ist es, der unten liegenden Seite genügend Stabilität anzubieten.

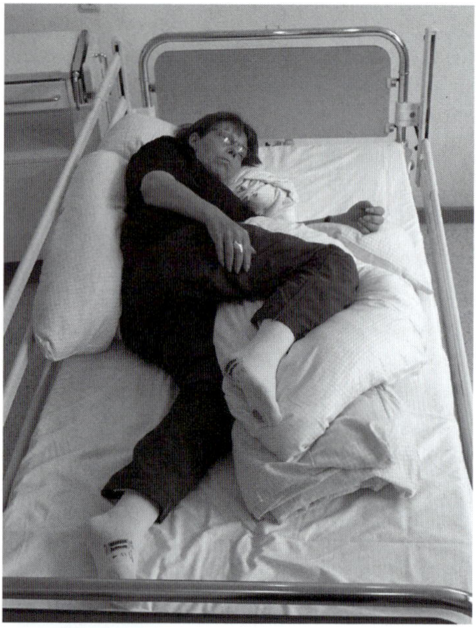

Das Bett ist flach gestellt. Die Patienten werden soweit an den Bettrand gebracht, dass zwischen Körper und stabilem Gegenhalt (in der Regel ein Bettgitter) ein Kissen oder eine Decke passt. An den Rücken wird für die Rumpfstabilität ein gerolltes Handtuch gebracht, evt. zusätzlich ein Kissen oder eine Decke. Ob die Beine in einer leichten Schrittstellung gelagert werden können, ist abhängig davon wie der Tonus im Beinbereich ist. Zeigen die Patienten im mehrbetroffenen

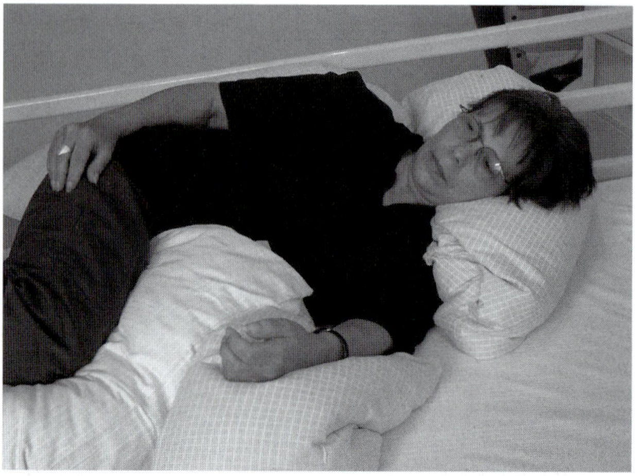

Abb. 7.21 a-b: Seitenlage auf der mehrbetroffenen Seite. Die Beine der Patientin sind in Richtung Schrittstellung gelagert. Der Arm liegt in Außenrotation und braucht zur Unterstützung ein Kissen.

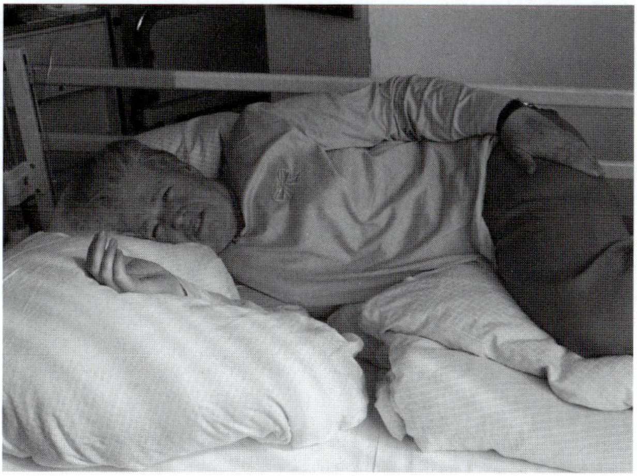

Abb. 7.21 c: Seitenlage auf der mehrbetroffenen Seite. Die Patientin kann den Arm in Außenrotation weiter nach oben ablegen.

Bein einen Strecktonus wenn das untere Bein nach hinten geholt wird, so ist es günstiger das Bein angewinkelt zu lassen. Da die Patienten aber durch längeres Sitzen im Rollstuhl immer eine Beugung der Hüfte haben, kann es einen günstigen Einfluß auf die Hüfte haben, wenn die Beine in Seitenlage vereinzelt werden. Auf keinen Fall darf das Bein mit Kraft nach hinten geholt werden! Die Pflegende muss ein Gespür dafür bekommen, wann das Bein sein maximales Bewegungsausmaß erreicht hat. Wie weit ein Bein nach hinten geholt werden kann, hängt auch von der Beckenstellung ab. Liegen die Patienten in Seitenlage mit ihrem Becken noch steil nach oben, kann das untere Bein nicht weit nach hinten gestreckt werden. Erst wenn das Becken asymmetrisch nach vorne verändert wird, kann das unten liegende Bein weiter nach hinten gestreckt werden (☞ Abb. 7.21 a); wobei das Knie noch etwas angewinkelt bleibt.

Bevor das Becken nach vorne gekippt werden kann, muss vor den vorderen Rumpf ein kleines Kissen in den Taillenbereich und eines vor den Bauch gebracht werden. Je breiter ein Becken im Verhältnis zur Taille ist, umso mehr muss in der Taille unterlagert werden. Jetzt kann das Becken nach vorne verändert werden. Das oben liegende Bein wird mit einer Decke und meist noch einem zusätzlichen Kissen bis in die Leiste unterlagert. Das Knie liegt tiefer als der Beckenkamm, damit das Bein in der Spur der Hüfte bleibt. Können Patienten nicht gut auf ihrer unteren Hüfte liegen, so wird der obere Beckenanteil in Richtung des Bettgitters verändert. Das oben liegende Bein braucht dann eine höhere Unterstützung.

Wenn das Drehen auf die Seite eine *aktive* Drehung war (☞ Film 10), liegt die Schulter meist schon in der passenden Position. Die beiden Schultergürtel liegen im Verhältnis zum Becken symmetrisch. Von der Rückenansicht betrachtet,

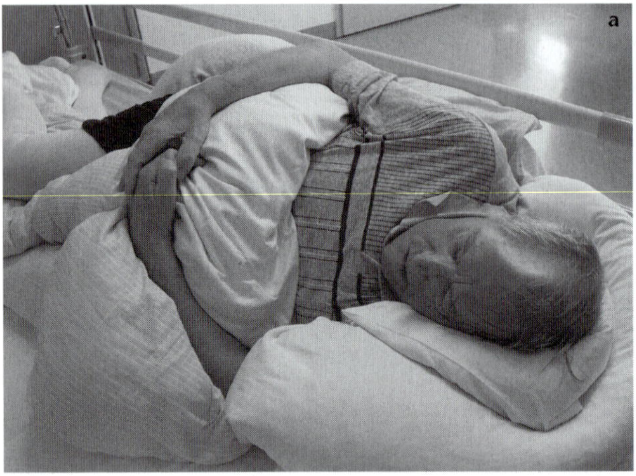

Abb. 7.22 a-b: Seitenlage auf der mehrbetroffenen Seite. Bei stabil liegender mehrbetroffener Seite kann der Patient seinen weniger betroffenen Arm anheben.

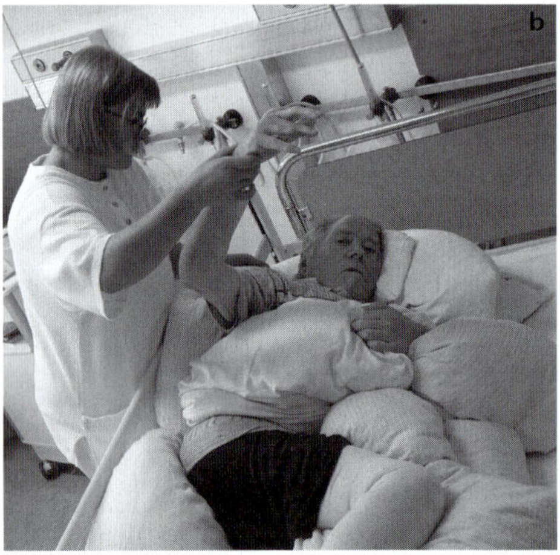

stehen die Schulterblätter in einem nahezu gleichen Verhältnis zueinander. Das unten liegende Schulterblatt ist am äußeren Rand zu spüren. Das Schulterblatt sollte nicht nach vorne gezogen werden! Mit dem nach vorne holen der Schulter kommen die Patienten in eine asymmetrische Lage, die für sie unbequem ist. Nur wenn das Schulterblatt weit vom Rücken absteht, muss es korrigiert werden, indem es etwas nach vorne geholt wird und dann so liegen, wie oben beschrieben.

Der unten liegende Arm sollte so liegen, dass die Ellenbeuge in Richtung Decke zeigt. Der Arm darf aber nicht weit vom Körper weg bewegt werden. Anschließend wird die passende Stellung für den Arm gesucht, diese kann sehr unterschiedlich sein (☞ Abb. 7.21 b und c; Abb 7.22 a). Ein Arm ohne Einschränkung kann in Außenrotation zum Kopf hin abliegen. Je höher die Tonusverhältnisse sind, desto unbeweglicher ist der Arm und zur Unterstützung wird ein Kissen benötigt.

Um das Liegen auf der Schulter zu ermöglichen, muss der Hals- und Kopfbereich gut unterlagert sein (☞ Abb. 7.21 b). Bei der in der Abbildung gezeigten Patientin kann der oben liegende Arm am Körper liegen, manche Patienten brauchen ein zusätzliches Kissen (☞ Abb. 7.22 a). Ob die Patienten in dieser

Seitenlage stabil liegen und sich auch bewegen können, kann überprüft werden: Hr. F. (☞ Abb. 7.22 b) hat das Problem, dass er seinen rechten Arm immer sehr stark am Körper hält. Bei ihm überprüft die Pflegende, ob er seinen Arm nach oben bewegen kann. Weiterhin können die Patienten aufgefordert werden, ihren Kopf anzuheben. Der Kopf kann nur dann angehoben werden, wenn die unten liegende Seite stabil ist. Je schwerer Patienten betroffen sind, desto fester und größer muss die Unterstützungsfläche angebracht werden (☞ Abb. 7.22 b).

In der mehrbetroffenen Seitenlage haben die Patienten, wenn sie nicht schlafen wollen, Gelegenheit in einem Buch zu lesen, sich mit Angehörigen zu unterhalten, Fernsehen zu schauen oder zu telefonieren.

7.5.2 Seitenlage auf der weniger betroffenen Seite

In dieser Position liegen die Patienten mehr nach vorne gekippt. Das bedeutet, dass die Patienten auch die Bewegungsmöglichkeit in diese Richtung haben. Liegen die Patienten auf ihrer besseren Seite, haben sie kein großes Bewegungsausmaß mehr. Manche Patienten liegen gerne so, da es oft die Lage ist, die vor der Erkrankung ihre bevorzugte Schlafposition war. Können Patienten aus verschiedenen Gründen nicht soweit nach vorne gekippt werden, so wird die Lage wie auf der mehrbetroffenen Seite gestaltet. Besondere Beachtung findet der oben liegende Arm, der dann mehr Unterstützung braucht.

Die Patientin ist an den äußeren Bettrand bewegt worden (☞ Abb. 7.23). Da das Becken weiter nach vorne gekippt werden muss, wird ihr eine gerollte Decke vor den Rumpf und das unten liegende Bein fest angelegt. Der oben liegende mehrbetroffene Arm wird von der Patientin gehalten. Um das Becken mehr

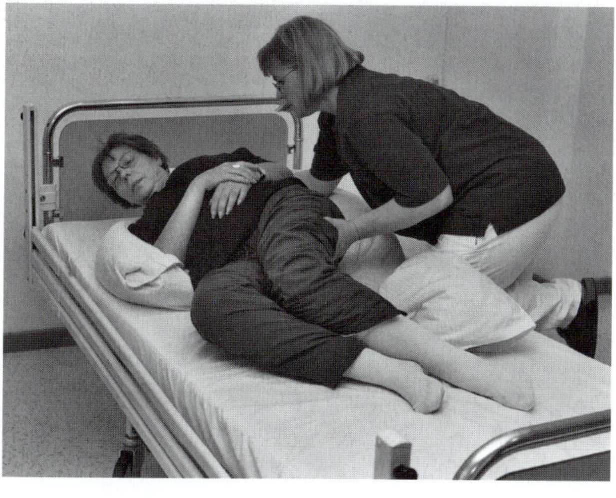

Abb. 7.23: Beim Drehen auf die weniger betroffene Seite hält die Patientin ihren mehrbetroffenen Arm.

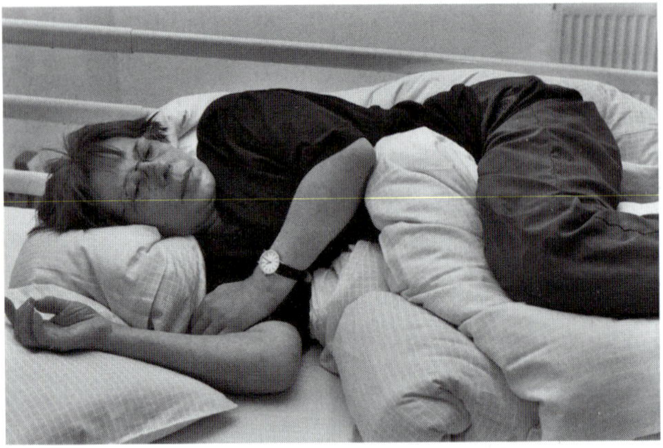

Abb. 7.24: Seitenlage auf der weniger betroffenen Seite. Der mehrbetroffene Arm kann ohne Kissen am Körper und auf dem unteren Arm gut abliegen.

anzukippen, geht die Hand der Pflegenden zwischen die Beine an den unten liegenden Beckenkamm. Die andere Hand der Pflegenden greift von außen an den Beckenkamm. Nun wird in einer leichten Drehbewegung das Becken soweit nach vorne gekippt, wie die Patientin das nötige Bewegungsausmaß hat.

Das oben liegende Bein wird soweit unterlagert, dass das Knie tiefer als das Becken liegt (☞ Abb. 7.24). Der oben liegende Arm kann bei der Patientin ohne zusätzliche Unterstützung im Achselbereich gut liegen. In dieser Lage kann bei ihr kaum erkannt werden, dass dieser Arm der mehrbetroffene Arm ist. Andere Patienten brauchen eine Handtuchrolle oder ein kleines Kissen in der Achsel. In dieser Lage ist zu beachten, dass der Arm nicht in Abduktion nach oben gelagert wird, wenn das Becken nach vorne gekippt ist. Den unten liegenden Arm können die Patienten nach ihren Bedürfnissen ablegen, wo sie möchten.

Möchten Patienten noch mehr in Bauchlage sein (135 Grad Lage), wird der unten liegende Arm nach hinten gelegt. Die Patienten sollten dann über ihren besseren Arm gedreht werden. Beim Drehen wird der unten liegende Arm am Körper belassen (☞ Abb. 7.25 a). Die Beine werden angewinkelt und zur Seite abgelegt. Anschließend wird der Patient auf eine fest gerollte Decke gedreht (☞ Abb. 7.25 b). Der Arm wird in eine für den Patienten bequeme Lage gebracht. Da der Ellenbogen nicht auf der Matratze liegen kann, wird ein kleines Handtuch unterlegt; das Bein wird angewinkelt abgelegt (☞ Abb. 7.25 c).

Merke

Drehungen in Richtung Bauch nur über den besseren Arm!

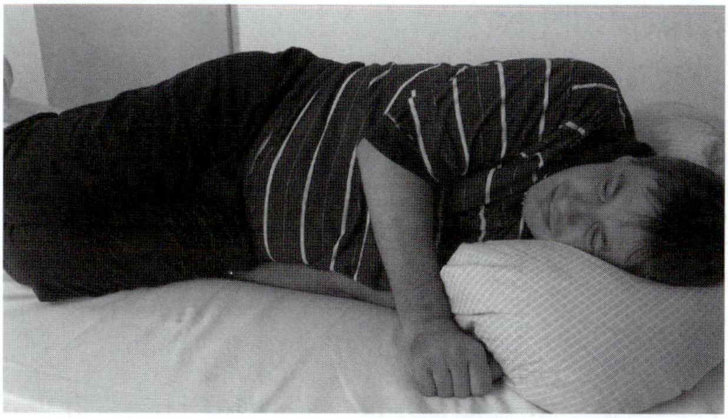

Abb. 7.25 a: Vor dem Drehen den Arm der weniger betroffenen Seite unter den Körper bringen.

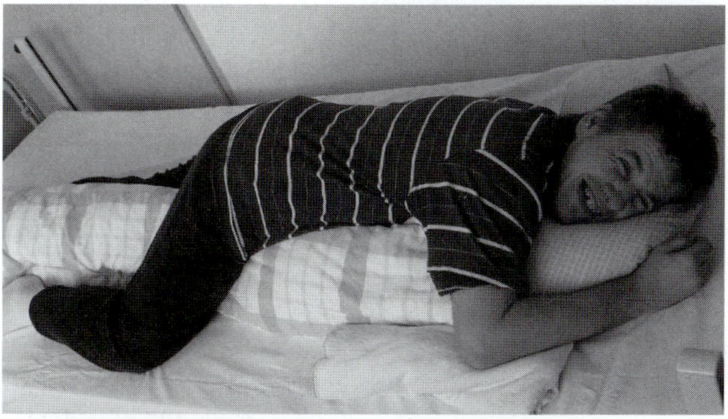

Abb. 7.25 b: Seitenlage Richtung Bauchlage (135 Grad). Eine fest gerollte Decke stabilisiert die Lage. Der mehrbetroffene Arm kann in Beugung und normalem Bewegungsmuster abliegen.

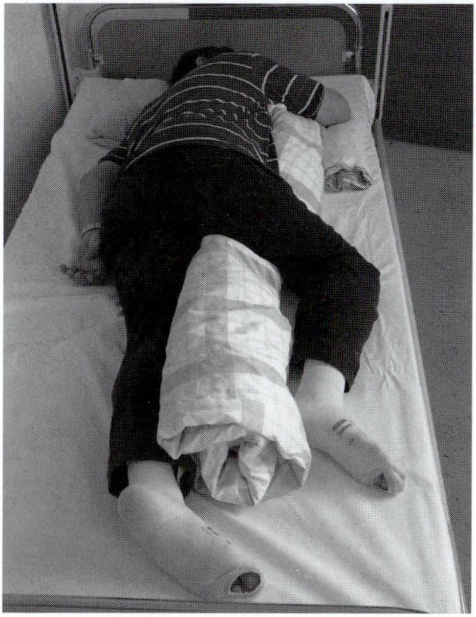

Abb. 7.25 c: Das Becken ist sehr weit nach vorne gekippt und das unten liegende Bein in der Hüfte gestreckt.

7.5.3 Seitenlage bei tetraplegischen Patienten

Beidseitig betroffene Patienten werden auf jeder Seite so gelagert wie bei der Lagerung auf der mehrbetroffenen Seite beschrieben (☞ 7.5.1). Die Patienten brauchen genügend Materialien als Unterstützungsfläche.

Die Patientin hat im Rücken sowohl eine Handtuchrolle als auch ein Kissen zur Stabilität (☞ Abb. 7.26 a). Der Bauch ist etwas angehoben worden und darunter wurde ein Kissen angebracht. Der obere Arm wird auf einem Kissen angewinkelt abgelegt. Wird ein Patient mit angewinkelten Beinen gelagert, wird ihm zwischen die Beine eine flache Decke gelegt. Die Beine können aber auch bei tetraplegischen Patienten vereinzelt werden (☞ Abb. 7.26 b). Die Patientin, die in den Abbildungen zu sehen ist, kann ihren oben liegenden Arm nicht halten und braucht eine zusätzliche Stabilität mit einem gerollten Handtuch zwischen Schulterdach und Hals. Das gibt dem Arm zusätzlichen Halt wenn die Patientin hustet. Der unten liegende Arm wird vom Körper in leichter Außenrotation abgelegt und mit einem Kissen unterlagert (☞ 7.26 b). Der gesamte Körper ist mit Decken und Kissen begrenzt. Das gibt der Patientin Si-

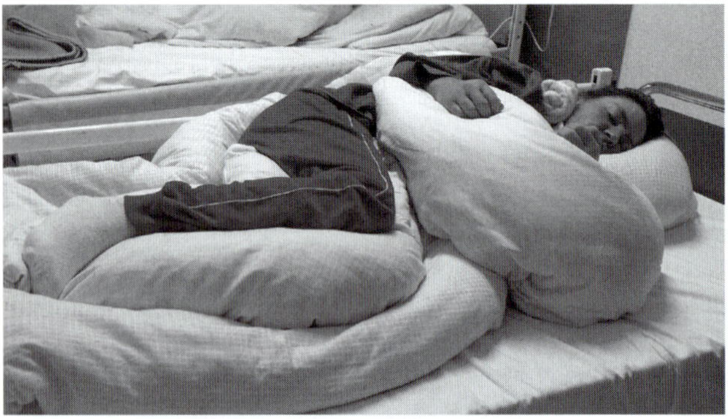

Abb. 7.26 a: In Seitenlage bei einer beidseitig betroffenen hypotonen Patientin. Es wird viel Unterstützungsfläche an die Patientin angebracht. Die hypotonen Finger sind in Beugung gelagert.

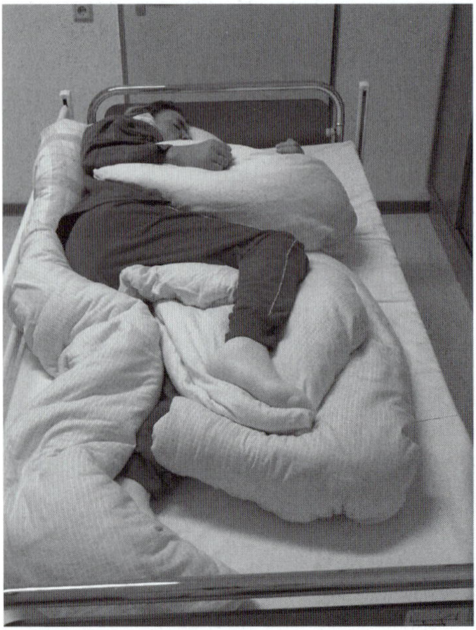

Abb. 7.26 b: Die Füße und das unten liegende Bein haben soviel Begrenzung, dass die Patientin beim Husten liegen bleibt.

cherheit und beim Husten „springen“ die Extremitäten nicht so stark in eine Richtung.

7.5.4 Rückenlage

Die Patienten zwischen den Seitenlagen auf den Rücken zu legen, stellt eine ebenso hohe Anforderung wie die Seitenlage dar. Ziel beim Liegen ist es, dass die Patienten mit ihrem Rücken aufliegen können und nicht im Hohlkreuz liegen bleiben. Da es den Patienten schwer fällt in der Rückenlage ihren Kopf anzuheben um etwas zu sehen, sollte er zusätzlich genügend unterlagert sein.

Die Kissen sind im „A“ angeordnet (☞ 6.1.1). Im Loch des „A“ sollte ungefähr der BWS Bereich des Patienten liegen. In Abb. 7.27 wird die Patientin auf die Kissen abgelegt. Die Hände der Pflegenden befinden sich rechts und links am Thorax und helfen der Patientin beim Abliegen. Den Kopf sollte die Patientin zuletzt ablegen. Mit diesem Abliegen spannen die Bauchmuskeln mehr an und die Rückenmuskeln können nachlassen. Der Rücken kann besser abliegen. Die Arme werden am Körper belassen.

Der in Abb. 7.28 zu sehende Patient braucht in Rückenlage viel Unterstützung. In flacher Rückenlage stehen seine Rippenbögen weit nach oben ab. Sein Rücken liegt hohl. Sein mehrbetroffenes Bein liegt nach außen gedreht. In Rückenlage wird darauf geachtet, dass die Rippenbögen sich dem Bauch annähern. Zusätzlich zu den plazierten Kissen muss das Kopfteil etwas nach oben angestellt werden. Der rechte mehrbetroffene Arm wird unter dem Ellenbogen unterstützend am Körper gelagert. Damit das Becken nach hinten gekippt liegen bleiben kann, wird unter beide Knie ein Kissen gelegt. An der rechten Hüfte liegt ein zusätzliches Kissen; auf diese Weise wird die Außendrehung des Beines

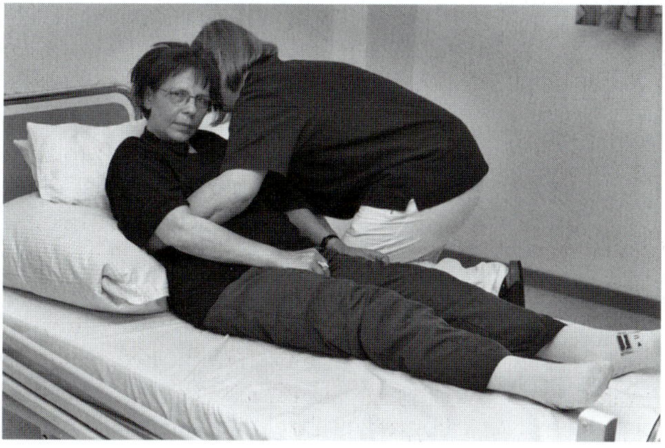

Abb. 7.27: In Rückenlage wird der Oberkörper in ein mit Kissen angeordnetes „A“ gelegt.

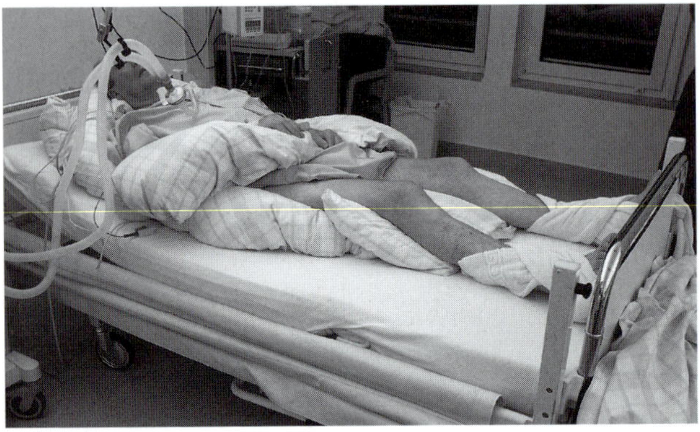

Abb. 7.28: Schwer betroffener Patient in Rückenlage. Die Füße sind mit zusätzlichen Handtüchern stabilisiert worden.

verhindert. Damit die Füße mit der Schwerkraft nicht in Richtung Matratze fallen, wird jeweils ein Handtuch überkreuzt um die Füße gewickelt. Ein zusätzliches Kissen wird leicht an die Unterseite der Füße gelegt. Es ist aber zu beachten, dass der Fuß keinen Druck erfährt, sondern lediglich eine Unterstützung.

8 Rehabilitative Pflege – Ein Fallbeispiel

In einer Frührehabilitation ist die Aufgabe der Pflegenden innerhalb des interdisziplinären Teams mit einem therapeutischen Ansatz verbunden. Die Patienten verbleiben meist wegen der Schwere ihrer Behinderung durch die Hirnschädigung über einen längeren Zeitraum in einer Frührehabilitationsmaßnahme. Gerade in dieser ersten Phase ist es enorm wichtig, die Patienten zu fordern und zu fördern. Den Pflegenden kommt dabei eine besondere Aufgabe zu, da sie rund um die Uhr die Patienten begleiten und unterstützen. Die Schwerpunkte müssen gemeinsam im therapeutischen Team festgelegt werden: Wo liegen die größten Probleme? In welchem Bereich machen die Patienten am ehesten Fortschritte?

Am folgenden Beispiel einer Patientin wird eine rehabilitative Pflege mit Integration des Bobath-Konzeptes in einem 24-Stunden-Alltag dargestellt. Sowohl die pflegerischen Ziele als auch die Ziele im interdisziplinären Team werden geschildert. Da der Schwerpunkt hierbei auf der Rehabilitation liegt, werden nicht alle denkbaren Pflegeprobleme in den Pflegeplanungen angesprochen.

8.1 Die Patientin

Frau A. ist 42 Jahre alt und erlitt bei einem vorher bestehenden Aneurysma eine Subarachnoidalblutung Grad IV der Arteria cerebri media. Es erfolgte eine osteoplastische Trepanation mit Gefäßclipping des Aneurysmas. Postoperativ zeigten sich rezidivierende Gefäßspasmen, sodass 12 Tage später die Arteria carotis interna und Arteria media dilatiert wurden. Dennoch kam es zur Ausbildung eines rechtsseitigen Mediainfarktes sowie eines linksseitigen Anteriorinfarktes. Es wurde wegen andauernd hoher Hirndruckwerte eine externe Ventrikeldrainage angelegt. Weiterhin kam es in dieser Akutphase zu einer Pneumonie und einem Harnwegsinfekt, die antibiotisch behandelt wurden. Frau A. wurde über zwanzig Tage kontrolliert beatmet, in dieser Zeit erfolgte eine Tracheostoma Anlage. Fünf Wochen später hatte sich ihr Zustand soweit stabilisiert, dass sie in die Frührehabilitation verlegt werden konnte.

Bei Aufnahme in der Frührehabilitation war Fr. A. in der Lage, über Blickkontakt ihre Umgebung wahrzunehmen, wobei auffiel, dass sie nur nach rechts

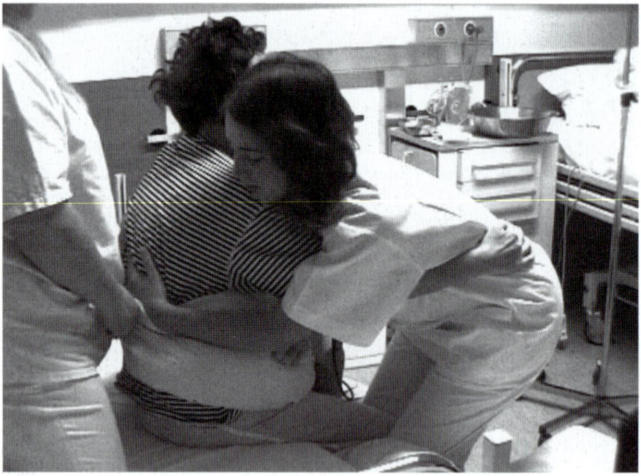

Abb. 8.1: Fr. A. konnte anfangs nur mit zwei Pflegenden umgesetzt werden. Mit Hilfe eines Kissens vor dem Bauch, wird ihr die Vorlage erleichtert.

schaute. Bei einfachen Fragen reagierte sie verzögert mit Nicken oder Kopfschütteln. Ein Versuch ihrerseits Sprache zu benutzen, war nicht erkennbar. Die Atmung erfolgte spontan über eine Trachealkanüle. Wegen einer Dysphagie (Schluckstörung) wurde sie mit Sondenkost über eine liegende PEG-Sonde ernährt. Die Blasenentleerung erfolgte über einen liegenden transurethralen Dauerkatheter.

Klinisch zeigte sich bei Frau A. eine Hemiparese auf der linken Seite, die sich insbesondere im Arm mit einem hohen Beugetonus darstellte. Der Arm wurde sehr fest am Körper gehalten, es bestand ein Streckdefizit von ca. 50 Grad im Ellenbogengelenk. Das linke Bein hatte einen niedrigeren Tonus und fiel im Liegen nach außen. Das rechte Bein und der rechte Arm waren ständig in Bewegung und alles was in der Nähe lag, wurde angefasst und wieder irgendwohin gelegt. Mit der linken Körperseite wurde von ihr keine spontane Bewegung durchgeführt. Frau A. war nicht in der Lage, sich im Bett zu drehen oder sich aufzusetzen. Liegend auf der Seite war sie sehr unruhig und entfernte die Lagerungskissen. Wurde sie auf die Bettkante gesetzt, drückte sie mit ihrem Oberkörper nach hinten links. Es waren zwei Personen nötig, um mit ihr einen Transfer durchzuführen (☞ Abb. 8.1). Zu stehen war der Patientin nicht möglich (☞ Abb. 8.2). Beim Umsetzen in den Rollstuhl konnte sie ihren Oberkörper nicht nach vorne verlagern. Sie schob stattdessen nach hinten links. Sitzen konnte sie maximal eine halbe Stunde, sie wurde dabei sehr unruhig, drückte mit dem Oberkörper fest an die Rückenlehne und schob ihr Becken nach vorne, sodass jederzeit die Gefahr bestand, dass sie aus dem Rollstuhl rutscht (☞ Abb. 8.3). Zu ihrer eigenen Sicherheit musste sie für einige Zeit mit einem Hosengurt gesichert werden. Nach kurzen Sitzphasen war sie so erschöpft, dass sie, wenn sie wieder ins Bett gelegt wurde, sofort einschlief. Be-

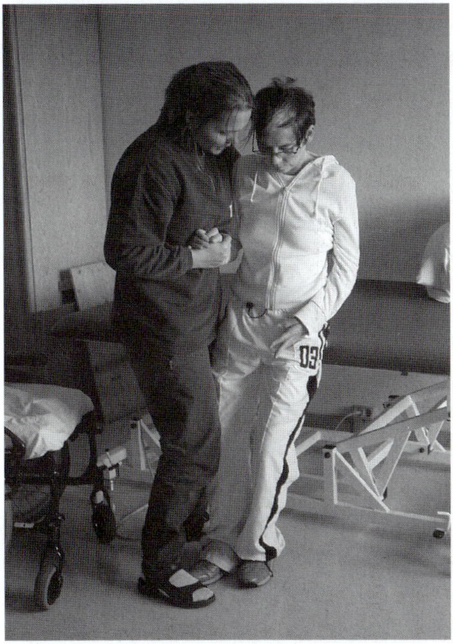

Abb. 8.2: Im Stehen drückte Fr. A. nach hinten links und konnte keine Körpermitte finden.

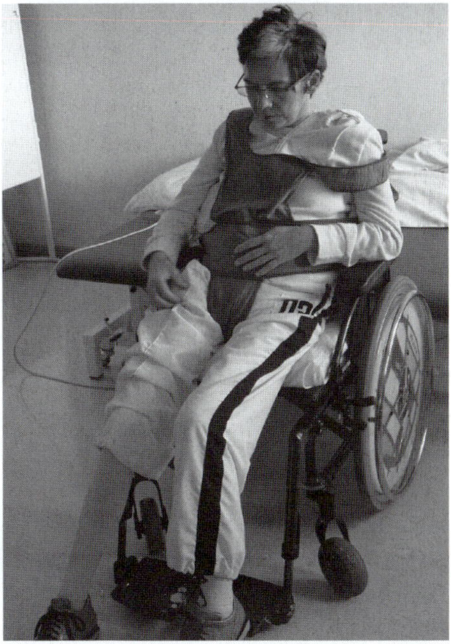

Abb. 8.3: Im Rollstuhl schob sich Fr. A mit dem Becken nach vorne, sodass die Gefahr des Herausrutschens bestand. Zu ihrer Sicherheit wurde das Herausrutschen mit einem Hosengurt verhindert.

züglich der Körperpflege war sie nicht in der Lage, koordiniert einen Waschlappen zum Waschen von Gesicht oder Oberkörper einzusetzen. Auffällig war bei sämtlichen Tätigkeiten ihre Vernachlässigung der linken Körperhälfte. Bei der Aufforderung, z.B. ihr Gesicht zu waschen, reagierte sie stark verzögert und bewegte sich trotz der Führung ihrer Hand nur sehr kurz. Ihre Aufmerksamkeitsspanne war sehr gering. Fr. A. war in allen Aktivitäten des täglichen Lebens (ATL) komplett abhängig und brauchte bei allen Tätigkeiten pflegerische Unterstützung.

Von den Eltern von Fr. A. war zu erfahren, dass sie zwei Kinder im Alter von 10 und 11 Jahren hat. Bis vor der Erkrankung war Fr. A. halbtags berufstätig. Familiär ist Fr. A. sehr eng eingebunden und hat einen sehr guten Kontakt zu ihren Eltern und Geschwistern, die im selben Ort wohnen. Täglich bekommt sie Besuch, obwohl die Klinik über eine Stunde von ihrem Wohnort entfernt liegt. Die Kinder werden seit der Erkrankung vom Vater versorgt und kommen ebenfalls regelmäßig zu Besuch.

8.2 Pflegeplanung

In einem 24 Stunden dauernden Dienst wechselt das Personal dreimal am Tag und durch Krankheit und Urlaub kann es immer wieder vorkommen, dass eine Pflegende zu einem Patienten geht, den sie nur von den Dienstübergaben kennt. Hirngeschädigte Patienten brauchen in der Anfangsphase gleich ablaufende Unterstützungen bei allen pflegerischen Tätigkeiten. In einer Pflegeplanung kann knapp und klar die spezielle Vorgehensweise bei der Pflege jedes einzelnen Patienten festgelegt werden. An diese Vorgabe halten sich alle mit dem Patienten arbeitenden Pflegenden. Bei Personalwechseln bringt diese Vorgehensweise letztendlich eine Zeitersparnis, da klar ist, was mit dem Patienten gemacht werden soll. Gleichzeitig kann Zeitersparnis bezogen auf den Patienten bedeuten, dass ihm Handlungsabläufe bekannt sind, er schneller und gezielter reagieren kann und sich durch die Wiederholungen schneller verbessert.

Die Pflegeplanung, in der die **Probleme**, **Fähigkeiten**, **Ziele** und **Maßnahmen** jedes Patienten schriftlich niedergelegt sind, ist ein inzwischen nicht mehr weg zu denkendes Instrument in der Pflege, das durch Pflegestandards ergänzt und erleichtert werden kann.

Eine Pflegeplanung zeigt die schrittweise Entwicklung der Patienten auf und kann gut in der Besprechung im interdisziplinären Team als Grundlage verwendet werden. Auch die Krankenkassen verlangen heute eine Dokumentation der Fortschritte eines Patienten, woraus sich ein weiterer Vorteil der Pflegeplanung ergibt.

■ Erkennen von Problemen und Fähigkeiten

Die **Fähigkeiten** eines Patienten zu erkennen, hängt sehr eng mit der **Problemerkennung** zusammen (☞ 5.2). Steht zum Beispiel das Problem im Vordergrund, dass ein Patient im Sitzen keinen Haltungstonus aufbauen kann, so wird es ihm auch nicht möglich sein, seinen besseren Arm für eine Funktion einzusetzen, da er sich mit diesem Arm halten muss. Erst wenn diesem Patienten eine haltungsstabilisierende Ausgangsstellung ermöglicht wird, kann er seinen besseren Arm benutzen (☞ 7.1.2), da der Arm jetzt nicht mehr für das Festhalten zuständig ist. Fähigkeiten können nur dann erkannt werden, wenn es dem Patienten ermöglicht wird, eine Handlung durchzuführen. Hirngeschädigte Patienten sind häufig sehr verlangsamt und brauchen Zeit für die Umsetzung einer Handlung, sodass nicht immer gleich erkannt wird, wo ihre Fähigkeiten liegen. Gerade heute, in einem Pflegealltag in dem immer mehr Patienten von einer einzelnen Pflegenden betreut werden müssen, kann dem Patienten oft die benötigte Zeit nicht gelassen werden. Aber gerade in dieser Phase ist es für die Förderung der Patienten wichtig, dass nicht alle Tätigkeiten für sie übernommen, sondern auch die geringsten Fähigkeiten genutzt werden, über die sie selber noch verfügen.

Merke

Die Fähigkeiten verbessern sich mit dem täglichen Wiederholen einer Handlung!

Im geschilderten Fallbeispiel wird aufgezeigt, wie die anfangs noch geringen Fähigkeiten der Patientin für die Förderung der Selbständigkeit genutzt wurden. Frau A. hatte bei Aufnahme in der Frührehabilitation sehr viele Probleme und nur geringe Fähigkeiten.

Ein Problem war, dass die Konzentration bei Fr. A. während einer Handlung sehr schnell nachließ und sie immer wieder in der Handlung stecken blieb. Sie war nicht in der Lage, die Aufmerksamkeit auf einer Handlung zu halten. Eine Fähigkeit war jedoch, dass sie zum Teil verstanden hat, was sie gefragt wurde, wenn ihr Zeit gelassen wurde für eine Antwort. Trotz ihrer Reaktionsverzögerung war sie im geringen Maße in der Lage, Unbequemlichkeiten zu bejahen oder zu verneinen. So konnte sie z.B. auf die Fragen antworten, ob sie aus dem Bett geholt werden möchte oder ob sie unbequem liegt.

Da Fr. A. sehr große Mühe mit dem freien Sitzen hatte, wurde die Körperpflege im Bett durchgeführt. In einem stabilen Langsitz im Bett war sie in der Lage, nach Einleitung der Handlung in Form einer Handführung mit der rechten Hand, das Gesicht und den Brustbereich zu waschen. Die Handlung wurde immer wieder von ihr unterbrochen und sie berücksichtigte ihre linke Körperseite beim Waschen nicht. Die Handlung konnte aber von außen wieder eingeleitet werden. So war es möglich, dass die geringen Fähigkeiten, über die sie verfügte, zum Waschen von Gesicht und Brustbereich ausgebaut werden konnten, um ihr damit einen gewissen Grad an Selbständigkeit zu ermöglichen. Mit der täglichen Wiederholung der Handlung konnte Fr. A. schon nach nur knapp zwei Wochen, mit nur kurzen Unterbrechungen und verbaler Anleitung, Gesicht und Brust allein waschen.

Schön zu sehen war, dass sie zwar immer noch vergaß, den linken Arm zu waschen, aber spontan ihre linke Hand benutzte um den rechten Arm zu waschen (☞ Abb. 8.5). Hierbei handelte es sich um eine erweiterte Fähigkeit: Sie war trotz großer Bewegungseinschränkung und Vernachlässigung des linken Armes in der Lage, ihn für eine Handlung zu benutzen. So konnte bei ihr erkannt werden, dass sie sensorisch die linke Körperhälfte nur wenig spürte, aber in einer motorischen Handlung spontan sowohl den linken Arm, als auch das linke Bein benutzte. Einige Bewegungsabläufe waren von ihr spontan abrufbar, konnten aber wegen fehlender Sensorik der linken Körperhälfte nicht adäquat eingesetzt werden.

Zielformulierung und Maßnahmen

Wenn die Probleme und Fähigkeiten der Patienten erkannt wurden, ist es sinnvoll, Ziele zu stecken, damit diese in der Förderung des Patienten konkrete Wege aufweisen. Nur so kann eine Überprüfung erfolgen, die verdeutlicht ob das Ziel erreicht wurde oder noch weiter daran gearbeitet werden muss. Die **Zielformulierung** schließt immer ein, dass die entsprechenden Maßnahmen festgelegt werden.

Der Weg bis zur Selbständigkeit ist bei vielen Patienten mit einer Hirnschädigung sehr lang. Viele Patienten verlieren die Hoffnung und glauben nicht, dass es weitergeht und sie wieder selbständiger werden können. Es besteht gerade mit den Pflegenden ein sehr enger Kontakt und sie begleiten die Höhen und Tiefen der Therapie. Es ist für alle Pflegenden eine Herausforderung zu beobachten, welche Art von Motivation bei welchem Patienten zum Ziel führt.

Die Ziele, die in den nächsten Wochen erreicht werden sollen, sind mit dem Patienten zu besprechen. Hierbei ist es besonders sinnvoll, wenn die Patienten Bezugspflegende haben, die sie regelmäßig im Alltag begleiten und ihre Probleme und Fähigkeiten sehr gut kennen. Da viele Patienten noch nicht in der Lage sind, Ziele für sich zu benennen, ist es wichtig, dass die Bezugspflegende die möglichen Ziele erkennen und benennen kann. Besonders über die Formulierung von Nahzielen kann den Patienten deutlich gemacht werden, was sie zu einem bestimmten Zeitpunkt erreicht haben. Dies steigert ihre Motivation.

Im Folgenden wird eine mögliche **Pflegeplanung für Fr. A.** dargestellt und die entsprechenden Veränderungen über einige Wochen verdeutlicht. Die Darstellung soll als Anregung dienen und deutlich machen, dass Ziele und Maßnahmen individuell und überprüfbar auf einen Patienten abgestimmt werden können und müssen. Dabei muss immer entschieden werden, welcher Schwerpunkt bei der Förderung des Patienten vorrangig ist.

8.2.1 Pflegeplanung von Fr. A. bei Aufnahme

Fähigkeiten werden mit **F** abgekürzt, Probleme mit **P** eingeleitet.

Probleme/ Fähigkeiten	Ziele	Pflegerische Maßnahmen
F Fr. A. nimmt Blickkontakt auf. Nickt bei „Ja", schüttelt bei „Nein" den Kopf. **P** Hat eine Sprechkanüle, spricht nur selten. Ist stark verschleimt, hustet reflektorisch, kann Sekret nicht aushusten.	Äußert verbal „Ja" und „Nein". Freie Atmung.	Erster Kontakt von rechts, dann auf die linke Seite gehen. Den Blickkontakt der Patientin auf links halten. Klare Fragen stellen, die mit „Ja" oder „Nein" beantwortet werden können. Anregen „Ja" und „Nein" auszusprechen. Ermutigen zum Sprechen. Innenkanüle 1-2mal pro Schicht säubern.
P Fr. A. hat eine Schluckstörung, schluckt Speichel spontan, hustet manchmal danach. **P** Schaut selten nach links, findet keine Gegenstände, die sich links neben ihr befinden (z. B. Klingel, Telefon). Klingelt bei Bedürfnissen nicht, auch wenn sich die Klingel auf der rechten Seite befindet.	Kann Speichel ohne Probleme schlucken. Schaut nach links, wenn Personen auf der linken Seite stehen. Kann den Klingelknopf bei Bedarf betätigen.	Ernährung mit Sondenkost nach Plan über PEG. Im Sitzen bei Speichelfluß zum Schlucken auffordern. Evtl. Kopfstellung vorher nach unten korrigieren. Nachttisch auf die rechte Bettseite stellen. Klingel in Nähe der rechten Hand.
F Bewegt rechten Arm und rechtes Bein. **F** Aktiver Bewegungsansatz des linken Beines beim Aufstellen. **P** Dreht sich nicht selbständig im Bett. **P** Fr. A. ist mit der rechten Seite unruhig, Kissen werden aus dem Bett entfernt. Verbleibt nur kurze Zeit in Seitenlage. In Rückenlage ist der Kopf überstreckt. **P** Linker Arm wird fest in Beugung am Körper gehalten.	Kann den rechten Arm bei der Körperpflege zum Waschen ihres Gesichts einsetzen. Stellt das linke Bein im Bett nach verbaler Aufforderung auf. Kann Seitenlage gut annehmen und mind. eine Stunde liegen. Kann den Kopf in Rückenlage anheben. Linker Arm kann in Seitenlage auf ein Kissen abgelegt werden.	Bei den Bewegungsübergängen im Bett Fr. A. zum Mitmachen auffordern und ihr dabei Zeit lassen. Körperpflege im Langsitz im Bett. Eine feste Deckenrolle um den Rumpf. Unter die Knie ein Kissen. Die rechte Hand von Fr. A. zum Gesicht führen. Gesicht dann selbständig waschen lassen. Fr. A. auffordern, den Brustbereich und den linken Arm zu waschen, ggf. führen. Restlicher Körper wird von Pflegenden gewaschen.

Probleme/ Fähigkeiten	Ziele	Pflegerische Maßnahmen
	Im Langsitz im Bett kann der Arm auf dem Schoß abgelegt werden.	Bei großer Unruhe die Lage verändern. In Rückenlage die Kissen in einem A angeordnet unter Rücken und Kopf legen. Ein zusätzliches Kissen nur unter den Kopf. In Seitenlage einen festen Halt mit einer Handtuchrolle im Rücken und einem kleinen Kissen vor dem Bauch. Zusätzlich eine Decke in den Rücken, vor den Bauch und unter dem oben liegenden Bein. Lage mit angebeugten oder in Richtung Schrittstellung gelagerten Beinen wechseln. In Seitenlage links den unten liegenden Arm in Richtung Streckung auf ein Kissen ablegen.
P Beim Aufsetzen an die Bettkante drückt Fr. A. nach hinten links. Das Becken kann im Sitzen nicht aufgerichtet werden. Sie kann den Oberkörper nicht nach vorne verlagern. Beim Umsetzen in den Rollstuhl drückt Fr. A. stark nach links.	Kann beim Aufsitzen an die Bettkante den Kopf mit nach vorne nehmen. Kann mit Unterstützung mittig auf der Bettkante sitzen bleiben. Kann mit dem Oberkörper in Vorlage kommen und den Körperschwerpunkt auf die Füße bringen.	Aufsetzen auf die Bettkante zu zweit über die linke Körperhälfte. Vor dem Aufsetzen den Oberkörper in Flektion lagern. Fr. A. auffordern, den Kopf zuerst anzuheben. In Rotation aufsetzen. Eine Pflegende sitzt hinter der Patientin. Von vorne ein Kissen um den Rumpf bringen. Langsame Vorlage des Oberkörpers erarbeiten. Transfer tief über rechtes Bein mit zwei Pflegenden. In mehreren Etappen umsetzen.
P Sehr große Unruhe im Sitzen, kann nur max. 1/2 Stunde im Rollstuhl sitzen. Drückt sich mit dem Becken nach vorne und rutscht dabei aus dem Rollstuhl. Erkennt die Gefahr des Herausrutschens nicht und kann nicht darauf reagieren.	Kann für eine Stunde im Rollstuhl sitzen.	Fr. A. zwei- bis dreimal täglich für max. 1/2 bis 3/4 Stunde in den Rollstuhl setzen. Im Rollstuhl mit Sitzhose sichern. Rollstuhltisch für die Arme zum ablegen anbringen. Sitzen im Rollstuhl unter Beobachtung, möglichst wenn Angehörige anwesend sind. Bei starker Unruhe Fr. A. wieder ins Bett legen.

Probleme/ Fähigkeiten	Ziele	Pflegerische Maßnahmen
P Fr. A. ist Stuhl- und Urininkontinent. Meldet sich nicht wenn sie Druck für Stuhlgang verspürt. Hat einen liegenden transurethralen Dauerkatheter.	Meldet sich zum Stuhlgang. Regelmäßiger Abführrhythmus.	In der Regel führt Fr. A. morgens ab. Pat. mehrmals täglich fragen, ob sie abführen muss.

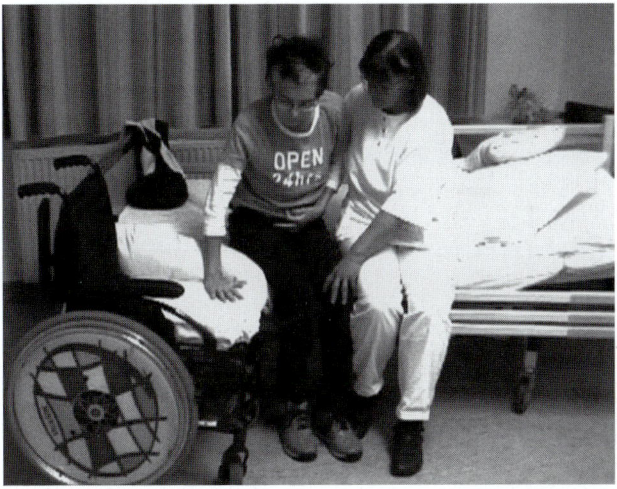

Abb. 8.4: Fr. A. hatte nach 3 Wochen gelernt, ihren Oberkörper in Vorlage zu nehmen, damit das Gesäß für das Versetzen frei wurde.

Die festgelegten Maßnahmen wurden bei Fr. A. über drei Wochen durchgeführt. Innerhalb dieser ersten Wochen, war eine deutliche Veränderung bei ihr zu erkennen. Sie wurde in der Kommunikation spontaner, antwortete in kurzen Sätzen. Die Schluckstörung verbesserte sich, sodass Fr. A. unter logopädischer Aufsicht die erste breiige Nahrung zu sich nehmen konnte. Nach HNO-ärztlichem Konsil konnte die Sprechkanüle entfernt werden. Der liegende transurethrale Dauerkatheter konnte entfernt werden. Insgesamt wurde Fr. A. ruhiger und die Sitzbelastung erhöhte sich auf

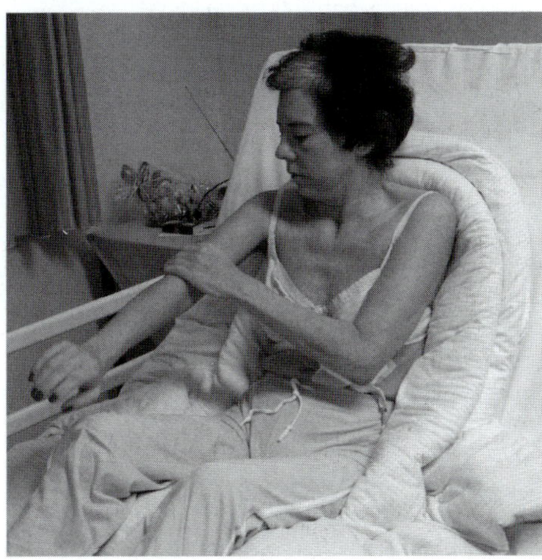

Abb. 8.5: Fr. A. setzt beim Waschen ihre linke Hand und den Arm ein.

über eine Stunde. Der Transfer konnte mit einer Pflegenden durchgeführt werden (☞ Abb. 8.4). Frau A. drückte zwar immer noch nach hinten links, dies konnte aber mit Orientierung an ihrer rechten Seite von ihr reduziert werden. Der linke Arm wurde spontan in geringem Maße bewegt, sodass sich die Kontraktur im Ellenbogengelenk verbesserte (☞ 8.5).

Alle Ziele wurden erreicht und eine Neuformulierung der Pflegeplanung wurde notwendig.

8.2.2 Pflegeplanung von Fr. A. drei Wochen nach Aufnahme

Probleme/ Fähigkeiten	Ziele	Pflegerische Maßnahmen
F Kann sich verbal gut äußern. Antwortet auf Fragen. Antworten sind adäquat. **P** Spricht wenig. Nur kurze Sätze. Gibt Antworten verzögert. Bedürfnisse werden nur bei Nachfragen angegeben. Klingel wird nicht benutzt. Sucht Personen, die sie von links ansprechen, zuerst auf der rechten Seite. Braucht zum Weitsehen ihre Brille, vergisst aber, sie aufzusetzen.	Äußert von sich aus Wünsche. Nutzt die Klingel bei Wünschen. Dreht ihren Kopf nach links, wenn sie von links angesprochen wird. Setzt selbständig ihre Brille auf.	Fr. A. zum Sprechen anregen. Beim Ansprechen an die linke Seite gehen. Fr. A. Zeit lassen, zum Drehen des Kopfes. Nachttisch auf die rechte Seite. Klingel in die Nähe der rechten Hand. Pat. ermutigen, die Klingel bei Bedürfnissen zu nutzen. Brille in erreichbarer Nähe legen. An Brille erinnern, wenn Fr. A. vergisst sie aufzusetzen.
F Kann kauen und Schlucken. **P** Verschluckt sich bei Flüssigkeiten. Isst sehr hastig. Kaut nicht ausreichend. Kann sich das Essen nicht mundgerecht zubereiten.	Nahrung wird ausreichend gekaut. Kann Trinken, ohne sich zu verschlucken. Bereitet sich morgens und abends das Brot selbständig zu.	Fr. A. zum Essen auf einen normalen Stuhl umsetzen, einen Ergotisch davor stellen. Nahrungsaufnahme nur unter Aufsicht. Flüssigkeiten werden angedickt. Restliche Flüssigkeitszufuhr über PEG. Keine feste und flüssige Kost gleichzeitig. Führen der rechten Hand beim Brot zubereiten. Fr. A. zum ausreichenden Kauen auffordern.

Probleme/ Fähigkeiten	Ziele	Pflegerische Maßnahmen
F Setzt ihre rechte Körperseite adäquater bei Bewegungsabläufen mit ein. Der linke Arm zeigt spontane Bewegungsansätze. Das linke Bein wird auf Aufforderung im Bett angestellt. Hebt das Gesäß im Bett an. Dreht sich selbständig im Bett. **P** Linke Seite wird bei Bewegung und bei der Körperpflege vernachlässigt. Der linke Arm wird bei Anstrengung stark in Beugung am Körper gehalten. Beim Drehen im Bett auf links bleibt der Arm am Körper.	Bewegungsübergänge im Bett werden beidseitig durchgeführt. Benutzt den linken Arm bei der Körperpflege. Wäscht den linken Arm selbständig. Bei Seitenlage links kann der linke Arm auf ein Kissen abgelegt werden.	Bei allen Bewegungsübergängen Fr. A. verbal auffordern, die linke Seite mitzubenutzen. Beim Drehen auf die linke Seite den linken Arm in Außenrotation führen. Die Seitenlage gut stabilisieren. Unter den linken Unterarm ein kleines Kissen legen, damit der Arm darauf abgelegt werden kann. Beim Drehen auf rechts, Seitenlage mit Deckenrolle stabilisieren. Beine in Richtung Schrittstellung bringen. Kissen unter dem linken Arm.
F Hilft beim Aufsetzen an die Bettkante mit. Kommt mit dem Kopf nach vorne. Kann im Sitzen den Oberkörper nach vorne verlagern und Gewicht auf die Füße bringen. **P** Kommt nicht selbständig zum Sitzen. Bringt Becken im Sitzen nicht ausreichend in Aufrichtung. Unterbricht im Handlungsablauf, weiß nicht wie sie weitermachen soll.	Kommt zum Sitzen mit wenig Armführung des rechten Armes. Selbständiges Verrutschen vom Bett in den Rollstuhl über die rechte Seite.	Vor dem Aufsetzen „A-Lagerung" (☞ 6.1.1). Mit Armführung des rechten Armes über Rotation zum Aufsetzen helfen. Transfer über die rechte Seite. Fr. A. nimmt ihren rechten Arm in Richtung Rollstuhl. Oberkörper in Aufrichtung und in Vorlage bringen lassen, ggf. dabei helfen. Fr. A. versetzt dabei ihr Gesäß in Etappen.
F Kann sich fast vollständig im Bett waschen. **P** Bleibt bei der Körperpflege nicht im Handlungsablauf. Weiß nicht, mit was sie beginnen soll. Macht immer wieder Pausen und weiß nicht weiter. Kommt beim waschen nicht an die Füße und an den Rücken. Putzt sich die Zähne sehr schnell und oberflächlich.	Beginnt selbständig mit dem Waschen des Gesichts. Wäscht sich ohne Unterbrechung das Gesicht und den Oberkörper. Führt eine sorgfältige selbständige Zahnpflege durch.	Für das Waschen des Oberkörpers Fr. A. in den Langsitz setzen. Zur Stabilisierung eine Deckenrolle um den Rumpf. Unterkörper in linker Seitenlage. Waschschüssel vor Fr. A. platzieren. Waschhandschuh anreichen und beginnen lassen. Bei Pausen verbal zum Weitermachen auffordern. Darauf achten, dass sie den linken Arm zum Waschen des rechten einsetzt. Beim Zähneputzen auf gründliche Reinigung achten.

Probleme/ Fähigkeiten	Ziele	Pflegerische Maßnahmen
F Fr. A. meldet sich bei Stuhldrang. **P** Ist noch nicht durchgängig Urin kontinent. Meldet sich nur manchmal bei Harndrang.	Kann auf der Toilette für Stuhlgang sitzen. Verspürt Urindruck und meldet sich.	Pat. mehrfach pro Schicht und vor den Therapien fragen ob sie Harndrang verspürt, wenn ja, auf die Toilette begleiten.

Nach wiederum vierzehn Tagen verbesserte sich Fr. A. vor allem im motorischen Bereich und es wurde erneut die Pflegeplanung überarbeitet. Frau A. konnte länger und ausdauernder Sitzen. Sie war nicht mehr so unruhig und brauchte im Sitzen nicht mehr gesichert zu werden. Sie spürte ihre linke Seite deutlicher und konnte sie immer mehr in die Bewegungsabläufe integrieren. Sie konnte Stehen, ohne sich von der rechten Seite wegzudrücken (☞ Abb. 8.6). Sie konnte ihre Körpermitte länger halten und war in der Lage, mit Unterstützung einige Schritte zu gehen. Die kurze Strecke vom Bett zum Bad konnte sie mit Unterstützung laufen. Die Körperpflege konnte jetzt im Sitzen in einem normalen Stuhl vor dem Waschbecken stattfinden (☞ Abb. 8.7 a, b), sie brauchte lediglich verbale Anleitung bei Handlungsabläufen. Nach wie vor bleibt sie in den Handlungen stecken und vergisst, was sie schon gemacht hat. Die Beweglichkeit des linken Armes hat sich verbessert, wobei aber noch nicht eine ausreichende Streckung vorhanden ist. Die Feinmotorik der Hand ist nicht ausreichend, sie greift Gegenstände zu fest und kann die Finger nicht gezielt einsetzen (☞ Abb. 8.8). Das linke Bein bleibt manchmal hängen und Fr. A. spürt nicht, wenn dies passiert.

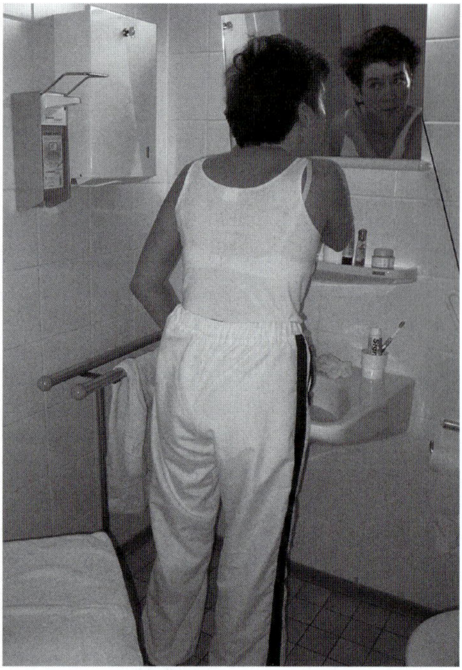

Abb. 8.6: Das Stehen wird bei Fr. A. während der Körperpflege integriert.

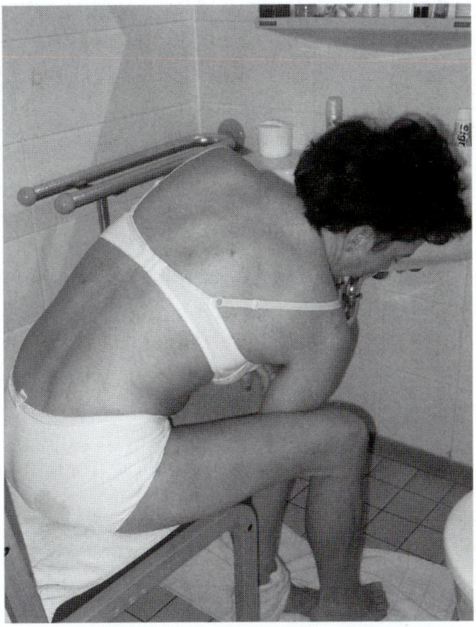

Abb. 8.7 a:. Die Beckenbeweglichkeit hat sich soweit verbessert, dass Fr. A zum Waschen an ihre Füße kommt.

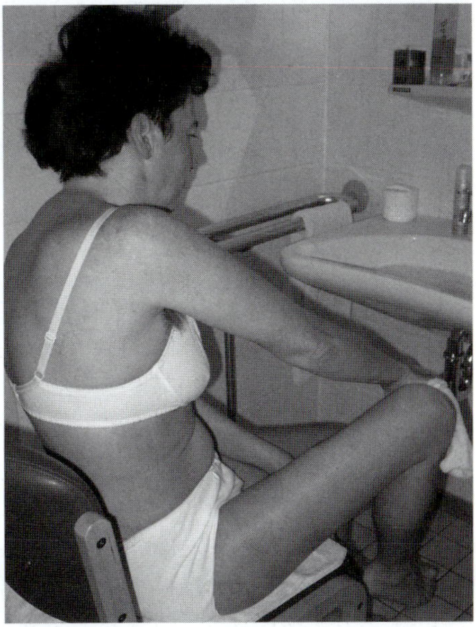

Abb. 8.7 b: Fr. A. hat Strategien entwickelt wie sie ihre Beine wäscht und bezieht die linke Seite dabei mit ein.

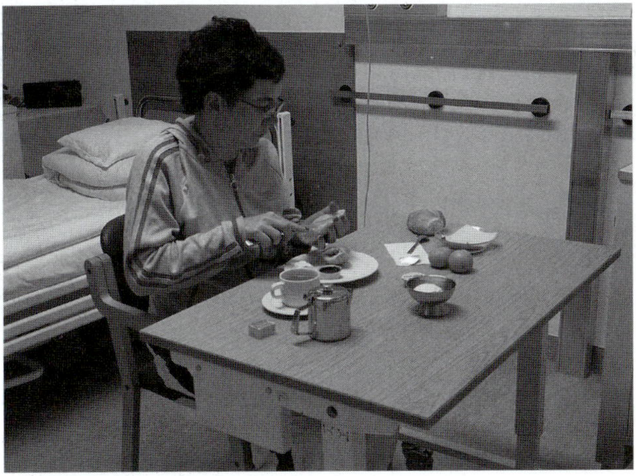

Abb. 8.8: Beim Bestreichen des Brötchens benutzt Fr. A. ihre linke Hand.

8.2.3 Pflegeplanung von Fr. A. fünf Wochen nach Aufnahme

Probleme/ Fähigkeiten	Ziele	Pflegerische Maßnahmen
F Kommunikation ist ohne Probleme möglich. Fährt selbständig mit dem Rollstuhl, benutzt den Aufzug. **P** Bei verbaler Aufforderung reagiert sie manchmal noch verzögert. Vergißt ab und an, was sie gerade vorher getan hat. Ist leicht ablenkbar und bleibt nicht konzentriert bei der Sache. Denkt nicht selbständig an ihre Termine zur Therapie. Findet nicht immer zurück zur Station.	Kann Aufforderungen gezielt umsetzen. Verbleibt ohne Ablenkung bei Handlungen. Denkt selbständig an Termine Findet ihre Station wieder.	Fr. A. bei Aufforderungen Zeit zum umsetzen lassen, ggf. wiederholen. Fragen, was sie gerade vorher gemacht hat. Bei Handlungen, z. B. Essen vorbereiten, möglichst wenig Ablenkung. Therapieplan gut sichtbar platzieren. Uhr auf den Tisch stellen. Auf Therapiezeiten achten. Fr. A. soll sich abmelden, wenn sie die Station verlässt. Pat. zu Therapien begleiten und mit ihr die Wege üben.
F Kann kurze Strecken laufen. **P** Orientiert sich mehr nach rechts beim Laufen. Stößt mit der linken Seite an den Türrahmen. Der linke Fuß bleibt ab und zu hängen.	Kann beim Laufen die Körpermitte halten. Lernt, auf ihre linke Seite zu achten.	Beim Laufen an der rechten Seite stehen und am Becken unterstützen. Wenn der linke Fuß hängen bleibt, Fr. A. Zeit lassen zum Korrigieren.
F Integriert spontan die linke Körperseite bei Handlungen. **P** Kann mit der linken Hand nicht gezielt greifen. Kann Gegenstände nicht gut halten. Arm hat noch nicht das ganze Streckausmaß und zeigt bei Anstrengung einen hohen Tonus in Beugung.	Kann die linke Hand zum Festhalten einsetzen. Kann den Arm ausreichend strecken.	Essen vorbereiten und Fr. A. erinnern, die linke Hand zum Festhalten zu benutzen. Sie bei Handlungen immer wieder auffordern, auch den linken Arm mit einzusetzen. Streckung des Armes bei Handlungen integrieren.
F Kann die Körperpflege im Sitzen fast selbständig durchführen. **P** Stockt im Handlungsablauf, erzählt von vergangenen Dingen und vergisst dann, was sie gerade gemacht hat. Becken ist noch nicht frei beweglich. Kommt noch nicht gut an die Füße.	Kann die Körperpflege selbständig durchführen und bleibt bei der Handlung.	Körperpflege vor dem Waschbecken. Fr. A. selbständig beginnen lassen. Bei Handlungsunterbrechung, verbale Aufforderung zum Weitermachen. Zum Waschen der Füße beim Vorbeugen helfen. Linken Arm dabei in Streckung hängen lassen.

Probleme/ Fähigkeiten	Ziele	Pflegerische Maßnahmen
P Hat beim Anziehen Probleme mit der linken Hand zu greifen. Verwechselt Vorder- und Rückseite. Kann nicht mit beiden Händen die Hose hochziehen, kippt dabei zur Seite.	Kann sich die Kleidung vor dem Anziehen sortieren. Kann im Stehen die Hose hochziehen.	Kleidung von Fr. A. aussuchen lassen. Beim Anziehen des BHs helfen. Das Unterhemd und den Pullover selbständig sortieren lassen, evtl. dabei führen. Beim Stehen darauf achten, dass sie gut auf beiden Füßen steht. Fr. A. selbständig die Hose mit beiden Händen hochziehen lassen. Fr. A. dabei am Rumpf unterstützen.

Frau A. ist nach zehnwöchigem Aufenthalt soweit, dass sie sich selbständig mit dem Rollstuhl fortbewegen kann und sich zwischendurch selbständig auf einen normalen Stuhl umsetzt. Längere Strecken darf sie in Begleitung laufen. Die Begleitung ist noch notwendig, da sie jetzt mit ihrer Körperachse nach rechts neigt und dabei weniger Gewicht auf das linke Bein bringt. (☞ Abb. 8.9). Sie braucht noch eine verbale Begleitung bei der Körperpflege. Beim mundgerech-

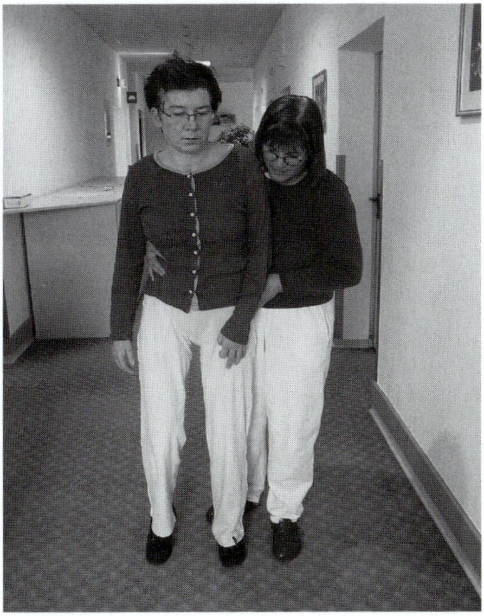

Abb. 8.9: Nach 10 Wochen kann Fr. A. in Begleitung gehen.

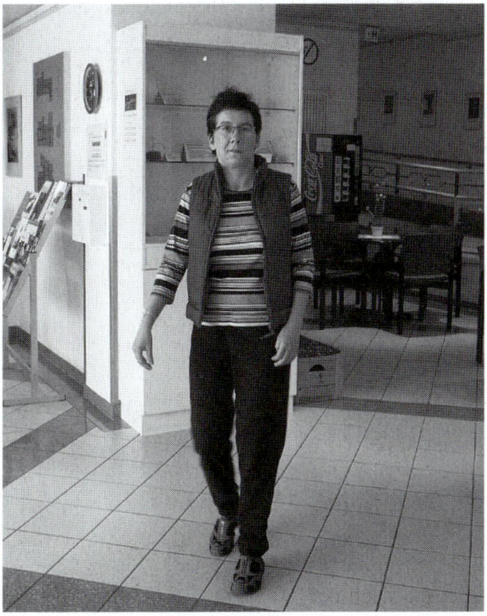

Abb. 8.10: Fr. A. kann sich nach 14wöchigem Aufenthalt in der Frührehabilitation selbständig im Haus bewegen.

ten Zubereiten des Essens kommt sie alleine zurecht. Für den Toilettengang braucht sie noch Hilfe, da sie noch nicht so sicher steht wenn sie die Hose hoch- oder herunterzieht. Die größten Probleme liegen bei ihr noch in der Aufmerksamkeit, der Konzentration und der Gedächtnisleistung. Sie neigt immer noch dazu, die linke Seite zu vernachlässigen, besonders dann, wenn sie schnelle Handlungen durchführt.

Nach weiteren drei Wochen kann Fr. A. ohne Hilfe gehen. Sie neigt weiterhin noch dazu, ihre linke Körperseite zu vernachlässigen, hat aber Strategien entwickelt und sucht auf ihrer rechten Seite Halt. Sie geht selbständig zu den Therapien und findet auch die Räume innerhalb des gesamten Hauses. Ihre Probleme liegen noch darin den Tagesplan selbständig zu strukturieren und weiterhin braucht sie noch bei der Körperpflege verbale Unterstützung, da sie nicht strukturiert in der Handlung verbleiben kann.

Weiterführende Literatur

Budnik, Birgitt: Pflegeplanung leicht gemacht. 5. Auflage, Urban & Fischer Verlag, München 2005.

8.3 Das interdisziplinäre Team

Das interdisziplinäre Team spielt für die Förderung der Patienten eine sehr große Rolle. Die zum therapeutischen Team gehörenden Berufsgruppen wie Pflegende, Physiotherapeuten, Ergotherapeuten, Logopäden, Mitarbeiter der physikalischen Therapie, Neuropsychologen, Sozialarbeiter und Ärzte sollten gemeinsam vereinbaren, was die nächsten Ziele der Patienten sind und welche Schwerpunkte es dabei vorranging zu beachten gilt. Jeder im Team hat in der Behandlung seinen Behandlungsschwerpunkt. So werden die Physiotherapeuten insbesondere für den Aufbau des Stehens und Gehens, die Ergotherapeuten für die Benutzung der Arme und oberen Extremitäten, die Logopäden für den Bereich des Gesichts, der Sprache und des Schluckens, die physikalische Therapie zum Beispiel für lymphfördernde Maßnahmen und die Pflegenden für alle Aktivitäten des Alltags zuständig sein. Von Vorteil ist es, wenn alle nach den gleichen Konzepten arbeiten, damit das Hintergrundwissen die Absprachen erleichtert. Das Bobath-Konzept ist das einzige interdisziplinäre Konzept in dem besonders die Pflegenden, die Physiotherapie, die Ergotherapie und sogar die Logopäden und Ärzte geschult werden und damit das gleiche Know-how haben und einsetzen können. Es gibt noch weitere Konzepte, die sich gut in das Bobath Konzept integrieren lassen wie zum Beispiel die Basale Stimulation®, das Affolter-Konzept oder die FOTT® (Facio-Orale-Trakt-Therapie, ☞ 5.3.4); auch kann im Team besprochen werden, welche Maßnahmen durchgeführt werden und wer welche Aufgabe übernimmt.

Das Team entscheidet, welches Ziel zuerst mit dem Patienten erreicht werden soll. Wenn z.B. bei einem Patienten das Aufsetzen auf die Bettkante und der Transfer in den Rollstuhl sehr schwer durchführbar sind, weil der Patient sehr stark zu seiner betroffenen Seite drückt, dann muss der Schwerpunkt für Pflege, Physio- und Ergotherapie darin liegen, diesen Transfer zu erleichtern. Jede Berufsgruppe bringt in einer Teambesprechung ihre Erfahrung mit dem Patienten ein und es wird verabredet, wie der Transfer in der nächsten Zeit durchgeführt wird.

Ein weiteres Beispiel: Hat ein Patient eine Schluckstörung, die sich verbessert, dann steht im Vordergrund, dass der Patient wieder zu essen lernt. Das bedeutet: Die Logopädie trainiert mit dem Patienten Gesichts- und Schluckmotorik, die Physiotherapeuten sind für den Haltungshintergrund zuständig, die Ergotherapeuten für das Benutzen des Bestecks und die Pflegenden ermöglichen eine gute Sitzposition zum Essen. Auch wenn jede Berufsgruppe mit ihrer fachlichen Qualifikation arbeitet, so verfolgen doch alle das gleiche Ziel.

So könnten noch viele Beispiele benannt werden. Die anderen Berufsgruppen tragen zum zusätzlichen Verständnis über medizinische und neuropsychologische Hintergründe und das soziale Umfeld des Patienten bei. Im regelmäßigen Rhythmus müssen Absprachen getroffen werden, die ein Weiterkommen des Patienten deutlich machen. Schon sehr früh muss auch besprochen werden, in welche Richtung es nach der Entlassung des Patienten geht. Ist es klar, dass Patienten in die häusliche Weiterversorgung gehen, müssen schon sehr früh die Angehörigen angeleitet werden. Auch hierbei kann nur im Team besprochen werden, wer welche Aufklärung und Anleitung übernimmt.

Die Zusammenarbeit des interdisziplinären Teams im Fall von Fr. A.

Im Beispiel von Fr. A. bestand anfangs das interdisziplinäre Ziel, dass der Transfer vom Bett zum Rollstuhl erleichtert wurde. Insbesondere, dass Fr. A. das Drücken zur linken Seite abbauen lernt und genügend Oberkörpervorlage während des Transfers bekommt. Die **Physiotherapeuten** erkannten bei Fr. A., außer dem Problem des nicht Nachvollziehens des Bewegungsübergangs, dass sie eine zu kurze ischiocrurale Muskulatur hatte und dadurch die Beckenbeweglichkeit eingeschränkt war. Weiterhin stand die Hüfte im linken Bein in keiner guten Stellung, Fr. A. klagte beim Anbeugen des Beines über Schmerzen. Sie konnte im linken Bein keinen adäquaten Tonus aufbauen und spürte nur über Schmerzen in der Hüfte ihr linkes Bein. Die gesamte Sensibilität der linken Seite war stark beeinträchtigt. In der Therapie bedeutete diese Befunderhebung eine Behandlung der Hüfte und der verkürzten ischiocruralen Muskulatur. Erst danach wurde Fr. A. zum Stehen gebracht und der Bewegungsübergang „Oberkörpervorlage" (☞ 6.2.1) erarbeitet.

In der **Ergotherapie** lag der Schwerpunkt in der Behandlung des sehr festen Armes und des Streckdefizits im Ellenbogengelenk. Die Ursache lag hier im verkürzten M. Pectoralis (großer Brustmuskel) und einem zu festen M. Latissimus (seitlicher Rückenmuskel). Bevor mit dem Arm Bewegungen durchgeführt wurden, wurde in der Therapie die feste Muskulatur behandelt. Nach der Behandlung konnte Fr. A. den Arm für die Bewegung der Oberkörpervorlage beim Transfer besser locker lassen und in die Bewegung integrieren.

Die **Logopädin** war nur in den ersten vier Wochen mit in der Behandlung, bis Fr. A. wieder ohne Probleme schlucken und essen konnte.

Die **neuropsychologische Therapie** fing erst ab dem Zeitpunkt an, als Fr. A. länger im Rollstuhl verbleiben konnte und in der Lage war in der Kommunikation im Kontakt zu bleiben.

Mit jeder Veränderung von Fr. A. wurden die interdisziplinären Ziele verändert und somit veränderten sich auch die therapeutischen Maßnahmen. Alle genannten Berufsgruppen verfolgen das Fernziel, dass Fr. A. wieder in die Selbständigkeit entlassen werden kann.

Anhang

Literaturverzeichnis

Affolter, F.: Wahrnehmung, Wirklichkeit und Sprache. 9. Auflage, Neckar Verlag, Villingen-Schwenningen 2001.

Affolter, F. / Bischofberger, W.: Wenn die Organisation des zentralen Nervensystems zerfällt und es an gespürter Information mangelt. Neckar Verlag, Villingen-Schwenningen 1992.

Atwood H. / MacKay, W.: Neurophysiologie. Schattauer Verlag, Stuttgart 1994.

Bader-Johansson, C.: Motorik und Interaktion. Thieme Verlag, Stuttgart 2000.

Berg, van den F.: Angewandte Physiologie 3. Thieme Verlag, Stuttgart, 2001.

Biewald, F.: Das Bobath-Konzept – Wurzeln, Entwicklungen, neue Aspekte. Urban & Fischer Verlag, München 2004.

Bienstein, C. / Fröhlich, A.: Basale Stimulation in der Pflege. Kallmeyer Verlag, Seelze/ Velber 2003.

Bobath, B.: Die Hemiplegie Erwachsener. 5. überarbeitete Auflage, Thieme Verlag, Stuttgart 1993.

Davies, P.: Wieder Aufstehen. Springer, Berlin 1995.

Deetjen, P. / Speckmann, E.J.: Physiologie. 4. Auflage, Urban & Fischer Verlag, München 2004.

Dudel, J. / Menzel, R. / Schmidt, R.F.: Neurowissenschaft. 2. Auflage, Springer, Berlin 2001.

Gjelsvik, B.: Form und Funktion. Thieme Verlag, Stuttgart 2002.

Goldenberg, G.: Neuropsychologie. 3. Auflage, Urban & Fischer Verlag, München 2002.

Gratz, C. / Woite, D.: Die Therapie des Facio-oralen Traktes bei neurologischen Patienten. Schulz-Kirchner Verlag, Idstein, 1999.

Hartje, W. / Poeck, K.: Klinische Neuropsychologie. 3. Auflage, Thieme Verlag, Stuttgart 1997.

Hochschild, J.: Strukturen und Funktionen begreifen. Thieme Verlag, Stuttgart 1998.

Hochschild, J.: Strukturen und Funktionen begreifen Band 2. Thieme Verlag, Stuttgart 2002.

Klingelhöfer J. / Rentrop, M.: Klinikleitfaden Neurologie Psychiatrie. 3. Auflage, Urban & Fischer Verlag, München 2003.

Lutz, L.: Das Schweigen verstehen. 2. Auflage, Springer, Berlin 1996.

Nusser-Müller-Busch, R.: Die Therapie des Facio-Oralen Trakts. Springer, Berlin 2004.

Nydahl et al.: Basale Stimulation. Neue Wege in der Intensivpflege. 4. Auflage, Urban & Fischer Verlag, München 2003.

Paeth Rohlfs, B.: Erfahrungen mit dem Bobath-Konzept. Thieme Verlag, Stuttgart 1999.

Pickenhain, L.: Basale Stimulation. Neurowissenschaftliche Grundlagen. Verlag selbstbestimmtes Leben, Düsseldorf 1998.

Poeck, K. / Hacke, W.: Neurologie. 11. Auflage, Springer, Berlin 2001.

Prosiegel, M.: Neuropsychologische Störungen und ihre Rehabilitation. 3. Auflage, Pflaum Verlag, München 2002.

Schmidt, R.F.: Neuro- und Sinnesphysiologie. 3. Auflage, Springer, Berlin 1998.

Spitzer, M.: Geist im Netz. Spektrum Akademischer Verlag, Heidelberg 2000.

Spitzer, M.: Lernen. Gehirnforschung und die Schule des Lebens. Spektrum Akademischer Verlag, Heidelberg, 2002.

Spitzer, M.: Selbstbestimmen. Spektrum Akademischer Verlag, Heidelberg 2003.

Stein, D. / Brailowsky, S. / Will, B.: Brain-Repair. Das Selbstheilungspotential des Gehirns. Thieme Verlag, Stuttgart 2000.

Springer, S.P. / Deutsch, G.: Linkes / Rechtes Gehirn. 3. Auflage, Spektrum Akademischer Verlag, Heidelberg 1995.

Schleichkorn, J.: Bobaths – A biography of Berta und Karel. Communication Skill Builders, San Antonio, 1992.

Tittel, K.: Beschreibende und funktionelle Anatomie des Menschen. 14. Auflage, Urban & Fischer Verlag, München 2003.

Thompson, R: Das Gehirn. 3. Auflage. Spektrum Akademischer Verlag, Heidelberg 2001.

Thomé, U.: Neurochirurgische und neurologische Pflege. 2. Auflage, Springer, Berlin 2003.

Umphred, D.A.: Neurologische Rehabilitation. Bewegungskontrolle und Bewegungslernen in Theorie und Praxis. Springer, Berlin 2000.

Urbas, L.: Die Pflege des Hemiplegiepatienten nach dem Bobath-Konzept. Thieme Verlag, Stuttgart 1994.

Viebrock, H. / Brandl, U.: Neurophysiologien cerebraler Bewegungsstörungen und Bobath-Therapie. Springer, Berlin 1997.

Zilles, K. / Rehkämper, G.: Funktionelle Neuroanatomie. 3. Auflage, Springer, Berlin 1998.

Abbildungsnachweis

Abb. 2.1	Elke Petra Thonke
Abb. 3.3	aus: Wheater, P., H. Burkitt, V. Daniels: Funktionelle Histologie. Urban & Schwarzenberg, München – Wien – Baltimore, 1987.
Abb. 3.4	Henriette Rintelen
Abb. 3.5, 3.6, 4.6, 4.8	Gerda Raichle
Abb. 3.7, 3.9, 3.10, 3.11	Susanne Adler

Alle weiteren Fotos von Birgit Dammshäuser.

Index

Die beiliegende DVD ist mit jedem handelsüblichen DVD-Player und jedem gängigen Computer DVD-Player abspielbar. Sollten Sie dennoch Probleme beim Abspielen der DVD auf Ihrem PC haben, können Sie sich hier eine kostenlose Software für den DVD-Player herunterladen:

- **Windows-PC**: http://www.soft-ware.net/multimedia/video/player/
- **Linux-PC**: http://sourceforge.net/

Systemvoraussetzungen für Computer:

Windows-PC

Hardware:
P III mit 800 MHz oder höher
mind. 256 MB Hauptspeicher
DVD-Laufwerk

Software:
ab Windows XP mit Windows Media Player 10
Windows 98, 2000 mit Software-DVD-Player

Macintosh

Hardware/Software
Alle Systeme mit Mac OS X oder OS 9 Classic und Apple DVD-Player
DVD-Laufwerk

Linux-PC

Hardware/Software
P III mit 800 MHz oder höher
mind. 256 MB Hauptspeicher
DVD-Laufwerk